U0346924

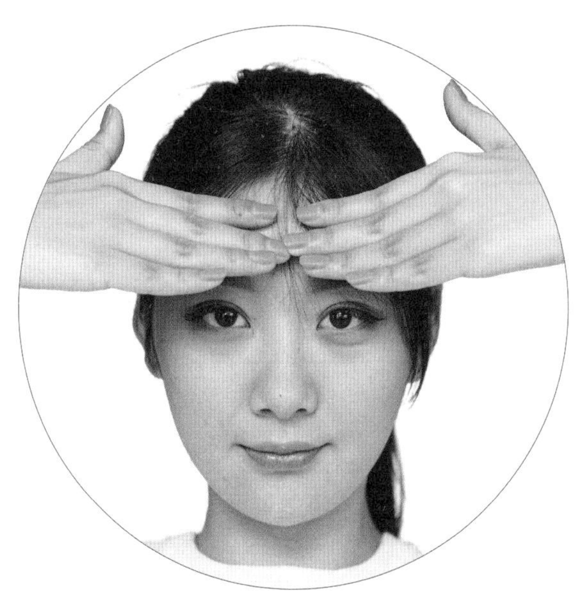

经络通的女人老得慢

徒手祛百病

女性篇

经络通的女人老得慢

路新宇 著

中华人民共和国医师资格证书编码
141110105003922

天津出版传媒集团
天津科学技术出版社

图书在版编目（CIP）数据

徒手祛百病．女性篇：经络通的女人老得慢／路新宇著．-- 天津：天津科学技术出版社，2019.9（2021.7 重印）
ISBN 978-7-5576-7056-6

Ⅰ．①徒… Ⅱ．①路… Ⅲ．①保健－基本知识②女性－养生（中医）－基本知识 Ⅳ．① R161 ② R212

中国版本图书馆 CIP 数据核字 (2019) 第 188085 号

徒手祛百病．女性篇：经络通的女人老得慢
TUSHOU QUBAIBING NÜXINGPIAN JINGLUO TONGDE NÜREN LAODE MAN

责任编辑：孟祥刚
责任印制：兰　毅
出　　版：天津出版传媒集团／天津科学技术出版社
地　　址：天津市西康路 35 号
邮　　编：300051
电　　话：（022）23332490
网　　址：www.tjkjcbs.com.cn
发　　行：新华书店经销
印　　刷：天津联城印刷有限公司

开本 710×1000　1/16　印张 18　插页 2　字数 150 000
2021 年 7 月第 1 版第 3 次印刷
定价：69.90 元

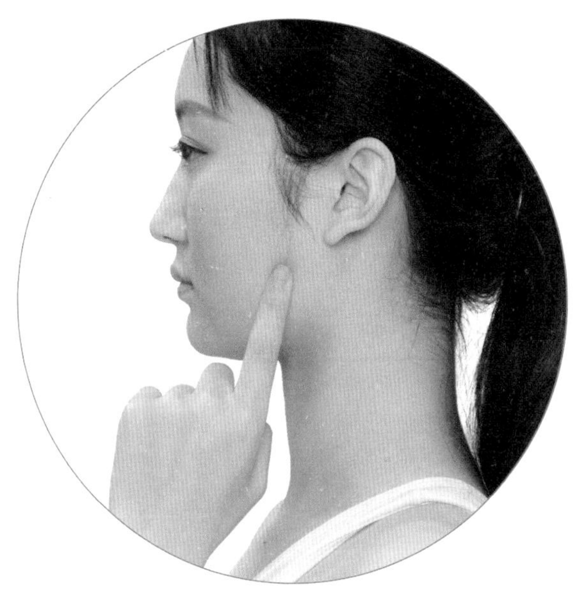

徒手呵护自己的健康与美丽

序言
PREFACE

女性早衰从经络不通开始

女性伟大，传承上一辈，哺育下一代。女人不易，既要追逐梦想，又要照顾家庭，身上的担子又何尝轻松，以致早衰、多病成了现代女性的常态。所以，有这样一句话：女强人也会病痛缠身。

其实，对于女性朋友来说，健康不一定全部外包。换句话说，女人的衰老从经络不通开始，经络通则百病消。解决病痛，延缓衰老，除了依靠现代医学的治疗手段，还可以自我疏通经络来辅助调理。

通过网络，我每天都会收到朋友们自我调理病症的真实反馈。

网友 ZC：路老师，太感谢您了。我之前痛经严重到直不起腰，甚至痛到呕吐。后来，按照您的方法按揉肝经、脾经、肾经的易堵塞穴位，发现除了太冲穴没什么感觉，其他易堵塞穴位都有强烈的疼痛感。坚持按揉了一周，刚好月经来了，虽然还有轻微的不适，但比起之前只能躺在床上怀疑人生，真的好太多了，终于可以在月经期像正常人一样生活了。

网友吴尚芹：突发尿路感染——尿频、尿急、尿痛，坐在马桶上起不来。痛苦中想起前不久复习有关肾经和肾脏异常信号的课程，有讲过尿路感染可以艾灸水泉穴。马上找来艾条灸了一会儿，肚子就不难受了。灸了一个小时后，基本没事了。又按揉膀胱经、肝经进行巩固，真是救了一命的感觉。感恩老师！

网友窦彩珍：路老师，后脑勺疼是我的多年老病了，疼起来像针扎一样。很多医生说是神经疼。我按照“经脉所过，主治所及”的原则，找到膀胱经的承山穴，按揉时疼痛难忍。连续按了三天，头疼症状消失。太神奇了！

网友小荷花：路老师好，我坚持疏理脾经半个月的时间，体重瘦了1千克。更让人惊喜的是“大姨妈”推迟、痛经的问题改善了，而且身体沉重的感觉消失了，气色也好了很多。妈妈看到我的变化，也加入了经络养生之旅。真开心！

…………

每当有实践者感谢我的时候，我都会回答：“祖先的智慧，身体的神奇”。在学习、实践、传播中医之法的过程中，我越来越坚信，非医学专业人士也能掌握管理身体的方法，呵护自己的健康。

感谢祖先智慧的加持，感谢各位朋友的实践，感谢紫图图书的支持，使本书得以出版。

这是一本专门为女性精心打造的经络养生书，书中不仅细致翔实地阐释了自我经络调理的方法和功效，还对女性朋友的生活行为提出了合理化建议。预防在前，避免复发更为重要。

爱自己，有奇迹！祝读者朋友健康快乐！

路新宇

己亥年小满

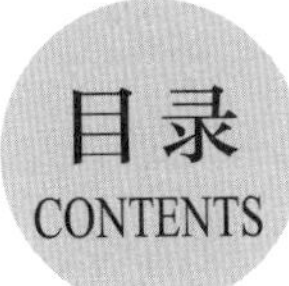

目录 CONTENTS

瘦身美体，打造迷人曲线

Part 5

女性常见病经络调理方

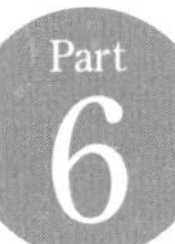

Part 6 女性常见病经络调理问答

手指同身寸定位法

手指同身寸定位法是一种简单的取穴方法，即依照患者本人手指的长度和宽度为标准来取穴。

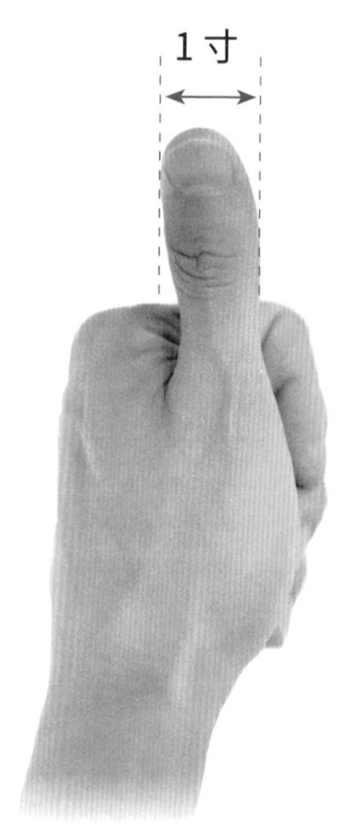

以自己大拇指指间关节的横向宽度为 1 寸。

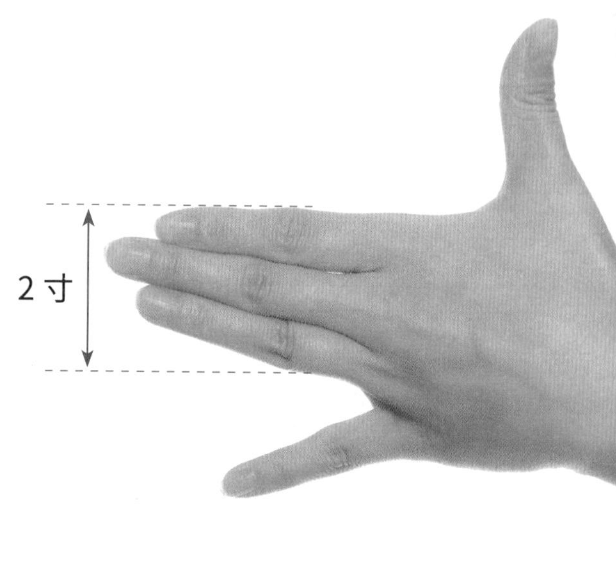

将自己的食指、中指、无名指并拢，以中指中间横纹处为标准，三指的宽度为 2 寸。

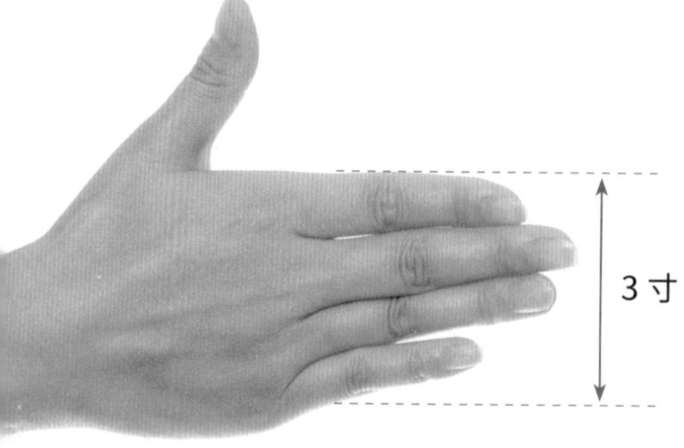

将自己的食指、中指、无名指、小指并拢，以中指中间横纹处为标准，四指的宽度为 3 寸。

Part 1

徒手呵护自己的健康与美丽

◎ 女性衰老的根源是内脏功能的退化

◎ 疏通肝经、脾经、肾经的易堵塞穴位能够强化内脏功能，由内及外地保持健康和美丽

女性衰老的根源是内脏功能的退化

为什么受伤的总是女人

从中医角度讲，男性属阳，女性属阴。阳性的特点是向上、向外、散发、开放等；阴性的特点是向下、向内、吸纳、闭合等。所以，无论在工作还是生活中，男性的格局相对大一些，对有的事情可能不会特别在意。另外，男性多以事业为主，一些外在的小事容易被更重要的信息冲刷掉。而女性的视角相对窄一些，比男性更容易纠结于外在信息，这就决定了女性容易感情用事，遇事易生气、想不开、爱钻牛角尖的性格特征。

《黄帝内经·上古天真论》说，天真的人不累。苏东坡说："人有悲欢离合，月有阴晴圆缺。"可是，当遇到此类问题时，我们仍常常陷入纠结，情绪很容易波动。比如看电视剧时，有的女性朋友会随着剧情的发展和变化或喜，或怒，或哀，或乐，这是因为她被带了进去，她把自己投射在剧中人身上。

中医认为，生气易伤肝。而肝主疏泄，具有舒展、通达的特点。如果一个人肝经通畅，即使产生了不良情绪，人体也会自动调节。相反，如果总爱生气，肝脏的疏泄功能失常，就很容易引起气机瘀滞，以致各种皮肤病，乳腺、子宫疾病纷纷出现。比如，患甲状腺结节的女性朋友，基本上也患有乳腺增生，其根源就在于肝气受到压抑和郁结。

另外，女性心思重，总爱思虑。现代医学研究表明，大脑在思考的时候，用氧量占全身用氧量的25%。所以，一味执着于某件事的时候，人体肢端是供血不足的。

中医认为，思虑过度伤脾，而脾代表人的肌肉系统。所以，思虑过度的女性总是感觉身体昏沉，胃口差，皮肤不好，手脚冰冷。

脾为气血生化之源，我们吃的食物要通过脾的运化作用，将营养输布到各器官。所以，如果因思虑过度等原因导致脾虚，就会影响到人体对食物的消化和吸收。同时，脾有统血功能，如果脾受损伤，女性经期血量就会失控。比如，有的女性朋友月经量特别小，“大姨妈”来了两天就走了，这就是气血不足的表现。

肾是先天之本，默默地、源源不断地为人体供应能量。当肝、脾受损时，肾就会“超负荷”工作，久而久之也会被拖累。当幕后的“老板”虚了，反过来又会伤肝伤脾，形成恶性循环，同时体内的肺、胆、膀胱、心等脏腑的状态也受到影响。

由此可见，肝、脾、肾是决定女性健康的三大重要器官，保养好肝、肾、脾，对于由内及外地保持健康和美丽具有特别重要的意义。

归根结底，女性衰老的根源就是脏腑功能的退化，而肝、脾、肾首当其冲。

养好“里子”，外在自然光彩照人

中医讲：“肝喜调达，而恶抑郁。”换句话说，舒畅开朗、积极乐观的情绪是肝脏正常的前提。而消极抑郁、焦虑暴躁，凡事喜欢从悲观的角度去看待，整天“悲春伤秋”的人，肝气一定是郁结的。

从肝经的循行路线来说，它上行头顶，所以**肝气郁结的女性会有巅顶头痛的症状**；肝经还经过眼睛，**肝气郁结会造成眼睛干涩**；另外，肝经环绕唇内，所以**肝气郁结的女性易得口腔溃疡**，等等。这些都与情绪抑郁、熬夜伤肝有很大关系。反之，肝受伤后，情绪上更容易焦虑、暴躁，看什么都烦。这就是肝气不舒的结果。

中医认为，肝气郁结时最容易伤脾胃。简单来说就是，当人心情不好的时候总没有胃口，这就是肝气“犯脾”。脾是人的后天之本，脾胃出现“故障”，直接影响的就是消化系统。

消化系统包括胃、小肠、大肠，有意思的是胃经经过整个颜面，小肠经经过颜面侧面，大肠经也经过颜面部。所以说，**颜面部的所有问题，包括面部枯黄、皱纹增多、眼袋加重、法令纹加深等，都是消化系统在脸上的投射**。换句话说，“面子”问题其实是“里子”问题，养好“里子”，外在自然光彩照人。

比如，当一个人情绪不好，尤其是女性朋友，焦虑也好，生气也罢，要么食欲不振，要么暴饮暴食，这就会影响到肠胃功能，导致消化系统出现障碍。电影《瘦身男女》中的女主人公因为感

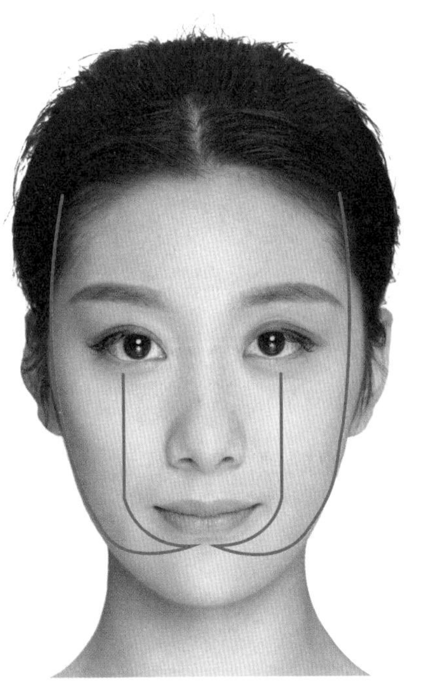

胃经在面部的循行路线

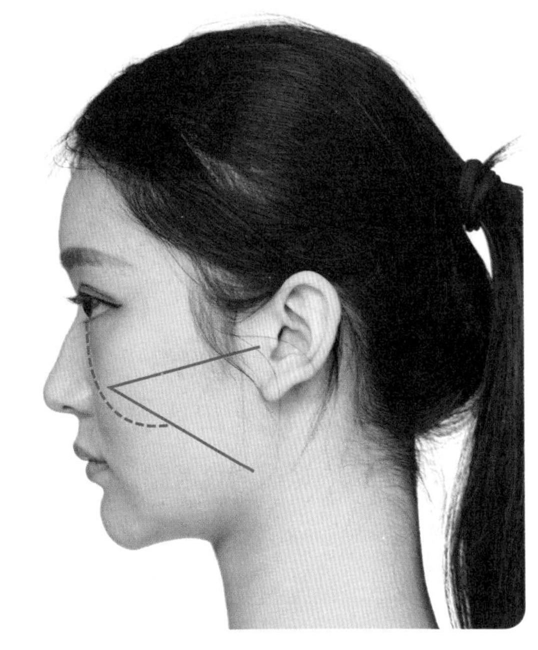

小肠经在面部的循行路线

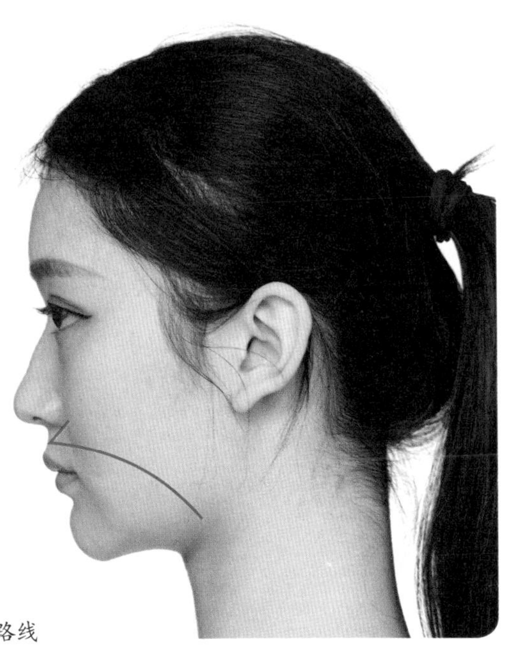

大肠经在面部的循行路线

面部枯黄、皱纹增多、眼袋加重、法令纹加深等问题，
都可以通过疏通胃经、小肠经、大肠经的易堵塞穴位来解决。

情失败，以致自暴自弃，暴饮暴食，最后吃成了大胖子。

说到肥胖，在身体健康的情况下，肌肉应该是柔软有弹性，不松弛、不紧绷的状态。如果**身体赘肉很多，那就说明摄取的食物没有被充分吸收和代谢，在体内形成了垃圾堆积，比如手臂的“蝴蝶袖”，腹部的“游泳圈”，以及大腿内侧赘肉。不过不用担心，只要坚持疏通心经、带脉、肾经，来加速局部的新陈代谢，久而久之，这些垃圾脂肪就不见了**。

中医认为，肾经在循行中经过肝、肺、心，而且与生殖系统和泌尿系统密切相关，肾气一旦受损，给肺提供的能量就会减小，而肺主皮毛，所以整个肌表皮肤就会出现干枯、粗糙、毛孔粗大等现象。

《黄帝内经·灵枢·本脏》说：“三焦膀胱者，腠理毫毛其应。”而肾和膀胱属表里关系，膀胱也是主肌表的。膀胱经循行于人体背部，所以，后背肌肉僵紧，背部皮肤生一些疹子，也可能与肾气受损有关。

总之，**女性要想真正年轻美丽，防止衰老，首先要从情绪上防治，把不良情绪排泄出去；同时，还要多疏通肝经、脾经、肾经，来提升我们身体的免疫力。**

疏通肝经、脾经、
肾经的易堵塞穴位能够强化内脏功能，
由内及外地保持健康和美丽

随时疏通经络易堵穴位，让身体内外无毒一身轻

现代生活，繁华的大都市也好，热闹的小县城也罢，车水马龙的路上，总会迎来一个早高峰，再迎来一个晚高峰。可你知道吗？当你每天被堵在路上，前不能动后不能挪的时候，比这更可怕的居然是你的身体也在不知不觉中遭遇“堵车”——身体只要被使用，经络就会有拥堵。

《黄帝内经·灵枢·经脉》说：“经脉者，所以能决死生，处百病，调虚实，不可不通。”

虽说知道身体也会“堵车”，可如何发现堵塞点呢？

经过长期实践，我发现每条经络（十二正经）有 2 ~ 4 个容易堵塞的穴位，即痛点，多分布在肘、膝、腕、踝关节附近。那么，这些痛点是如何产生的呢？

我们在探查经络时，会加速局部气血的运行，因此气血被动地活跃起来。这就如同涓涓细流通过涌动的区域，现在却因为外

力变得汹涌起来。活跃的气血猛烈撞击经络的堵塞点，从而使那些易堵塞的穴位产生酸、麻、胀、痛的感觉。气血越旺盛、堵塞越严重时产生的痛感越强烈，甚至难以忍受。而这种疼痛是引导出来的，与敲击的力量大小无关。

其实，自我疏通经络，就是对经络的固定路线、固定位置进行探查，随时发现痛点，及时疏通，防患于未然。而一旦把寻找“痛点”当作一种健康习惯，就会随时发现、消除健康隐患了。

学会对症给自己开“变美经络处方”

《黄帝内经》讲:“经脉所过，主治所及”，指的是**在身体某条经络线路上发生的问题，都可以通过疏理这条经络的易堵塞穴位来解决**。正所谓“通则不痛，痛则不通”。

比如女性生殖系统问题，首先要选择探查肝经。因为肝经的循行线路经过生殖系统——“入毛中，过阴器”，所以肝经的畅通对调解妇科疾病很重要。

而对于胆囊炎、偏头痛，可以选择疏理胆经的易堵塞穴位，因为这些症状出现在胆经的循行路线上。

按照“经络所过，主治所及”的理论，可以减少辨证的烦恼。例如痛经，辨证发现可能是由气滞血瘀、气血两虚等多种因素引起的。但不论何种原因，从脏腑功能和经络循行路线来看，都与肝、脾、肾的状态有关，所以疏通肝经、脾经、肾经，恢复肝、脾、肾的功能，必然有令人惊喜的结果。

再比如湿疹，有人发作的部位在小腿内侧肌肉上，恰恰在脾经的循行路线上，这时可以以疏通脾经为重点；还有的患者病发位置在手部大鱼际处，而这里是肺经的循行路线，因此需要疏通肺经。

另外，很多病症是根据脏腑病痛来命名的，比如胃炎，我们马上会想到疏通胃经，而肺结节一定要先疏通肺经。根据临床诊断，哪里不舒服，马上疏通相应经络易堵塞穴位，是自我调理身体的方便手段。

中医根据五行属性，将十二脏腑分成了六组，肺、大肠；脾、胃；心、小肠；肾、膀胱；心包、三焦；肝、胆。如果遇到某一个脏器出现问题，我们可以根据表里关系，按揉、疏通与其一组的经络。只要记住一句歌诀：“肺大胃脾心小肠，膀肾包焦胆肝详”，那么脏腑的对应关系就分清了。如此，当人体出现问题时，从多角度、多脏腑入手进行调理，见效更快。

“经络处方”像一个综合方案，按照方案操作，非医学专业的朋友避免了辨证的困扰，可以在家中自己动手辅助调理疾患。当然，中医讲究整体治疗，而这些辅助调理方法为日常保健所用，对于具体病症还要请中医师当面辨证诊断，对症治疗。

塑颜祛皱，锁住魅力时光

◎ 眼部祛皱术：明眸亮睛，告别眼部皱纹

◎ 颈部祛纹术："天鹅颈"就要白璧无瑕

◎ 脸部提拉术：紧致俏脸容不得半点松弛

眼部祛皱术：明眸亮睛，告别眼部皱纹

胃经经过眼部，疏通胃经的易堵塞穴位就能保持眼部年轻

在早起照镜子的时候，有的女孩子会发现眼袋变黑变大了，随着年龄的增长，还会发现眼角的皱纹越来越深。

虽然这只是小瑕疵，可是每天看着它，也会产生一些小焦虑。为此，很多朋友常常通过手术或者遮盖的方式，来掩饰自己眼部的"衰老"。

在中医看来，眼部的问题是人体内在脏腑功能弱化的一个表现。有的朋友可能会问："眼部怎么与五脏六腑联系上了？"

中医认为，人体内的五脏六腑就像树根，外在的都是枝叶，如果枝叶出现反应，则与内在脏腑功能的盛衰有着密不可分的关系。而胃在腹腔，它延伸路径的一个重要分支，就在眼部的正下方。

小时候做眼保健操，我们都按揉过承泣穴、四白穴，其实这就是胃经的领地。如果胃气充盈，消化功能好，则说明气血运行畅通，而气血畅通了，就可以把局部的一些垃圾代谢走。

那么，通过疏通胃经的易堵塞穴位就可以来调理眼部。

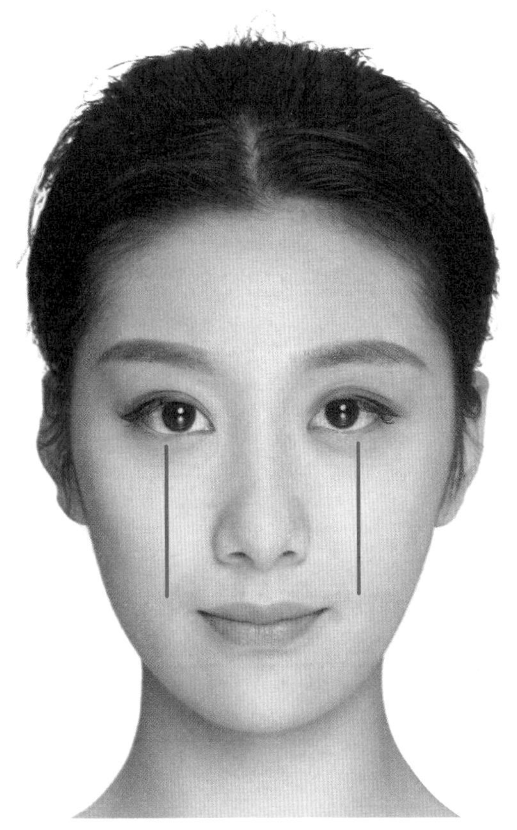

胃经在眼部的循行路线

如何疏通胃经的易堵塞穴位：颊车穴、髀关穴、丰隆穴、内庭穴

▼ 快速取穴

（1）颊车穴

咬紧一侧牙关，在嘴角的外侧会有一块隆起的肌肉，把食指放在这块肌肉上，然后松开牙关，在此处

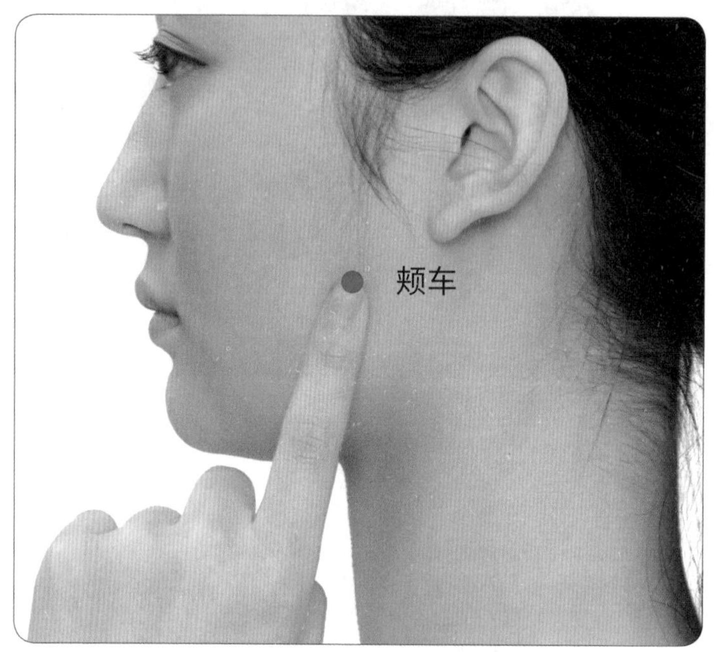

胃经的易堵塞穴位：颊车穴

进行点揉，这就是颊车穴。点揉时，用最小的半径旋转打圈，逐渐加力，会有明显痛感。

（2）髀关穴

双手握拳，用小指的掌指关节沿大腿的正中线进行敲击，垂直发力，力矩 2 ～ 3 厘米，敲击 3 ～ 5 遍后，在腹股沟中点偏下方三指宽处会有一个强烈的痛点，而且局部肌肉僵紧，这就是髀关穴。

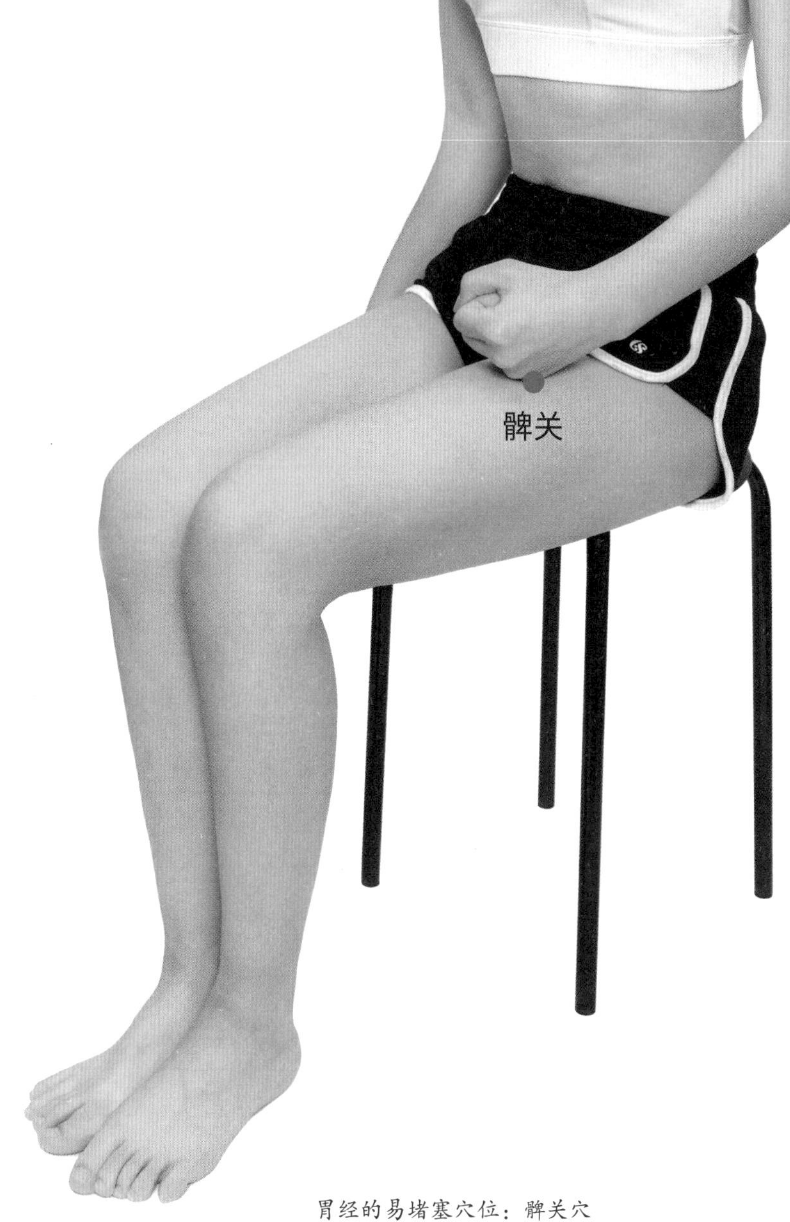

胃经的易堵塞穴位：髀关穴

（3）丰隆穴

丰隆穴在小腿的中点，胫骨外侧两横指处。用大拇指的指间关节向这个位置垂直发力，敲击 3 ~ 5 遍后会特别疼，尤其是体内痰湿比较重的女孩子痛感更为强烈。

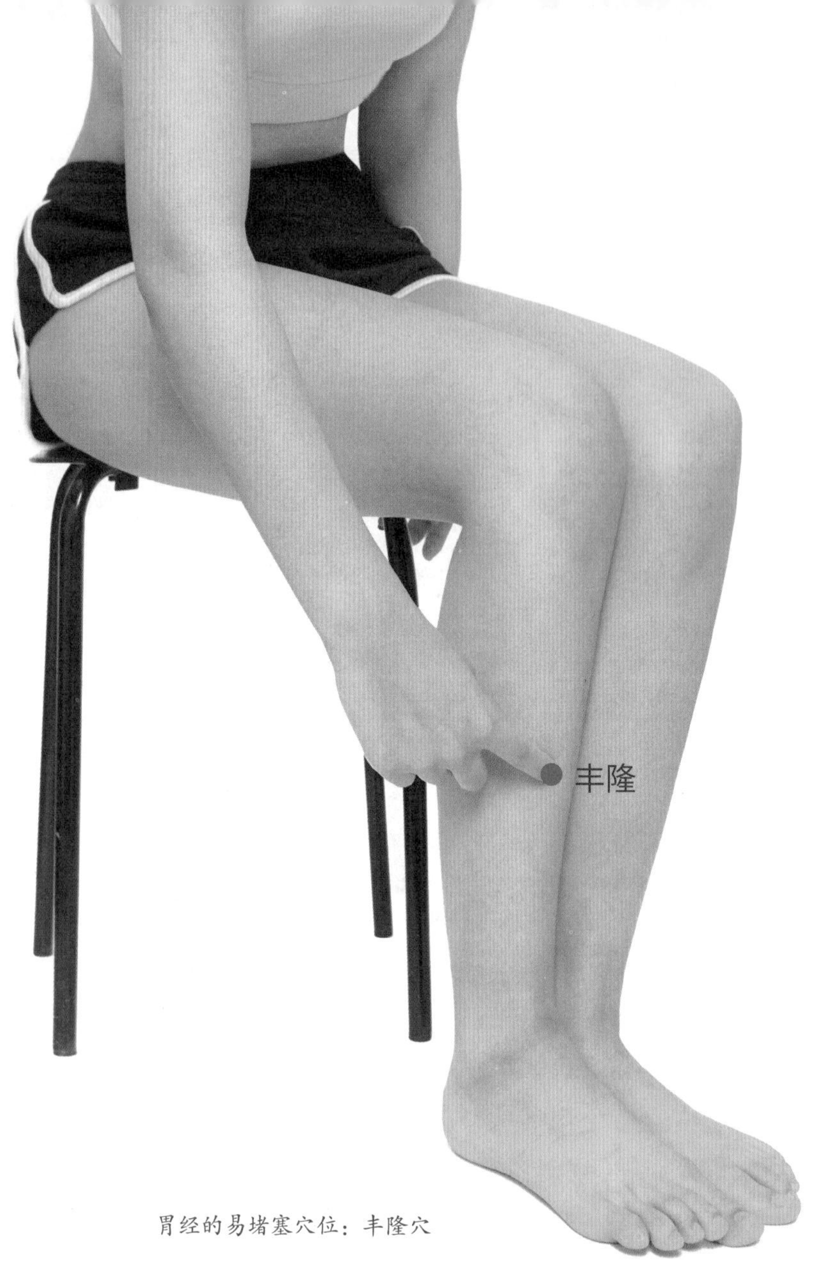

胃经的易堵塞穴位：丰隆穴

（4）内庭穴

内庭穴位于二脚趾和三脚趾之间的趾蹼缘上。用食指点按此处，以最小的半径旋转打圈，逐渐加力，痛感立现。

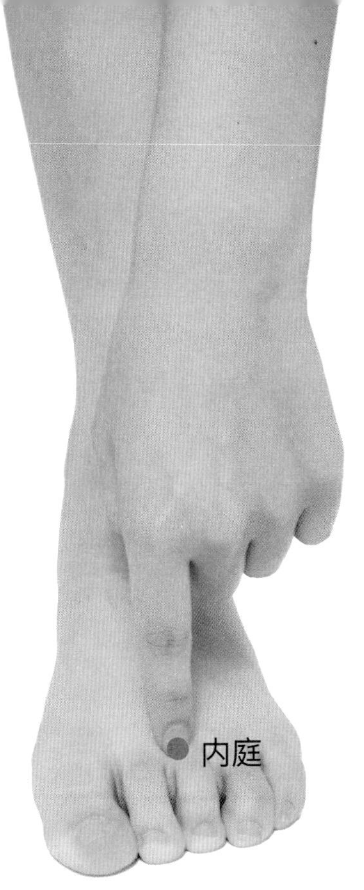

胃经的易堵塞穴位：内庭穴

▼ 操作方法

疏理胃经时，敲揉双侧髀关穴、丰隆穴，点揉颊车穴、内庭穴探查，在痛处按揉、疏理。每个位置 2 ~ 3 分钟，每天 2 ~ 3 次，3 ~ 5 天痛感可消失。

通则不痛，痛则不通。当这些痛点消失之后，意味着胃经的气血畅通，胃的功能回归。

慢慢地，就可以把眼部的垃圾脂肪代谢走。

小肠经经过眼角，疏通小肠经的易堵塞穴位就能祛除眼角皱纹

眼角区域，是小肠经的循行路线。中医认为，人体的小肠应该保持热度。为什么呢？小肠是人体最重要的消化器官，人体内摄入的食物，基本上是在小肠转化成我们所需要的营养物质的。

如何判断小肠是否有寒呢？

做一个简单的实验：早晨起床的时候，把手掌放在肚脐上面，大概 1 分钟时间，如果感觉到有一丝丝寒意冲到手掌上，这就说明小肠的温度是低的。而当小肠温度下降的时候，气血的运行能力就会下降，久而久之，局部皮肤就会出现松弛。这就像打足了

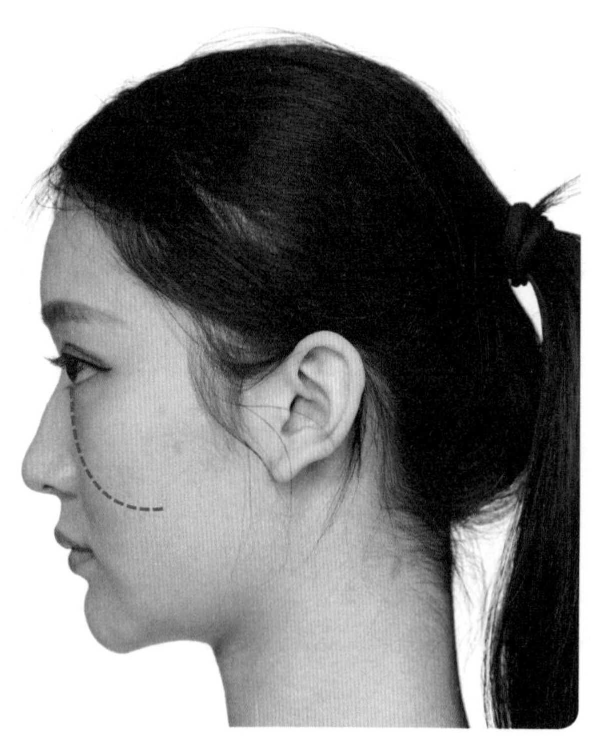

小肠经在眼角的循行路线

气的皮球，弹力十足，按上去也没有褶儿；如果皮球气少了，轻轻一按，褶皱就显现出来了。

那么，我们可以通过疏通小肠经的易堵塞穴位，来给小肠经排寒。

如何疏通小肠经的易堵塞穴位：天宗穴、肩贞穴、后溪穴

▼ 快速取穴

（1）天宗穴

天宗穴在肩胛骨（肩胛骨是一块三角形的骨头，轮廓清晰）的中心点处。用食指或中指点揉此穴时会有强烈痛感，并向四周发散。

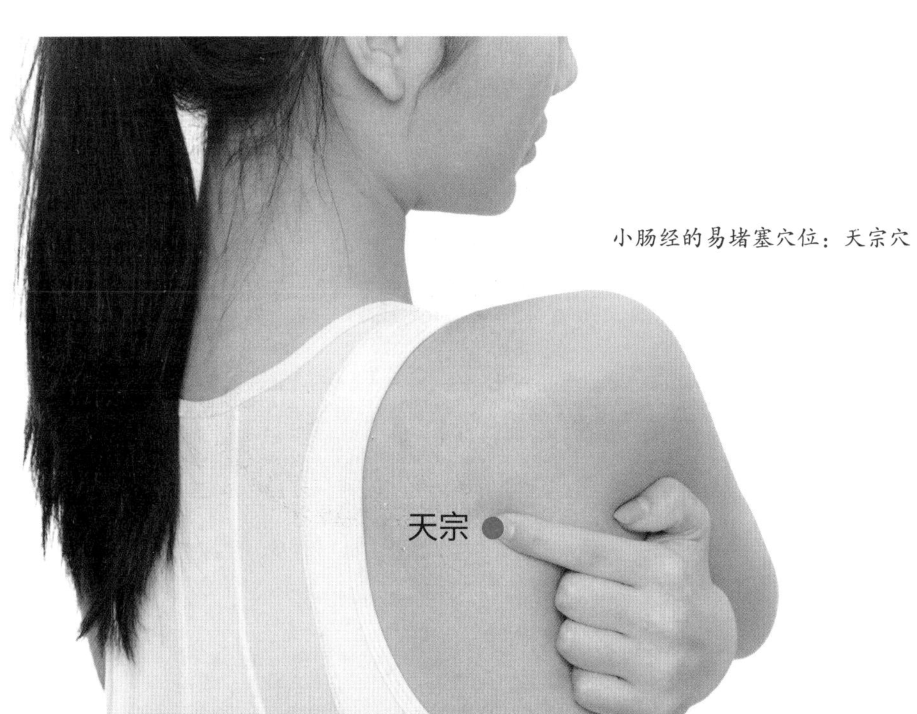

小肠经的易堵塞穴位：天宗穴

（2）肩贞穴

上肢和躯体相连的位置叫腋后皱襞，肩贞穴就在腋后皱襞向上一横指宽处。有的朋友会发现这里有一个结节，尤其是颈椎不好的朋友，结节比较严重。

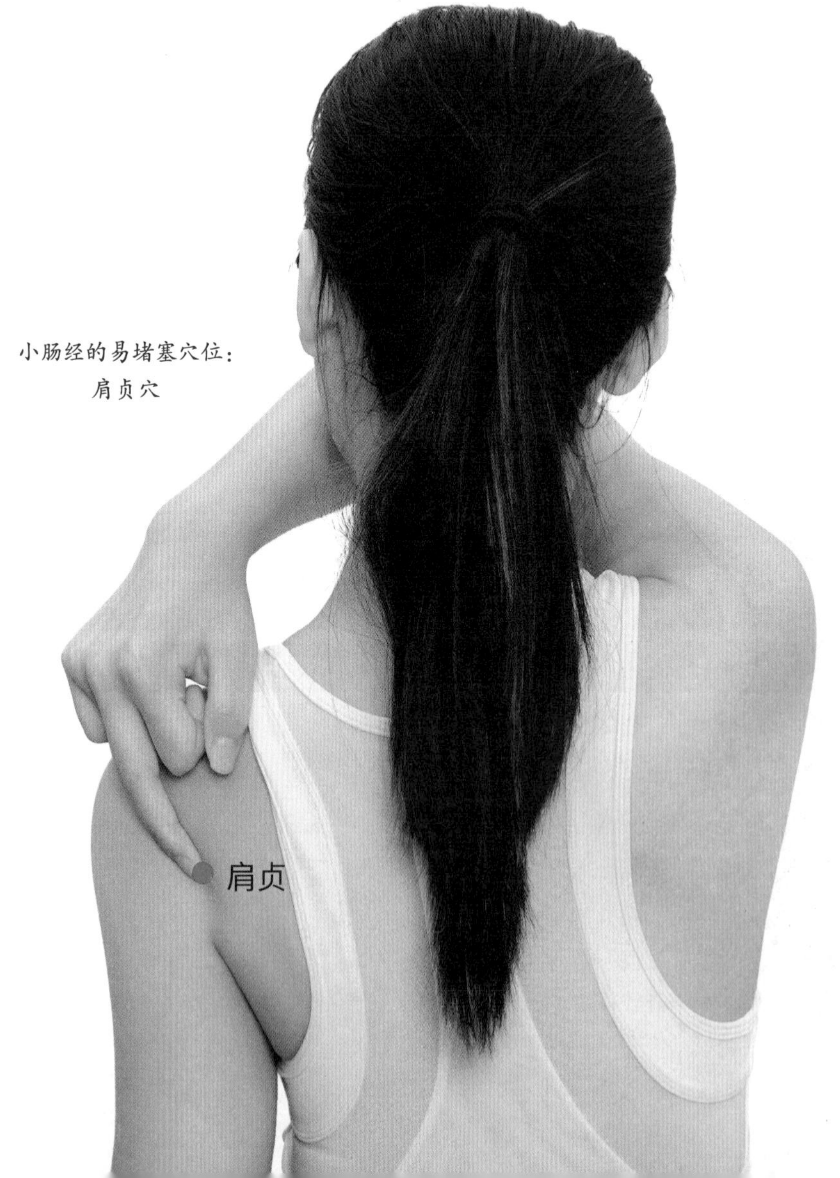

小肠经的易堵塞穴位：
肩贞穴

（3）后溪穴

后溪穴位于小指掌指关节后，掌横纹头赤白肉际处。用另一手食指点揉，如果没有痛感，说明气血堵在上面。将天宗穴和肩贞穴管理好，后溪穴自会得气。

另外，在疏理后溪穴时，也可将小指掌指关节放在桌子边缘，以此来硌后溪穴，边硌边小幅度晃动，痛感会非常明显。

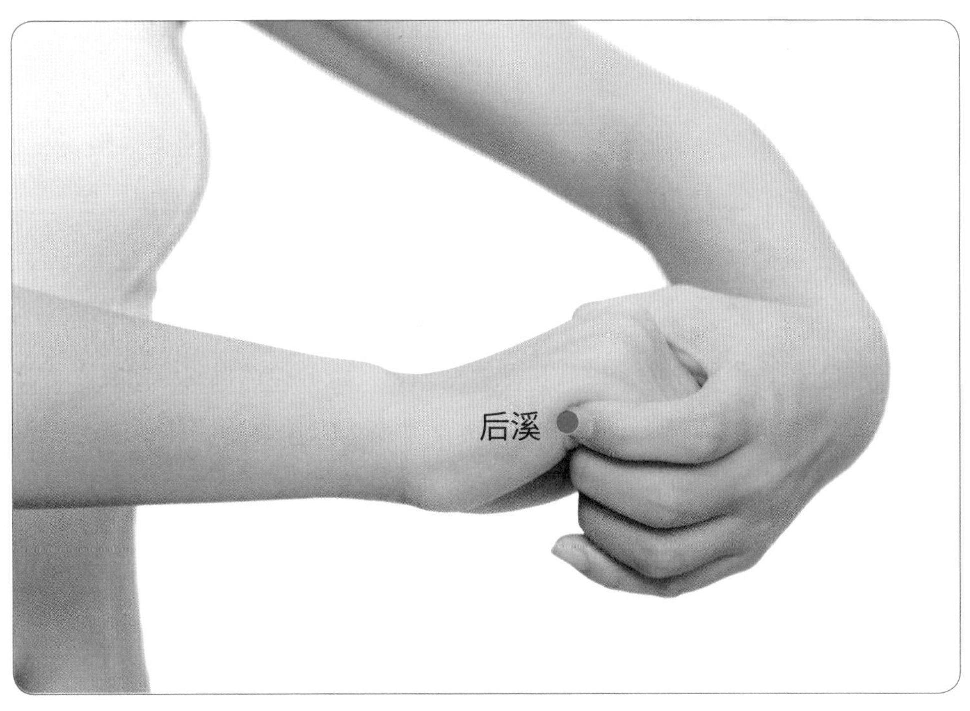

小肠经的易堵塞穴位：后溪穴

▼ **操作方法**

疏理小肠经时，点揉、探查双侧天宗穴、肩贞穴、后溪穴，在痛处按揉、疏理。每个位置 2 ~ 3 分钟，每天 2 ~ 3 次，3 ~ 5 天痛感可消失。

其实，最好的排小肠经寒的方法就是在天宗穴拔罐——准备一只真空抽气罐，把罐放在天宗穴上，抽气抽 3 下即可，留罐 15 分钟。初次拔罐的朋友，皮肤上可能会出现或红色，或黑色，或紫色的罐痕，不用在意，第二天继续拔。3 ~ 5 天以后，有的朋友这个位置可能就起疱了，如果是小疱，不用管它；如果是大疱，挑破后涂一点碘附或紫药水，然后接着拔。这时可能会拔出一些血水，就是血和水的混合物。当拔出鲜血的时候，就不用再拔了，说明清理干净了，创口会自动结痂。当天宗穴位置的皮肤变得正常的时候，说明小肠经的气血旺盛起来，皮肤的弹性得到了恢复。

另外，需要注意，由于现代人常常摄入寒凉食物，使小肠饱受寒凉之苦，所以远离寒凉之物，是保养小肠的最重要的方式。

颈部祛纹术：“天鹅颈”就要白璧无瑕

胃经、胆经和三焦经经过颈部，疏通胃经、胆经和三焦经的易堵塞穴位就能让颈部不长皱纹

在中医看来，“有诸内者，必形诸外”。换句话说，我们常常关注的颜面问题，其实是内在脏腑功能的投射。所以，养护好脏腑的功能，我们的肌肤就会有弹性。

在颈部，有几个重要脏器的经络从这里经过。比如，在颈部正中线旁开四指宽处是胃经的循行路线，再向后侧是胆经和三焦经的循行路线。也就是说，如果胃、三焦和胆的功能是正常的，那么颈部气血的运行就会很充分，颈部的肌肤就有弹性。

所以，我们可以通过疏通胃经、三焦经和胆经的易堵塞穴位来保养胃、三焦和胆，让颈部保持年轻。

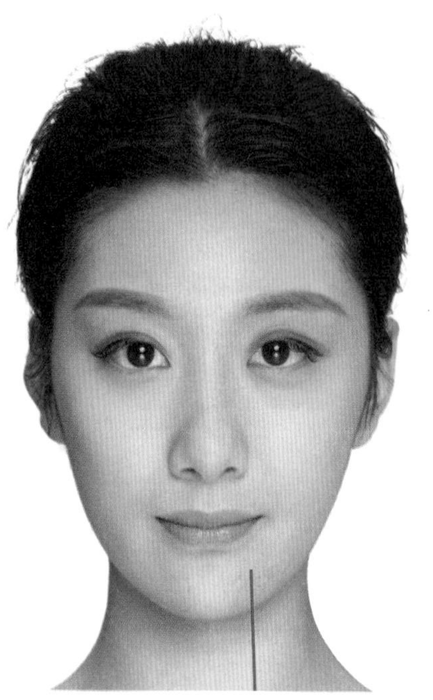

胃经在颈部的循行路线

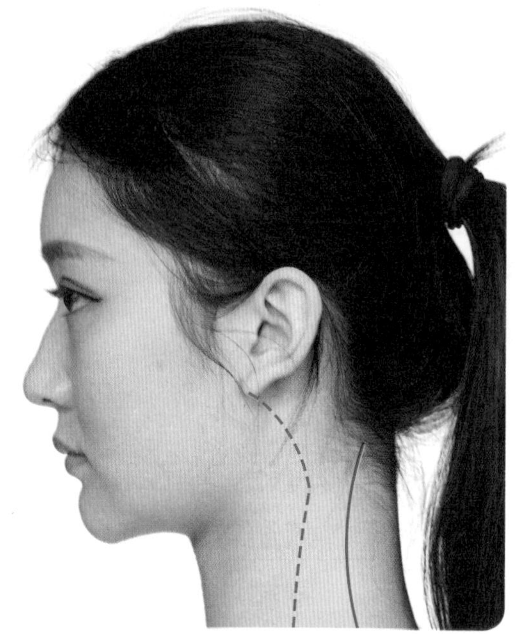

胆经在颈部的循行路线

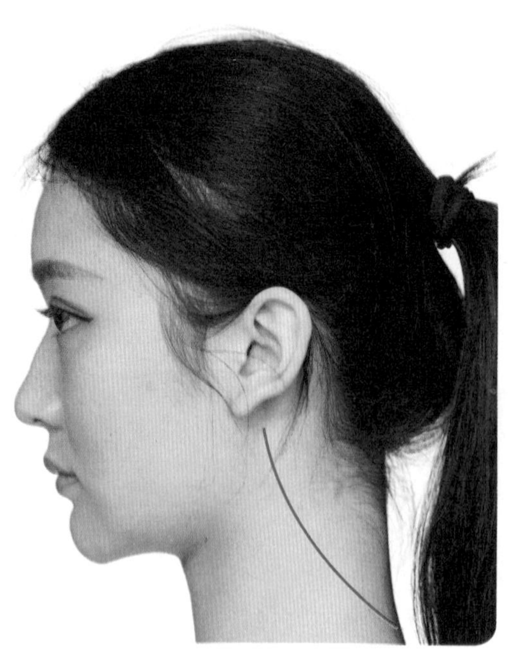

三焦经在颈部的循行路线

如何疏通胃经的易堵塞穴位：髀关穴、丰隆穴、内庭穴

▼ 快速取穴

（1）髀关穴

保持正坐位，双手握拳，用小指的掌指关节沿大腿正面中线从腿根一直敲击到膝关节，3 ~ 5 遍以后，在腹股沟中点下方三指宽处会发现一个强烈的痛点，这就是胃经在大腿部的易堵点——髀关穴。

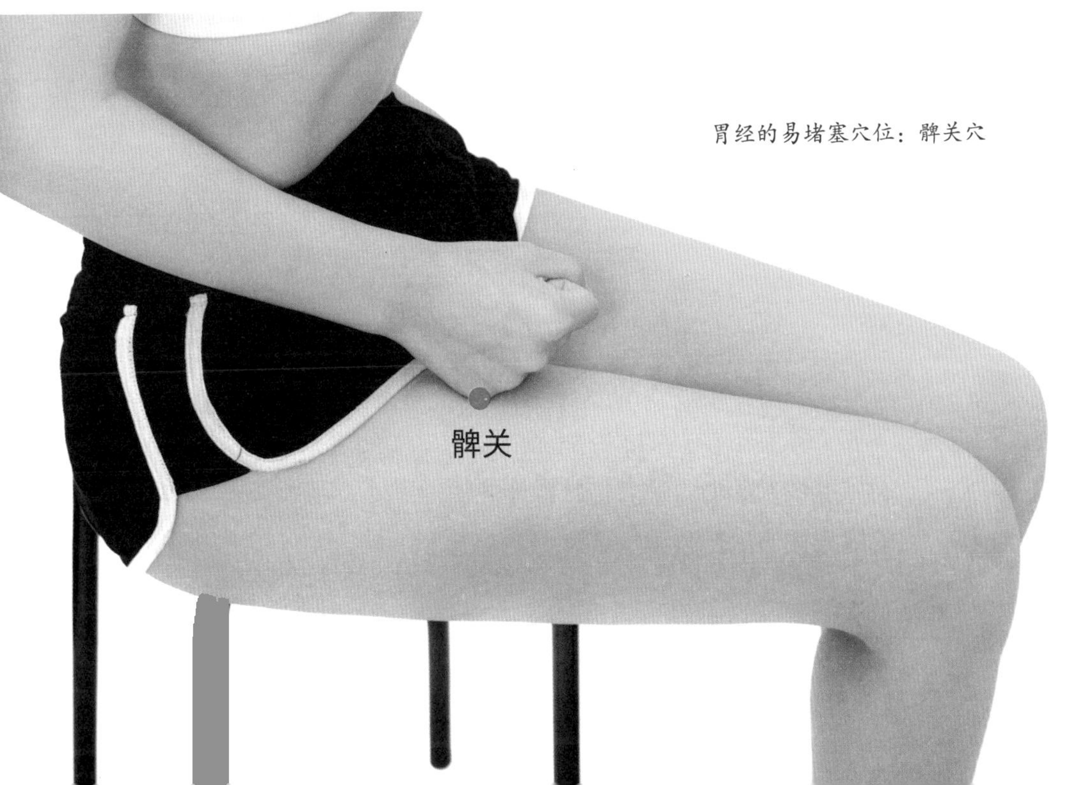

胃经的易堵塞穴位：髀关穴

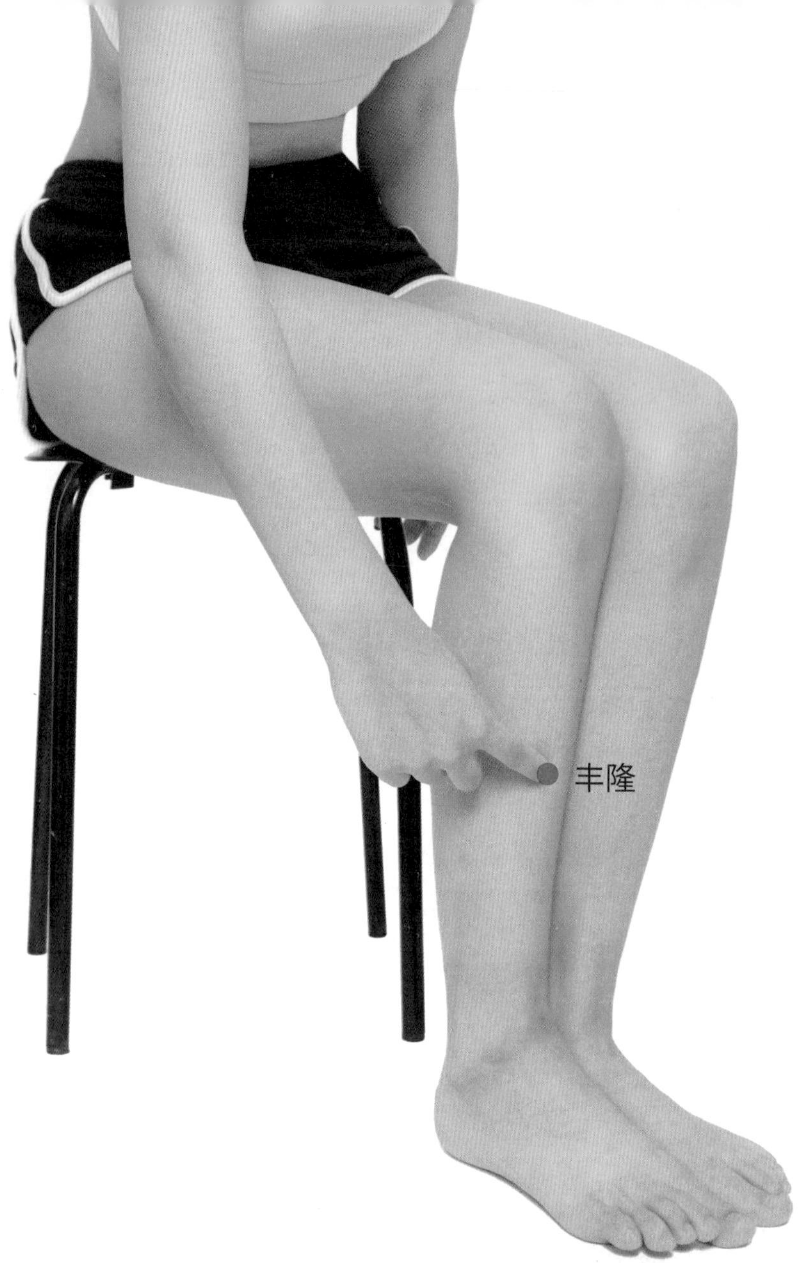

胃经的易堵塞穴位：丰隆穴

（2）丰隆穴

丰隆穴在小腿中点，胫骨外两横指宽处。用大拇指的指间关节进行敲揉，会有强烈痛感。

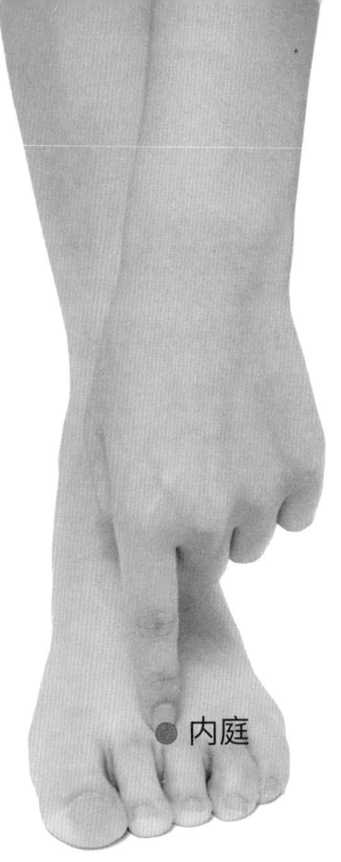

胃经的易堵塞穴位：内庭穴

（3）内庭穴

内庭穴在二脚趾和三脚趾之间的趾蹼缘上。用食指进行点按，以最小的半径旋转打圈，逐渐加力，有的朋友疼痛难当。

▼ 操作方法

疏理胃经时，敲揉双侧髀关穴、丰隆穴，点揉内庭穴探查，在痛处按揉、疏理。每个位置 2 ~ 3 分钟，每天 2 ~ 3 次，3 ~ 5 天痛感可消失。

如何疏通三焦经的易堵塞穴位：四渎穴、消泺穴

▼ 快速取穴

（1）四渎穴

手掌向下放平，前臂微屈 45 度，在肘部到腕部的正中线上画一条线，另一只手的食指、中指、无名指并拢，将食指放在肘横纹处，无名指的侧面和刚画的那条线有一个交点，这就是四渎穴（三焦经像一个情绪感应器，一旦情绪波动、烦躁发怒，探查四渎穴立即就会有反应）。

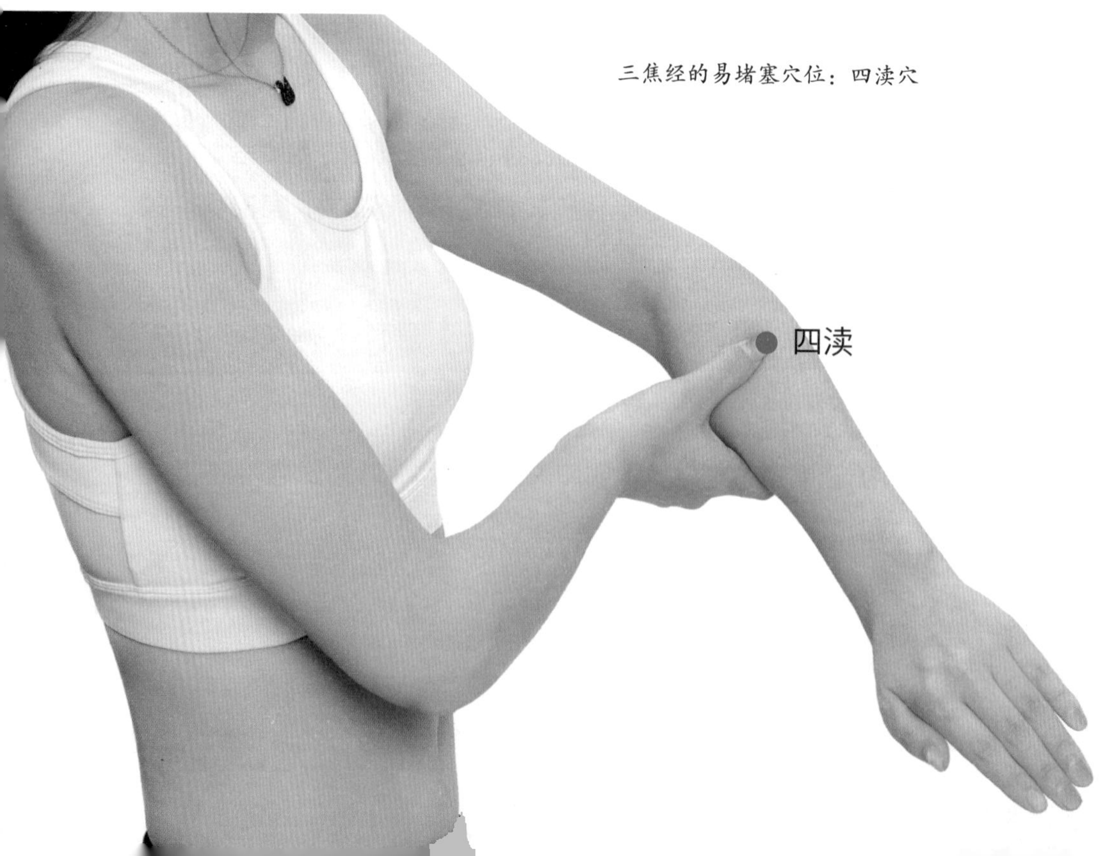

三焦经的易堵塞穴位：四渎穴

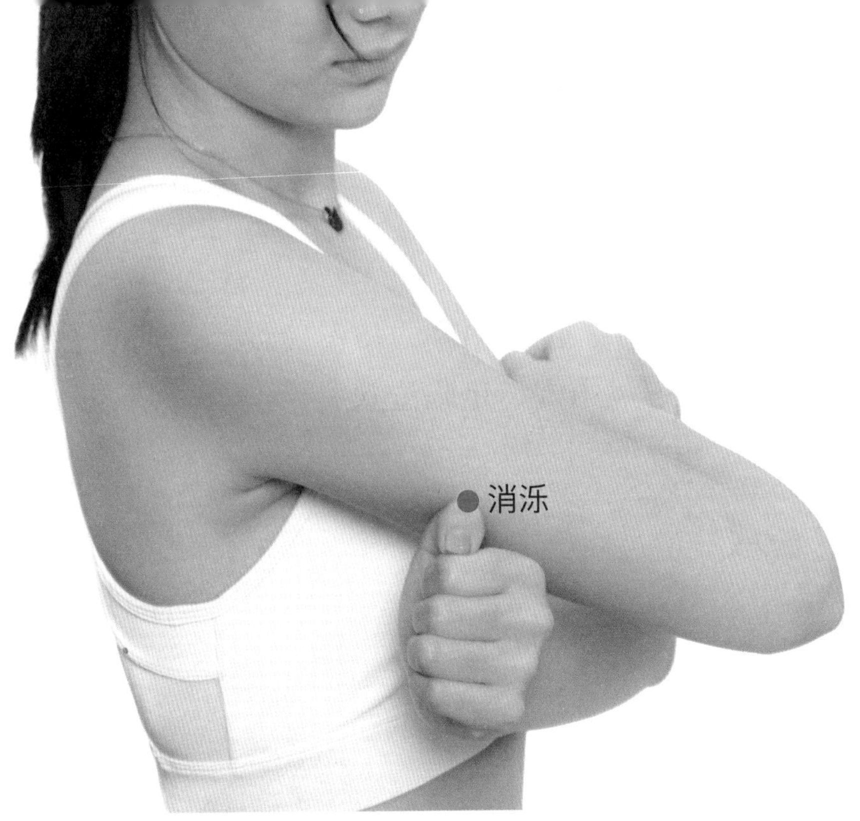

三焦经的易堵塞穴位：消泺穴

（2）消泺穴

手臂外侧紧贴肱骨中点下缘处，用大拇指的指间关节敲击时痛感强烈，这就是消泺穴。当心烦、易怒、口苦、耳鸣，而按揉四渎穴没反应时，探查此穴会有痛感，而且越敲越疼，甚至难以忍受。

▼ 操作方法

疏理三焦经时，敲揉双侧四渎穴、消泺穴探查，在痛处按揉、疏理。每个位置 2 ~ 3 分钟，每天 2 ~ 3 次，3 ~ 5 天痛感可消失。

如何疏通胆经的易堵塞穴位：肩井穴、风市穴、足临泣穴

▼ 快速取穴

（1）肩井穴

肩井穴在大椎穴（低头，后颈部隆起最高点，下缘凹陷处）与锁骨肩峰端连线中点处。用大拇指的指间关节轻轻敲击，垂直发力，力矩 2 ~ 3 厘米，敲击 3 ~ 5 遍以后，痛感就很明显了。

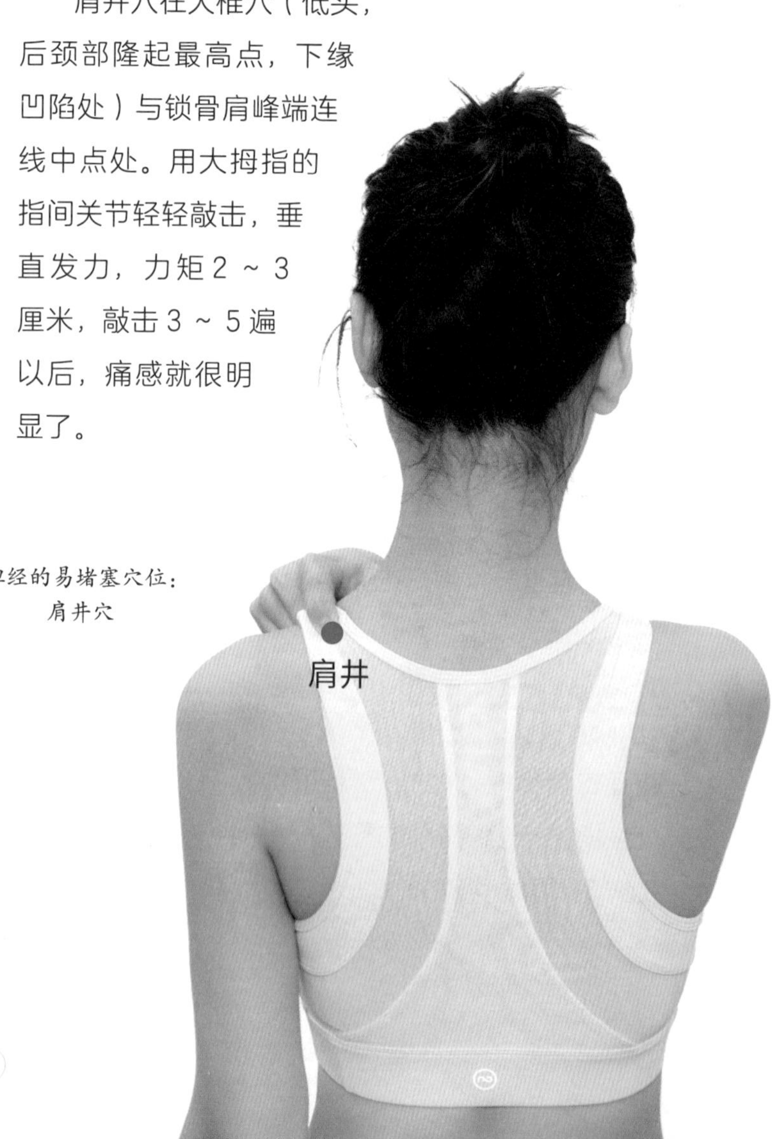

胆经的易堵塞穴位：
肩井穴

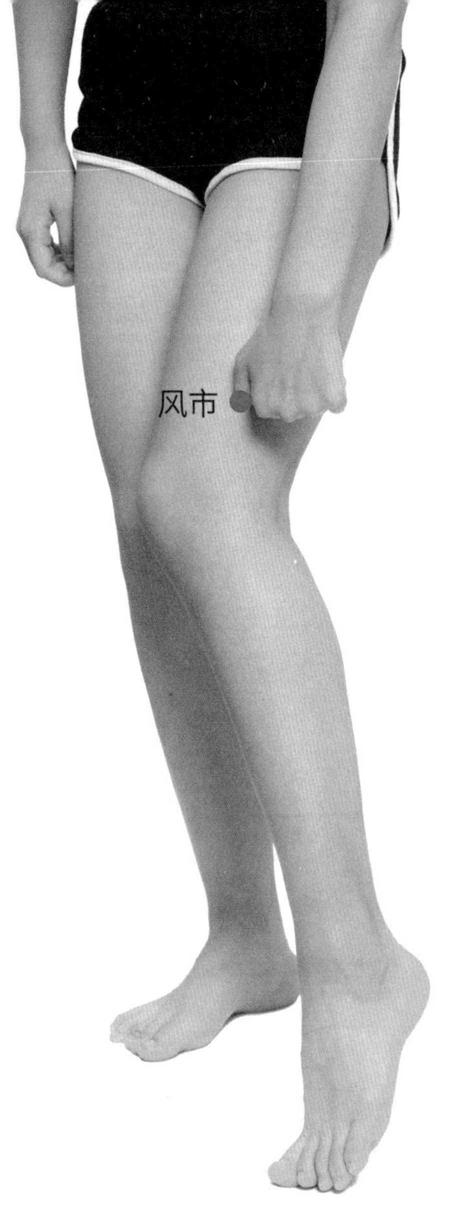

胆经的易堵塞穴位：风市穴

（2）风市穴

保持立正姿势，双手并拢下垂于大腿外侧，中指指尖偏下方的位置就是风市穴。用大拇指的指间关节垂直发力敲击，有的朋友可能会出现打嗝的情况，这是人体排解瘀气的表现。

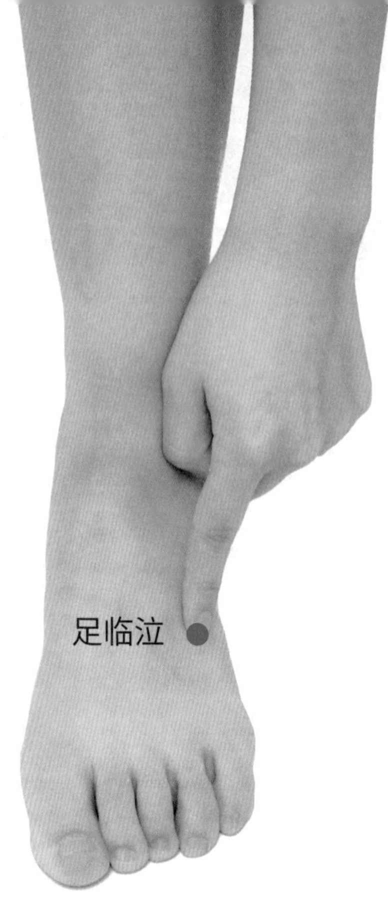

胆经的易堵塞穴位：足临泣穴

（3）足临泣穴

将食指放在第四脚趾和第五脚趾之间，然后直直地向上画线，画到脚面中央区域时，会找到一个缝隙，这里就是足临泣穴。

▼ 操作方法

疏理胆经时，先敲揉双侧肩井穴、风市穴，点揉足临泣穴探查，在痛处按揉、疏理。每个位置 2 ~ 3 分钟，每天 2 ~ 3 次，3 ~ 5 天痛感可消失。

另外，您平时在家里休息的时候，可以用刮痧板在颈部两侧自行刮拭。刮拭时首先要涂抹一些刮痧油，然后用刮痧板从上到下进行刮拭，力度要温柔，以不疼为度。在刮拭 3 ～ 5 遍后，有的朋友就会出痧了，不用担心，这是颈部蓄积的垃圾被导引出来了。

关于痧痕，有的朋友褪得很快，这说明身体气血很旺盛；有的朋友褪得很慢，不用着急，先慢慢将胆经、三焦经和胃经疏通好，当气血恢复之后，痧痕也就散掉了。

另外，对女性朋友来说，睡眠是保养肌肤最好的方法。因此，建议您在疏通经络的同时，争取每晚十一点前进入梦乡，通过良好的睡眠来提升身体的自动修复能力。

脸部提拉术：紧致俏脸容不得半点松弛

胃经、大肠经经过脸颊，疏通胃经和大肠经的易堵塞穴位就能让脸颊的肌肤紧致，有弹性

中医有句话叫“经脉所过，主治所及”，就是说人体哪里有问题，都可以通过探查、疏通经过此处的相关经络来调理。而经过脸颊的主要经络有两条：一条是胃经，一条是大肠经。

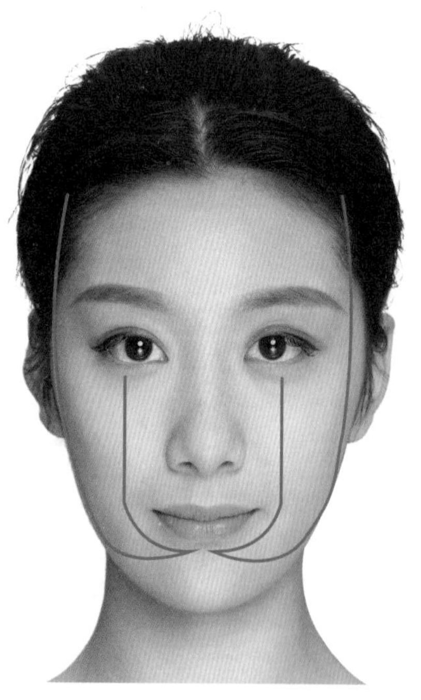

胃经在脸颊的循行路线

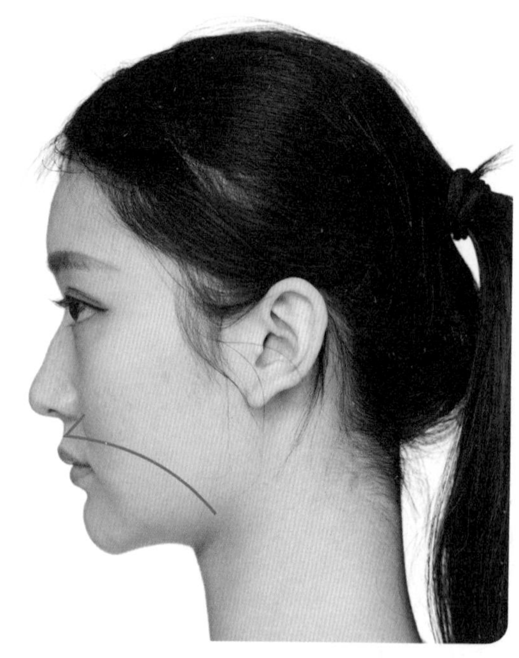

大肠经在脸颊的循行路线

也就是说，如果一个人的胃和大肠的气血充盈、运行顺畅，新陈代谢的功能就会正常，那么脸颊的肌肤就会十分紧致，有弹性。

如何疏通胃经的易堵塞穴位：髀关穴、丰隆穴、内庭穴

▼ 快速取穴

（1）髀关穴

双手握拳，用小指的掌指关节沿大腿正面中线从上向下依次敲击，垂直发力，力矩 2 ～ 3 厘米，敲击 3 ～ 5 遍后，在腹股沟中点偏下方三指宽处会出现强烈的痛点，这就是髀关穴。

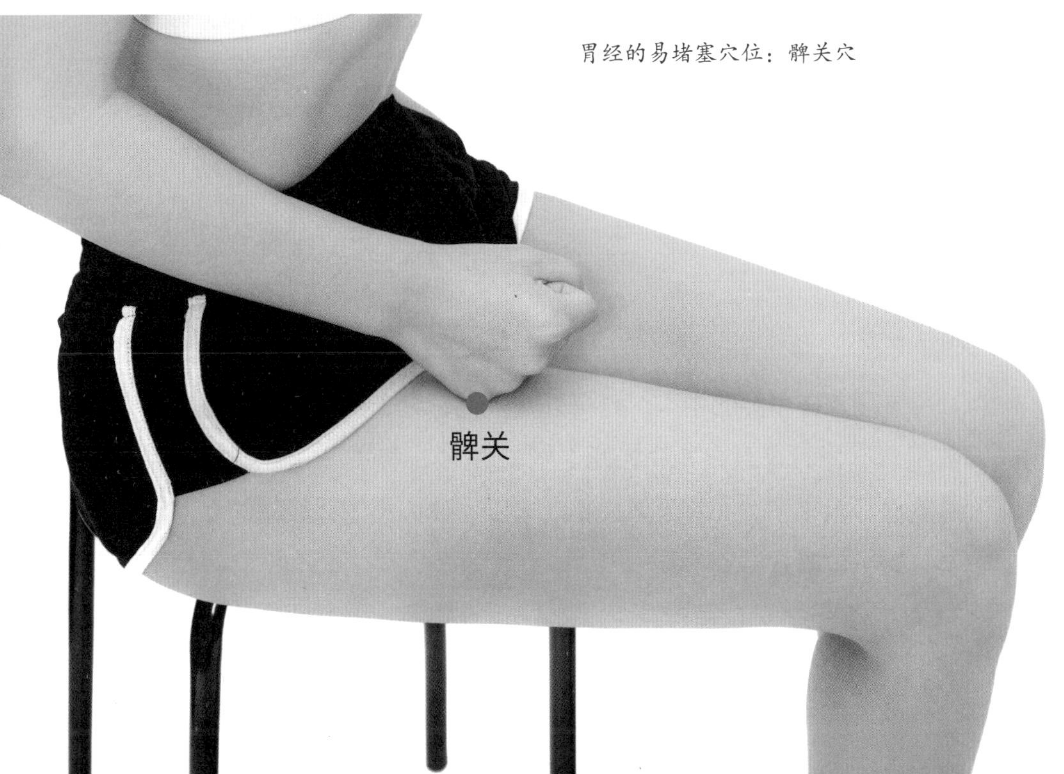

胃经的易堵塞穴位：髀关穴

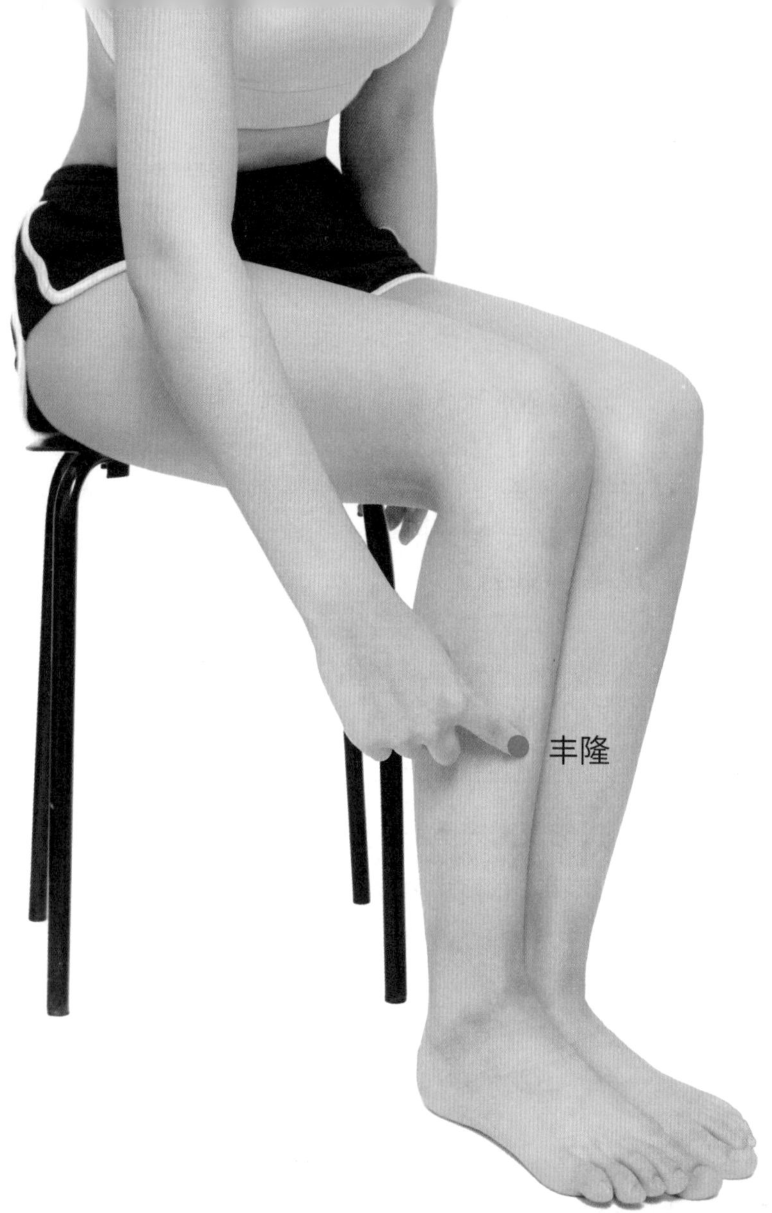

胃经的易堵塞穴位：丰隆穴

（2）丰隆穴

丰隆穴在小腿的中点，胫骨外两横指宽处。用大拇指的指间关节敲击这里，垂直发力，力矩 2 ~ 3 厘米，敲击 3 ~ 5 遍后，痛感就显现出来了。尤其是体态相对丰腴、体内痰湿比较重的女性朋友，这个位置会特别疼。

（3）内庭穴

内庭穴在二脚趾和三脚趾之间的趾蹼缘上。用食指点按这里，以最小的半径旋转打圈，逐渐加力，痛感立现。

胃经的易堵塞穴位：内庭穴

▼ 操作方法

疏理胃经时，敲揉双侧髀关穴、丰隆穴，点揉内庭穴探查，在痛处按揉、疏理。每个位置 2 ~ 3 分钟，每天 2 ~ 3 次，3 ~ 5 天痛感可消失。

当髀关穴、丰隆穴、内庭穴痛感消失之后，意味着胃经的气血畅通了，说明胃的功能得到恢复。有的女性朋友在疏通了胃经之后，会发现胃口大开。

如何疏通大肠经的易堵塞穴位：手五里穴、手三里穴、合谷穴

▼ 快速取穴

（1）手五里穴

虎口向上，前臂微屈 45 度，另一只手四指并拢，将小手指放在肘关节的横纹处，食指侧面与肱骨内侧缘的交叉点就是手五里穴。用大拇指的指间关节敲击此处，多数人有刺痛或麻胀感。

大肠经的易堵塞穴位：手五里穴

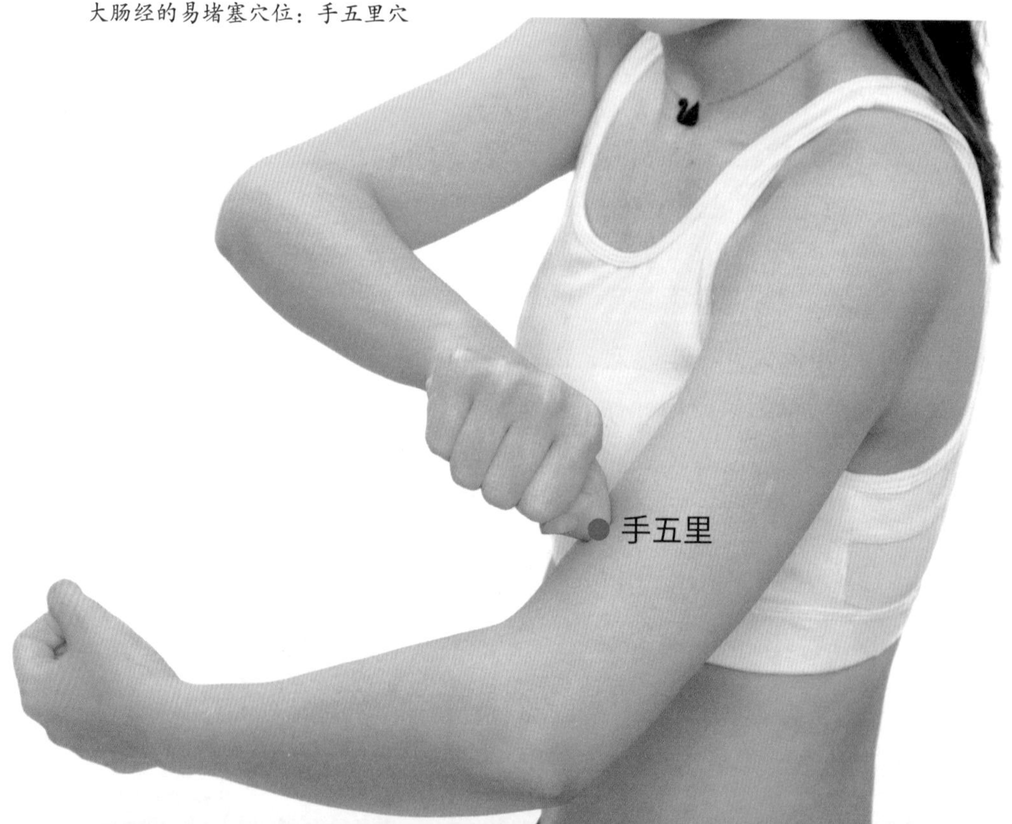

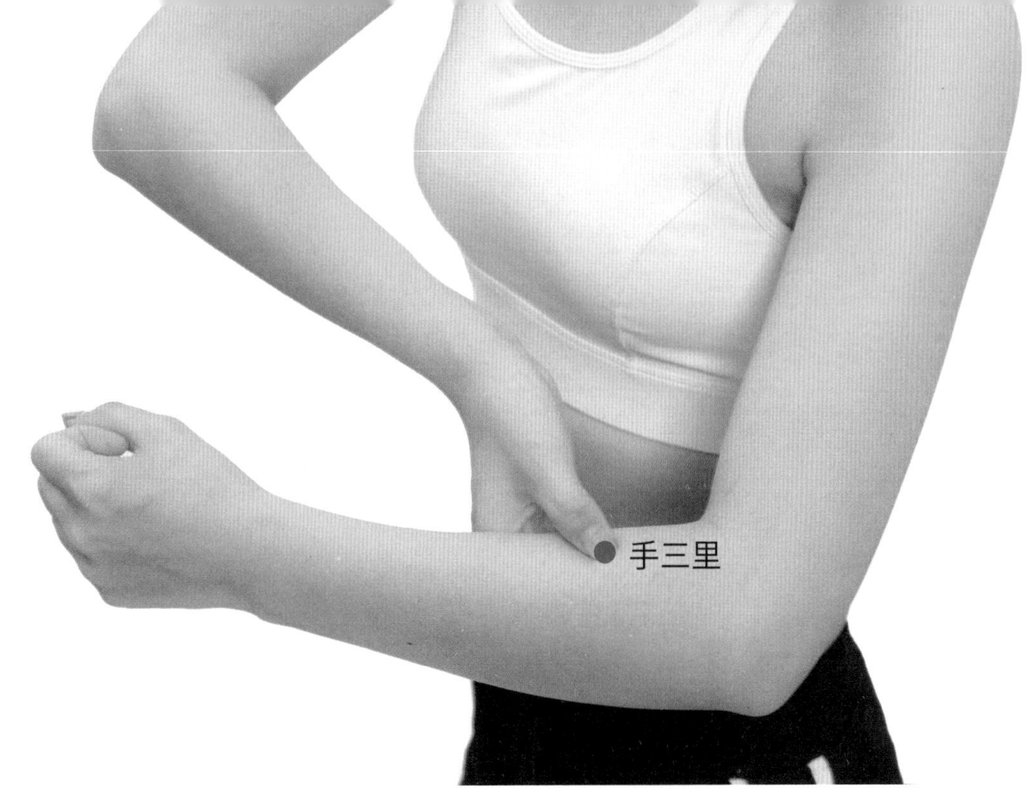

大肠经的易堵塞穴位：手三里穴

（2）手三里穴

手三里穴在前臂，肘横纹下三指宽，阳溪穴（手拇指伸直向上翘，腕背横纹桡侧凹陷处）与曲池穴（屈肘成直角，肘弯横纹尽头处）连线上。用中指指间关节垂直敲击此穴，很多朋友痛感强烈。

（3）合谷穴

合谷穴位于第二掌骨靠拇指一侧的中点处。用另一只手的拇指或食指点揉此穴，会出现酸痛感。点揉时要注意，不要揉骨头和肉，而是骨头和肉之间的缝隙。

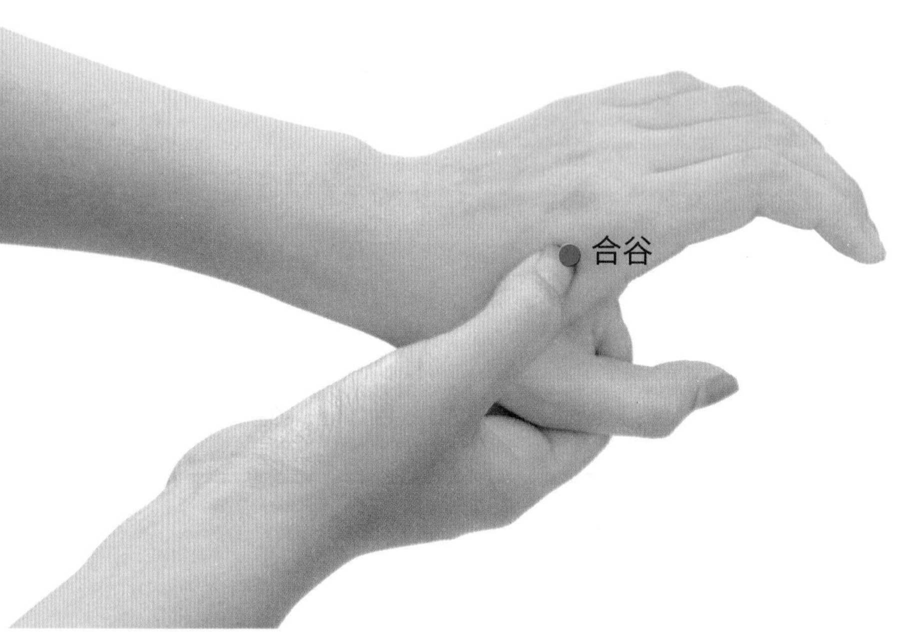

大肠经的易堵塞穴位：合谷穴

▼ 操作方法

疏理大肠经时，敲揉双侧手五里穴、手三里穴，点按合谷穴探查，在痛处按揉、疏理。每个位置 2 ~ 3 分钟，每天 2 ~ 3 次，3 ~ 5 天痛感可消失。

当手五里穴、手三里穴、合谷穴痛感消失时，意味着大肠经畅通了。有的朋友在疏通大肠经之后，会发现排便变得很顺畅。

另外，有一个生活细节可能很多女性朋友都没有在意，那就是我们进餐的时候常常是看着手机吃着饭，或者是边吃饭边聊天。其实，认真吃饭，每一口都多咀嚼几次，不仅能体会到食物的滋味，而且对于咬肌也是很好的锻炼。坚持下去，原来松弛的面颊会慢慢变得紧致光滑起来，连皱纹也消失了。

排毒净肤，内外优化肌体

◎ 排毒养颜术：打通经络，毒素去无踪

◎ 安神摩腹助眠法："睡美人"元气十足

◎ 祛痘嫩肤术：赶走恼人小痘痘

排毒养颜术：打通经络，毒素去无踪

经常便秘，疏通大肠经的易堵塞穴位就能恢复正常

便秘很痛苦，尤其经常出差的女性朋友，连续几天没有大便，不仅烦躁不安，而且憋胀难受，苦不堪言。在中医看来，可以通过对经络上穴位的调理来帮助人体排便。

要知道，肠道蠕动减慢是导致便秘的一个很重要因素。因此，我们可以疏通大肠经的易堵塞穴位，来帮助肠道恢复功能。

如何疏通大肠经的易堵塞穴位：手五里穴、手三里穴、合谷穴

▼ 快速取穴

（1）手五里穴

虎口向上，前臂微屈 45 度，另一只手四指并拢，将小手指放在肘横纹处，食指的侧面与肱骨的内侧缘

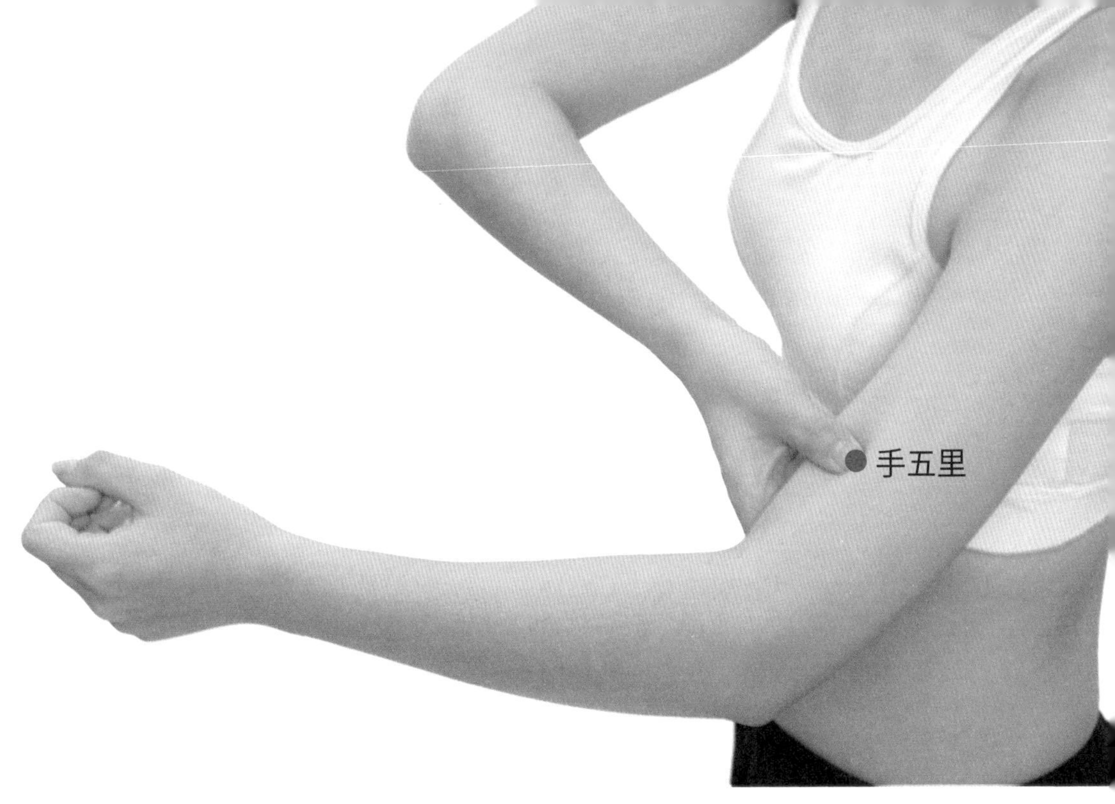

大肠经的易堵塞穴位：手五里穴

会有一个交叉点，这就是手五里穴。用大拇指指间关节敲击此穴，痛感很强烈。

（2）手三里穴

手三里穴在前臂，肘横纹下三指宽，阳溪穴与曲池穴的连线上。用中指的指间关节在这里进行敲击，垂直发力，力矩 2 ~ 3 厘米，很多朋友痛不可摸。

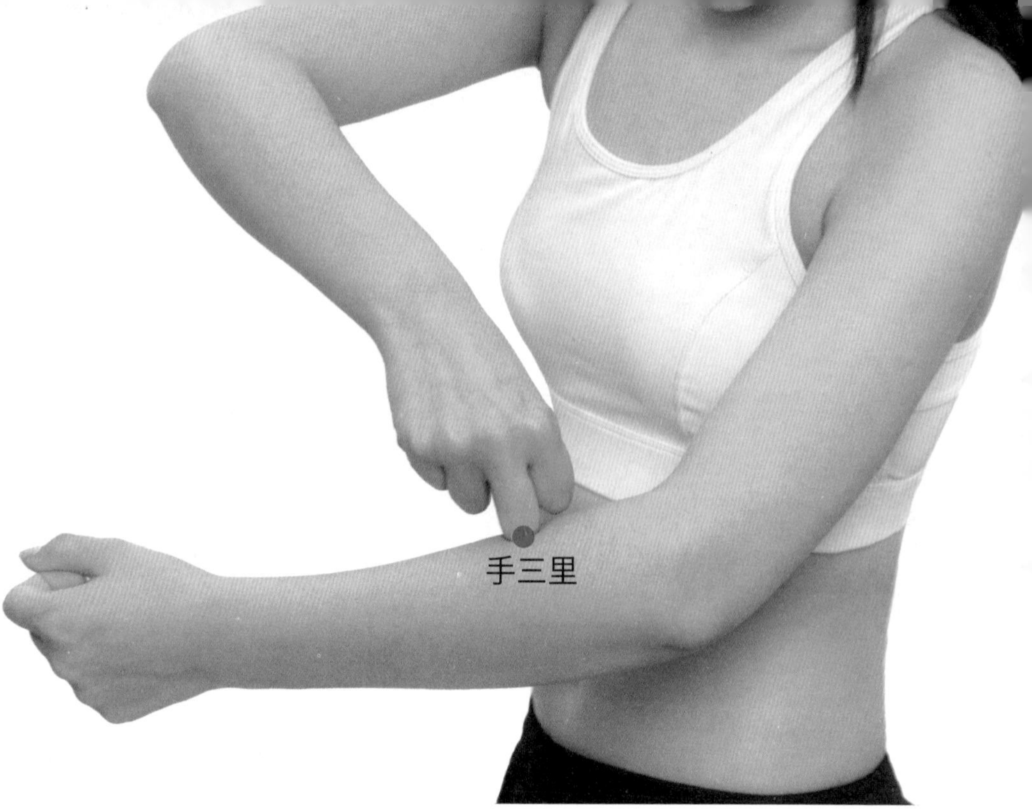

手三里

大肠经的易堵塞穴位：手三里穴

（3）合谷穴

合谷穴位于第二掌骨靠拇指一侧的中点处。用另一只手的拇指或食指点揉此穴，以最小半径旋转打圈，向下垂直发力，会产生强烈的酸痛感。

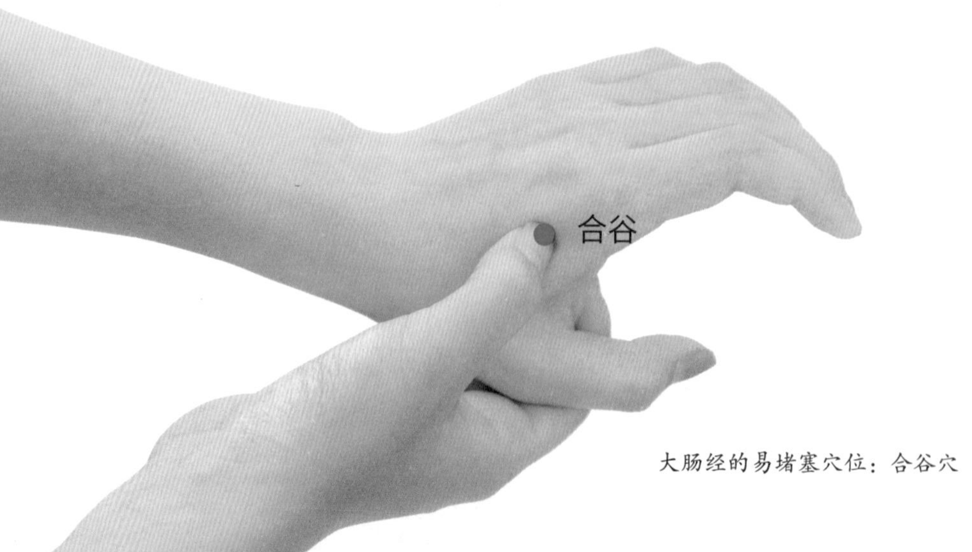

大肠经的易堵塞穴位：合谷穴

▼ **操作方法**

疏理大肠经时，敲揉双侧手五里穴、手三里穴，点按合谷穴探查，在痛处按揉、疏理。每个位置 2 ~ 3 分钟，每天 2 ~ 3 次，3 ~ 5 天痛感可消失。

手五里穴、手三里穴、合谷穴痛感消失了，意味着肠道的功能得到了恢复。其实，有的朋友在按揉穴位的同时，可能就想去洗手间了。

疏通肺经的易堵塞穴位能让“不便”变“方便”

长期便秘的朋友，觉得有了便意，但到了洗手间却没有力量排便，这说明体内向下推动的力量是不足的。

中医认为肺主降，具有向下通降的特点。所以，我们可以通过疏通肺经的易堵塞穴位，来修复肺的功能。

如何疏通肺经的易堵塞穴位：孔最穴、鱼际穴

快速取穴

（1）孔最穴

仰掌向上，在大拇指一侧从腕关节到肘关节画一条线，另一只手食指、中指、无名指并拢，将食指放在肘关节的横纹处，无名指的侧面与刚画好的那条线会有一个交叉点，这就是孔最穴。（在《国家标准针灸图谱》中，孔最穴在肘横纹下七指宽处。）

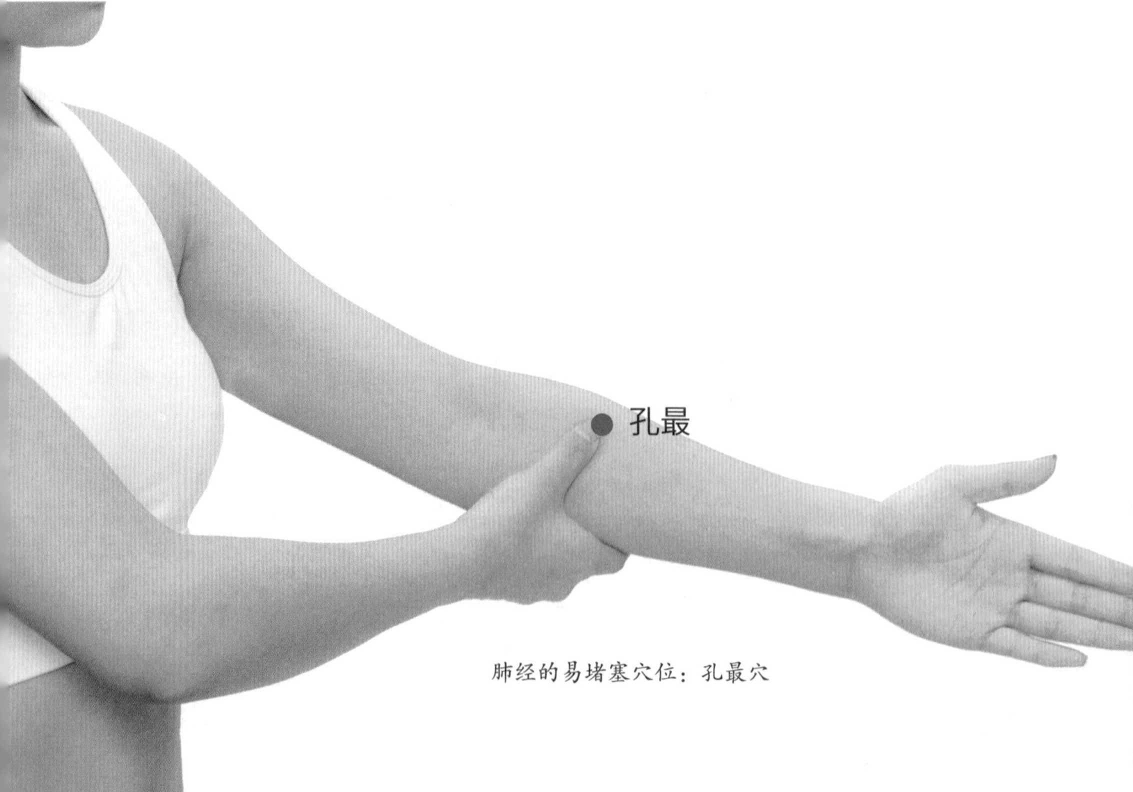

肺经的易堵塞穴位：孔最穴

（2）鱼际穴

在手外侧，第一掌骨中点赤白肉际处。用大拇指在这里进行点揉，以最小的半径旋转加力，会产生酸痛感。

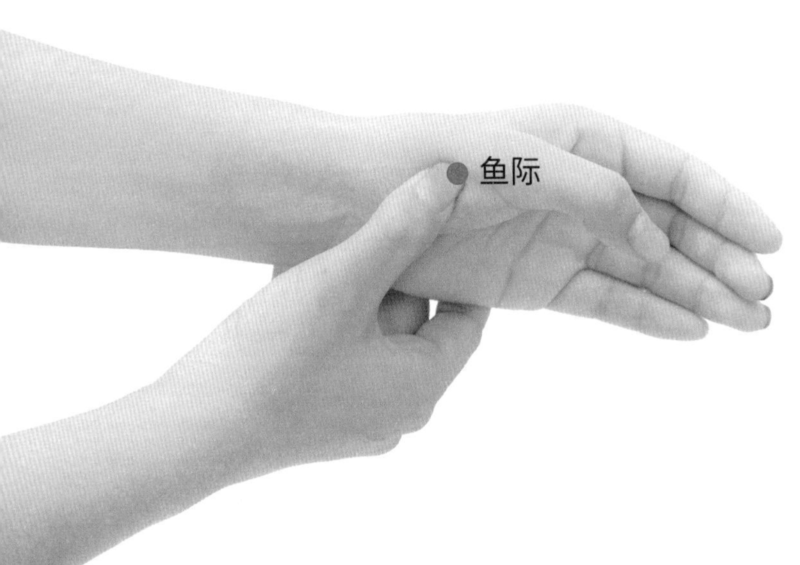

肺经的易堵塞穴位：鱼际穴

▼ 操作方法

疏理肺经时，敲揉双侧的孔最穴，点揉鱼际穴探查，在痛处按揉、疏理。每个位置 2 ～ 3 分钟，每天 2 ～ 3 次，3 ～ 5 天痛感可消失。

当然，通过疏通大肠经和肺经来调理便秘是治本的手段，可能需要一些时间。如果您此时正在受便秘折磨，还有一个治标的方法能快速促进排便——**点揉胃经的天枢穴（肚脐水平旁开三指宽处）和脾经的大横穴（肚脐水平旁开六指宽处）**，舒缓地刺激横结肠的蠕动。

用一只手的食指和中指同时点揉同侧的天枢穴和大横穴，力度要缓和，如果用力过猛，腹直肌因为紧张会瞬间产生抗拒。在

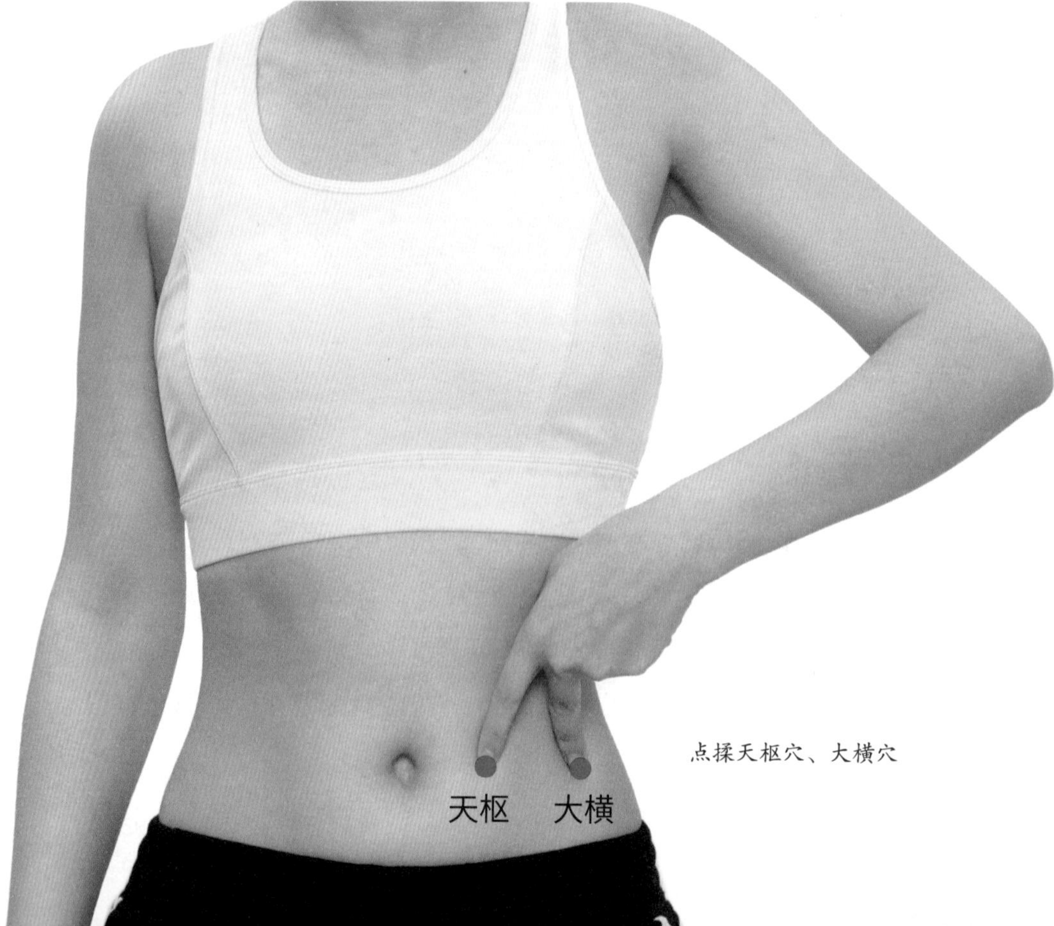

点揉天枢穴、大横穴

点揉的同时，另外一只手的大拇指一定要点按在肚脐上方四指宽处，这样可以避免在按揉穴位时产生恶心、气逆反应。点按时要轻轻加力，要有一种与身体对话的感觉。点揉 2 ～ 3 分钟后，再换到另一侧。

根据过往经验，有的朋友在点揉了一侧天枢穴和大横穴之后，刚换到另一侧，很快就排气了，这说明肠道蠕动在增强；而有的朋友马上就跑到洗手间去了。

安神摩腹助眠法：“睡美人”元气十足

肠道问题很重要。在排便时有的朋友便秘，有的长期腹泻，有的大便先干后稀……其实，从外在的排便状态，是可以判断出我们身体内肠道消化功能的状态的。

而我现在讲的小妙招——摩腹，从中医角度来看“通上下，和阴阳”。换个说法，就是能够促进肠胃运动，加强对饮食的消化和吸收，减少胃肠积滞。

摩腹非常简单，每天睡前和晨起都可以操作。

将手掌放在腹部，以肚脐为圆心，向上至胸骨剑突，向下至耻骨联合，顺时针旋转81圈，再逆时针旋转81圈。双手可以交替按摩，方向保持一致。

摩腹时要注意两个动作要领：第一，力度极轻，手掌与腹部皮肤保持似挨上非挨上，若即若离、若有若无的状态，就像推毫毛一样。第二，速度极慢，用我们能够想象的最慢的速度进行操作。

有的朋友可能会说：“这么轻又这么慢，能有什么用？我以前都是推腹、揉腹，用力去推按的。”

对此，我提过这样一句话：放下目的和企图心，温柔地与身体对话。

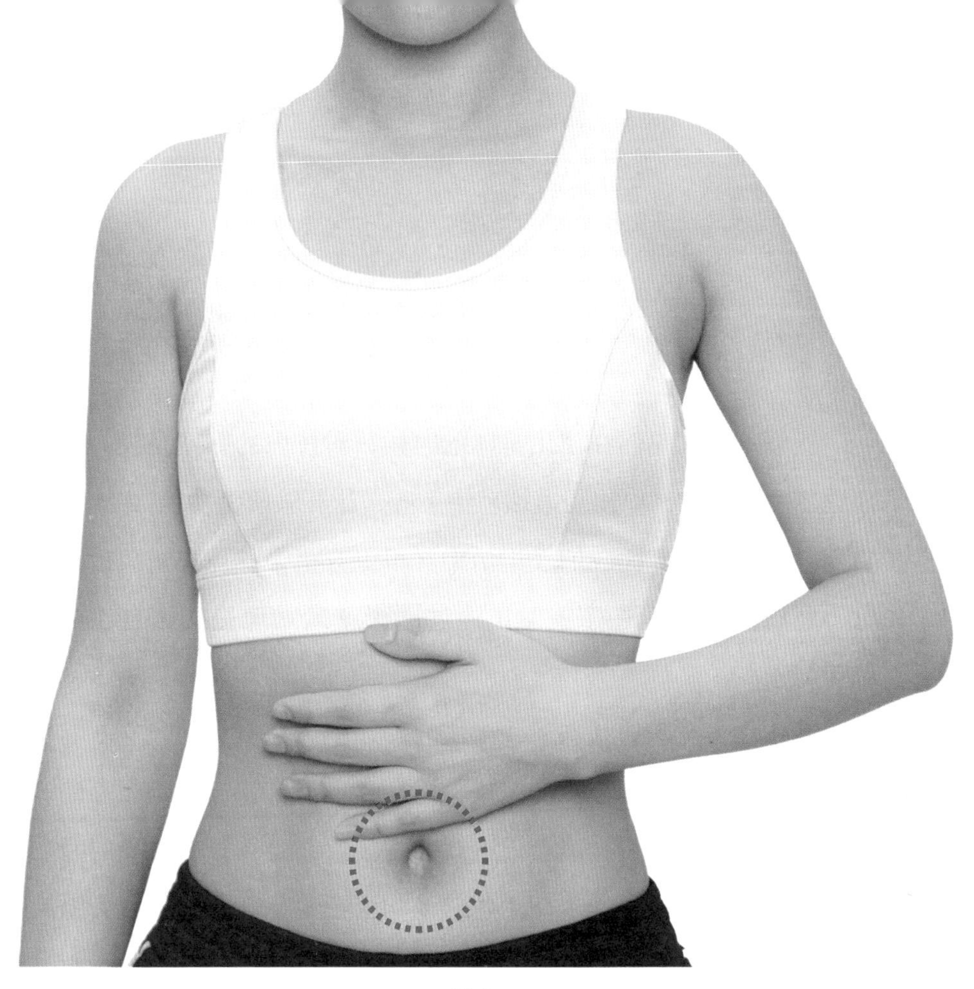

摩腹

生活中，我们对待自己的身体常常是有企图的，而且很粗暴，比如锻炼、学习、思考，很多都是有目的性的，导致很多人的心理状态是紧张的，肉体也如此。那么，现在我们反其道而行之，用最温柔的方式来爱抚自己。

根据过往学员的反馈，她们在认真摩腹的时候，顺时针摩了 81 圈，逆时针只摩了 25 圈，就睡着了。在梦中还在想："这怎么均衡？" 其实没关系。晨起时继续摩腹，顺时针旋转 81 圈，再逆时针旋转 81 圈，有的朋友就会马上冲进洗手间。如此，坚持 1 个礼拜之后，每次大便都是"香蕉便"。

其实，摩腹不仅能够保养肠道健康，而且有助于改善睡眠质量。

想象一下，我们在使用身体的时候，对体内的脏器是没有办法调节的。比如，你让肠道蠕动快一些，让肝脏解毒功能强一点，它们是不会听的。而我们在生活中又很少有机会静下心来关爱自己。所以当我们躺在床上时，通过摩腹就默默地爱抚了自己的脏腑。

另外，在安静的状态下，人体的修复能力是最大的。这就好比一部智能手机，刚出厂的时候，运行速度非常快，可是当存储了各种各样的信息后，运行速度就减慢了。而身体只有在静的时候，细胞才能做好它的本职工作。换句话说，摩腹的时候，大脑不用去接收和思考太多信息，心中只想一件事情——轻和慢，心念定于一。当夜幕降临，万籁俱寂，我们的身体与自然同频，不知不觉就睡着了。

值得一提的是，在摩腹时，有的朋友肚脐周围可能微微出汗，有的朋友肚子可能咕咕叫，有的朋友可能放一两个屁。对此，我还有一句话：默默接受身体的任何反应，静静等待它的任何变化。因此，不管在操作中出现什么情况，您都不用担心，默默享受就好了。

祛痘嫩肤术：赶走恼人小痘痘

胃经、大肠经经过脸颊和额头，疏通胃经和大肠经的易堵塞穴位能让脸和额头的皮肤白嫩不长痘

追求美是每一位女性的终极目标，尤其是颜面部，如果长了痘痘，如果面色晦暗，就会觉得很难看，不舒服。其实，颜面的

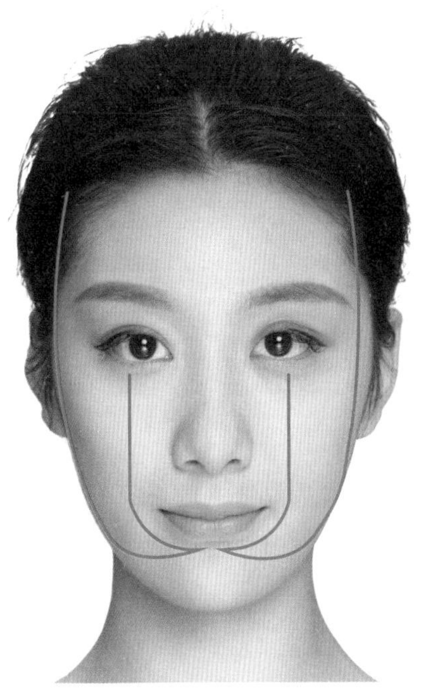

胃经在脸部和额头的循行路线

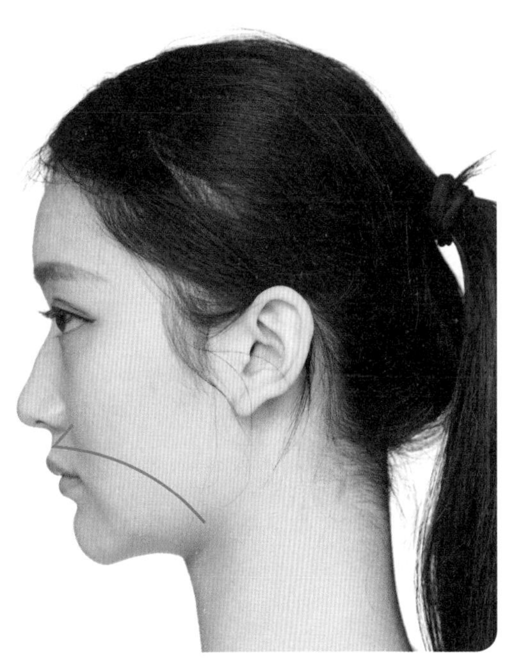

大肠经在脸部的循行路线

问题是我们内在脏腑功能异常的表现，首先需要排毒。

对女性朋友来说，脸颊和额头是痘痘经常发作之处。在中医看来，脸颊和额头是胃经和大肠经的循行路线所经之处，所以要想祛痘养颜，美白嫩肤，就要疏通胃经和大肠经的易堵塞穴位。

如何疏通胃经的易堵塞穴位：髀关穴、丰隆穴、内庭穴

▼ 快速取穴

（1）髀关穴

正坐位，双手握拳，用小指的掌指关节沿着大腿正面中线从上向下垂直敲击，多数朋友在腹股沟中央下三指宽处会出现一个强烈的痛点，或在左侧，或在右侧。

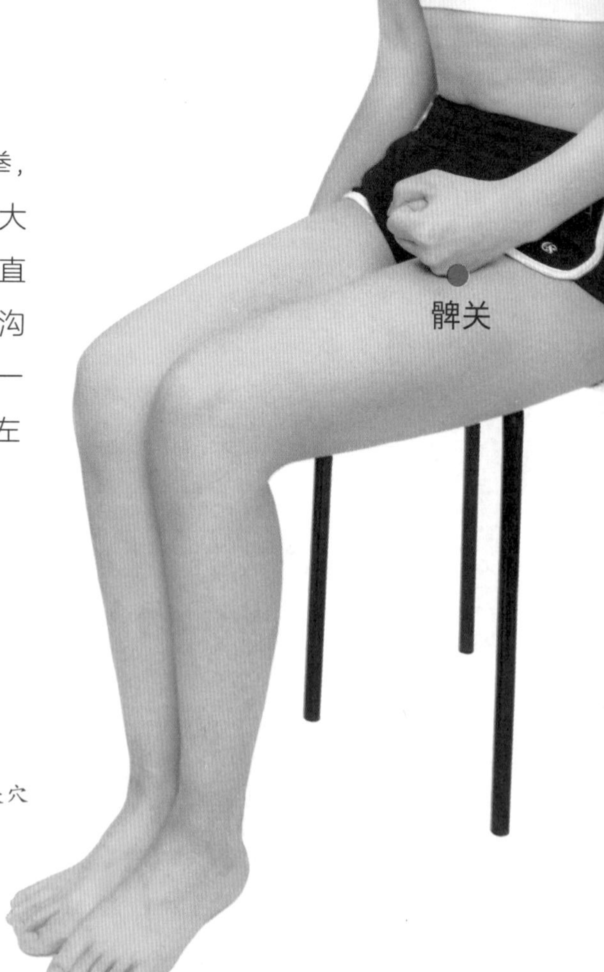

胃经的易堵塞穴位：髀关穴

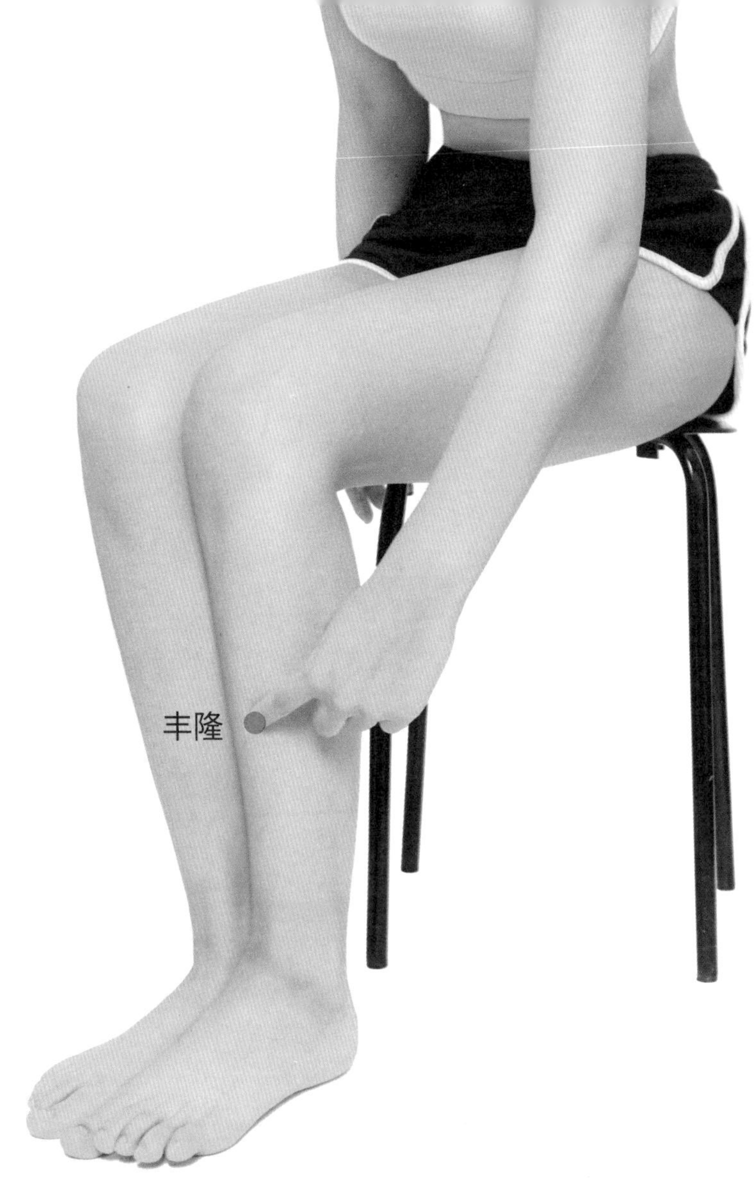

胃经的易堵塞穴位：丰隆穴

（2）丰隆穴

丰隆穴在小腿的中段，胫骨外侧两横指处。用大拇指指间关节敲击此穴，垂直发力，力矩 2 ～ 3 厘米，敲击 3 ～ 5 遍以后，有明显痛感。

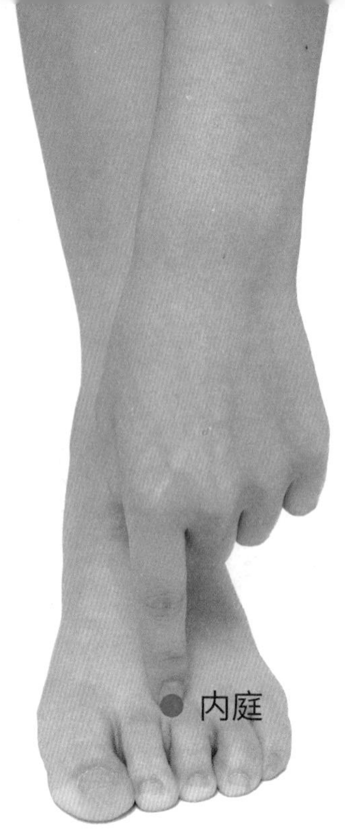

胃经的易堵塞穴位：内庭穴

（3）内庭穴

内庭穴在二脚趾和三脚趾之间的趾蹼缘处。用食指点按此穴，以最小的半径旋转打圈，逐渐加力，痛感立现。

▼ 操作方法

疏理胃经时，敲揉双侧髀关穴、丰隆穴，点揉内庭穴探查，在痛处按揉、疏理。每个位置 2 ~ 3 分钟，每天 2 ~ 3 次，3 ~ 5 天痛感可消失。

如何疏通大肠经的易堵塞穴位：手五里穴、手三里穴、合谷穴

▼ 快速取穴

（1）手五里穴

虎口向上，前臂微屈 45 度，另一只手食指、中指、无名指、小指并拢，将小手指放在肘关节的横纹处，食指侧面与肱骨内侧缘的交叉点就是手五里穴。用拇指指间关节敲击此穴，多数人有刺痛或麻胀感。

大肠经的易堵塞穴位：手五里穴

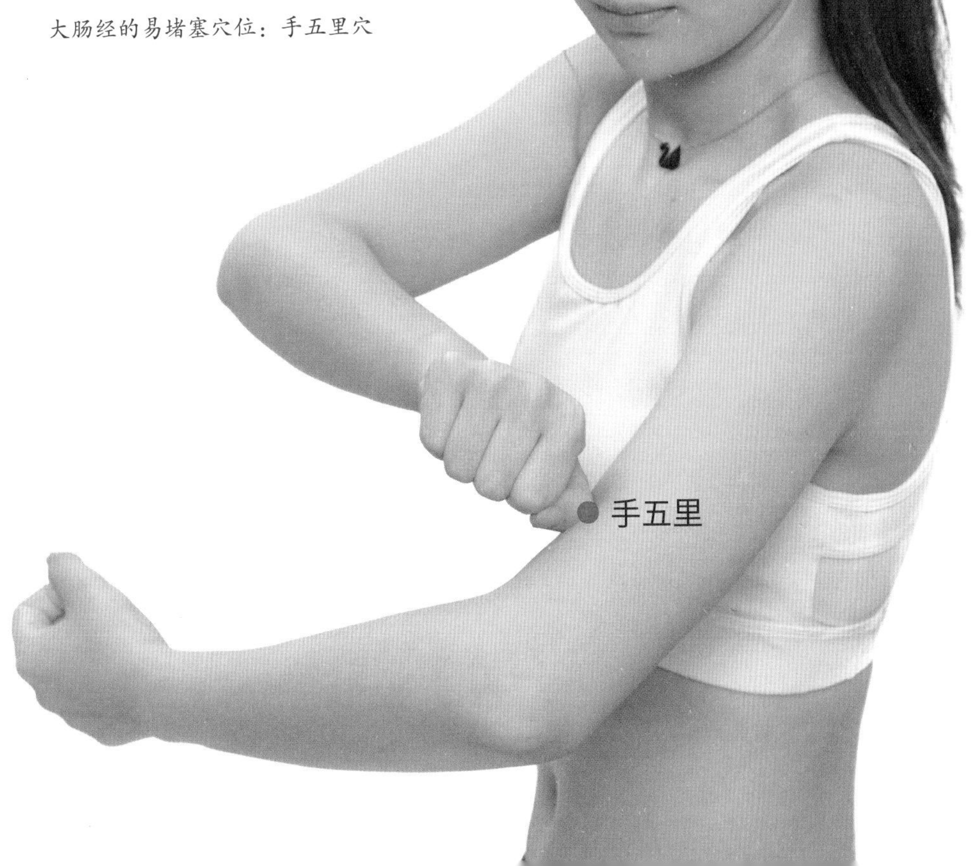

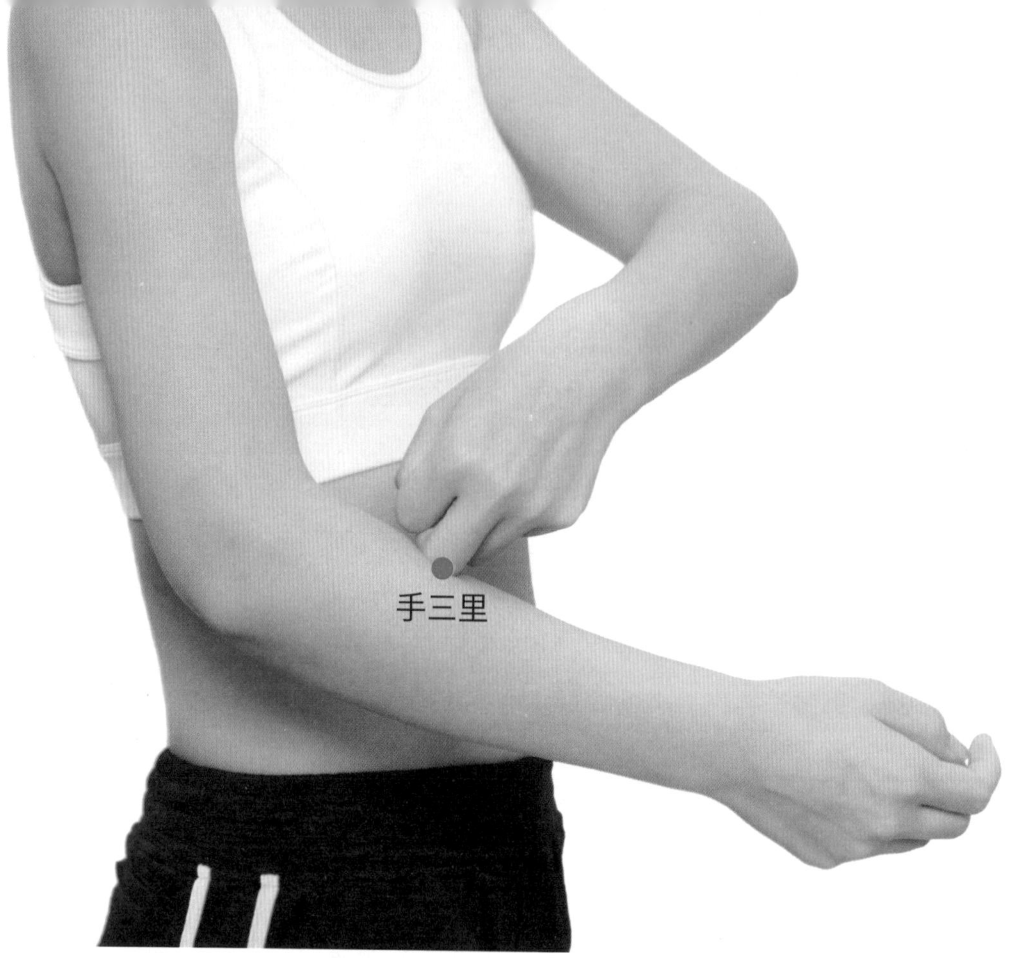

大肠经的易堵塞穴位：手三里穴

（2）手三里穴

手三里穴在前臂，肘横纹下三指宽，阳溪穴与曲池穴连线上。用中指指间关节敲击此穴，会出现强烈痛感。

（3）合谷穴

合谷穴位于第二掌骨靠拇指一侧的中点处。用拇指或食指按揉此穴，以最小的半径旋转打圈，逐渐加力，会有酸痛感。

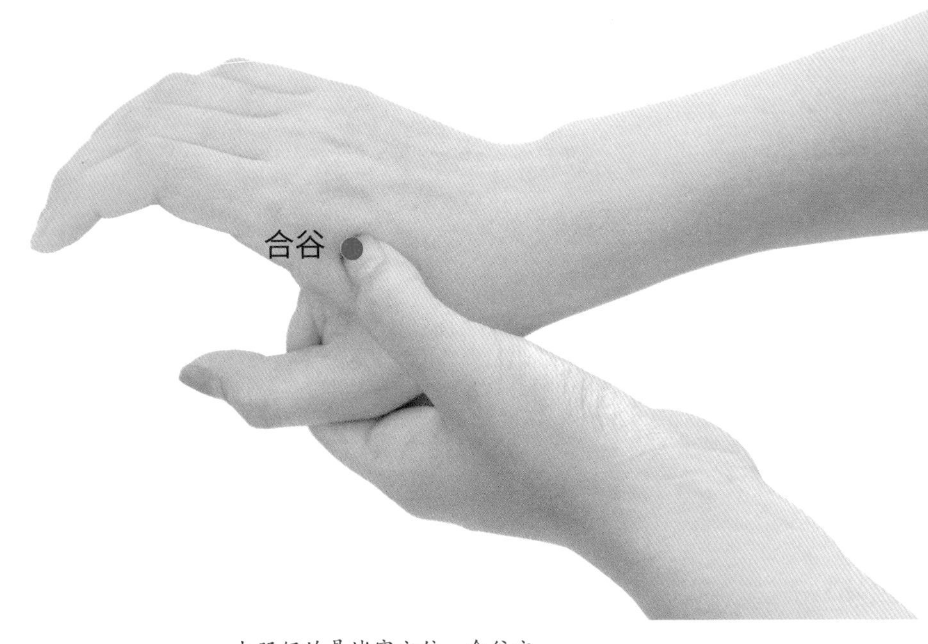

大肠经的易堵塞穴位：合谷穴

▼ **操作方法**

疏理大肠经时，敲揉双侧手五里穴、手三里穴，点按合谷穴探查，在痛处按揉、疏理。每个位置 2 ~ 3 分钟，每天 2 ~ 3 次，3 ~ 5 天痛感可消失。

内分泌失调引起痘痘，疏通三焦经的易堵塞穴位就能让内分泌回归正常

其实，维持内分泌系统的平衡，对有效祛痘相当重要。而人体内有一个脏器，与内分泌系统的关联特别大，那就是三焦。所以，如果想彻底解决颜面的痘痘问题，就需要恢复三焦的功能。

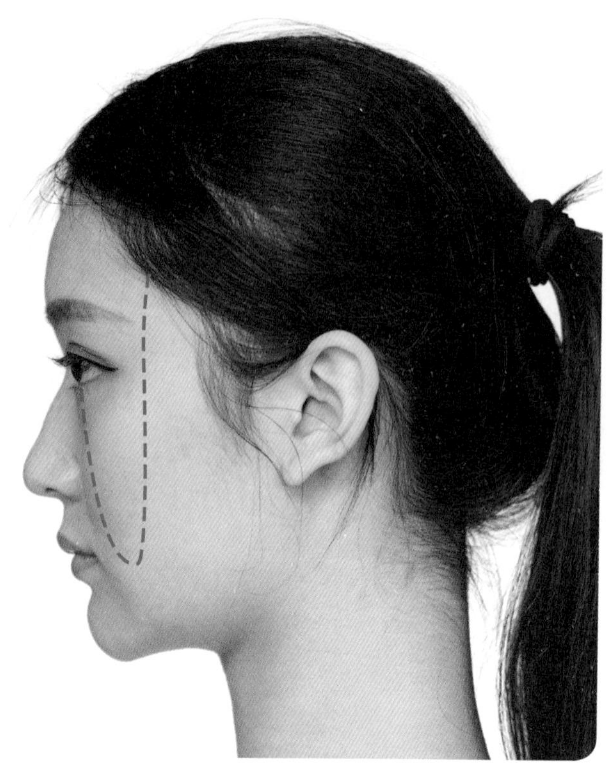

三焦经在脸部的循行路线

如何疏通三焦经的易堵塞穴位：四渎穴、消泺穴

▼ 快速取穴

（1）四渎穴

手掌向下放平，前臂微屈 45 度，在肘部到腕部的正中线上画一条线，另外一只手的食指、中指、无名指并拢，把食指放在肘关节的横纹处，无名指的侧面与刚画好的线的交点就是四渎穴。

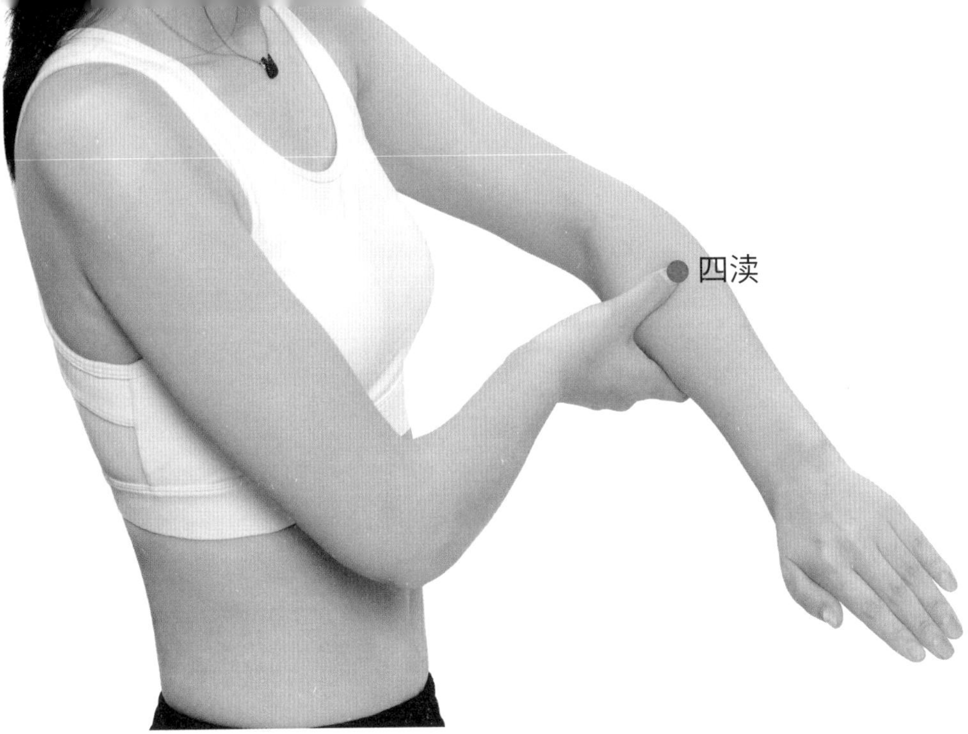

三焦经的易堵塞穴位：四渎穴

（2）消泺穴

手臂外侧紧贴肱骨中点下缘处，用大拇指的指间关节敲击时痛感强烈，这就是消泺穴。

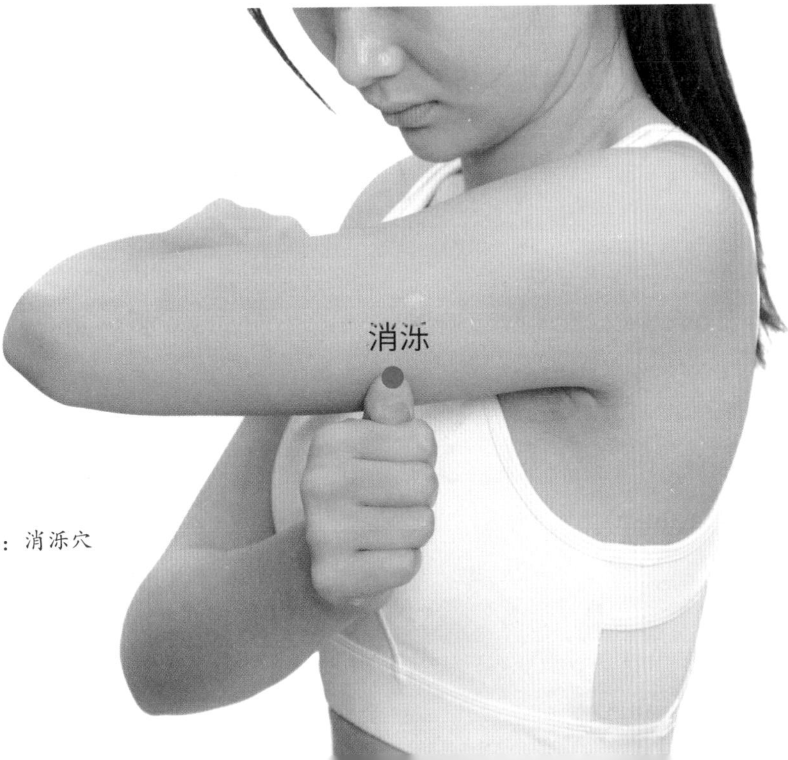

三焦经的易堵塞穴位：消泺穴

▼ **操作方法**

疏理三焦经时，敲揉双侧四渎穴、消泺穴探查，在痛处按揉、疏理。每个位置 2 ~ 3 分钟，每天 2 ~ 3 次，3 ~ 5 天痛感可消失。

胃经、大肠经疏通了，能够恢复肠道的功能；三焦经疏通了，能够促进内分泌系统的和谐。这时，您可能会发现，脸部的痘痘变淡了，变浅了，皮肤也变光泽了。

另外，在生活中，很多女孩子比较贪食寒凉之物，而寒凉易伤肠胃。所以，建议您双管齐下，一边自我调理经络，一边控制饮食习惯，久而久之，一定会还您一副精致容颜。

瘦身美体，打造迷人曲线

◎ 经络瘦手臂：对“蝴蝶袖”说拜拜

◎ 小腹平坦操：练就迷人“小蛮腰”

◎ 徒手瘦玉腿：白皙长腿亭亭玉立

经络瘦手臂：对“蝴蝶袖”说拜拜

先做个小测试：请把手臂举起来，做一个敬礼的姿势，很多女性朋友在上臂正下方就会出现一条赘肉，俗称“蝴蝶袖”。这条肉呈悬垂状，很松，中间有一条分界线，甚至有的人能明显看到它脱离了“组织”。

对于“蝴蝶袖”，很多女性认为是自然衰老的表现，其实不然。我见过 20 多岁搞 IT 的姑娘也有这样的赘肉。它不仅影响美观，更重要的是它在心经的循行路线上。中医讲“有诸内者，必形诸外”。“蝴蝶袖”的存在，说明心脏的供血出了小问题，所以我们要重视起来。

也许有人会说：“不可能，我刚刚做了体检，心电图、彩超、多普勒都是正常的。”但是大家要知道，任何疾病的产生都有一个从发生到发展，再到最后形成的持续过程。

为什么这么说？当心脏供血开始弱化的时候，营养的布散就会减弱，代谢产物长期堆积在此，久而久之，就形成了这样一堆垃圾脂肪。有的年龄小一点的女性朋友，只是在腋下有一点点；有的年龄大一点的女性朋友，可能会很长，甚至到了肘关节。

那么，我们该如何进行疏通呢?

用拇指和食指的指肚掐在腋下松弛的赘肉上，掐住之后，食指和拇指相对捻搓。力度多大呢？打过麻将的朋友会有体会，有的人抓到牌之后不看，而是轻轻地用手指搓牌。就用这个力度，在腋下捻搓三圈，多数人会有强烈痛感。依次向肘部捻搓，一直捻搓到这条肉的尽头。有的朋友不仅疼，而且有捏棉絮的感觉，甚至能感觉到疙疙瘩瘩的脂肪颗粒。

虽然这堆脂肪是由于心脏功能弱化而出现的，不过大家不要认为脂肪就是我们的敌人或者朋友。

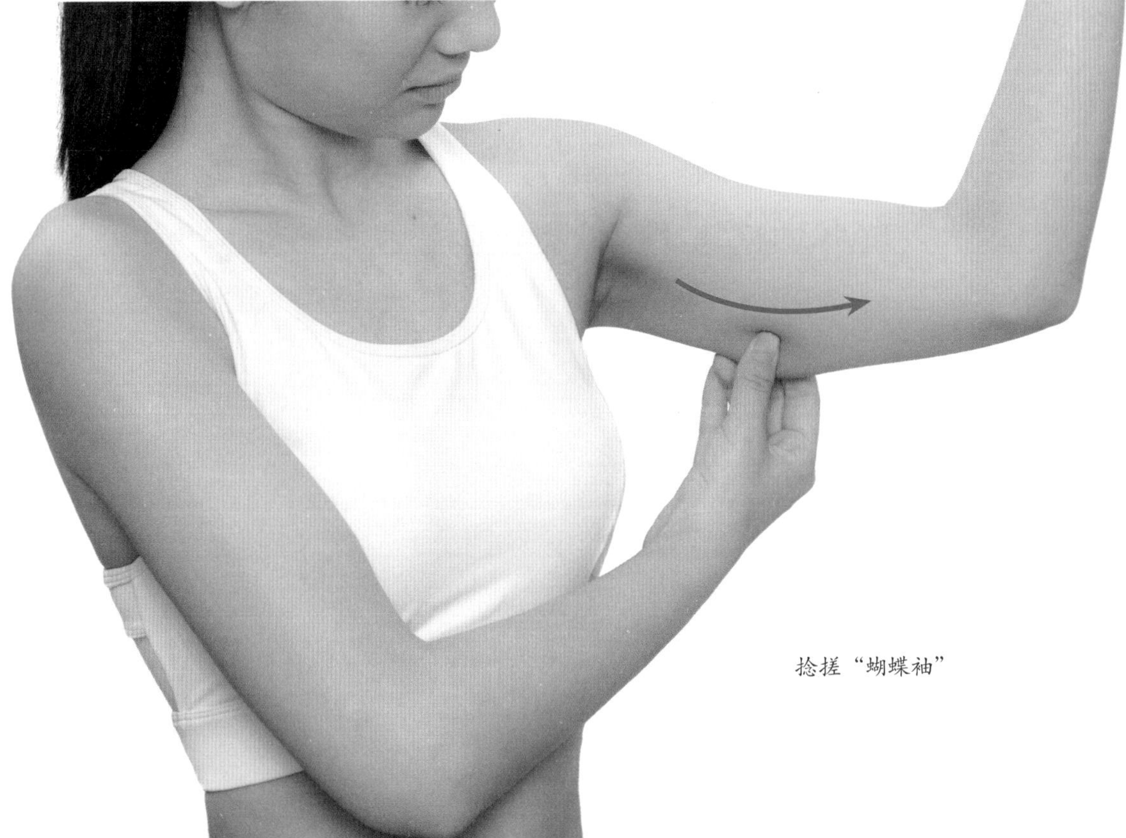

捻搓“蝴蝶袖”

其实，脂肪也有好坏之分。好的脂肪是能够储存能量的，是给身体保温的。还有一类脂肪，颜色比较暗淡，疙疙瘩瘩的，和皮连得非常松，一拽就掉了。这种脂肪扔在锅里面，再好的火，再好的锅，再好的厨师，也炼不出来油。这就是垃圾脂肪。

而手臂上的“蝴蝶袖”，南方也叫“拜拜肉”，就是这种脂肪。它在我们的身体里非但不能产生能量，更可怕的是阻碍心脏的气血运行。

如果您每天从腋下至肘关节捻搓 3 次（每侧），每次 3 ~ 5 分钟，坚持 7 天后，手下的痛感就会下降或消失。这意味着气血开始畅通了。道理很简单：当我们进行捻搓的时候，会加速局部的气血循环，久而久之，垃圾就会被代谢掉，营养就会布散过来。

另外，有的人觉得有了“蝴蝶袖”，穿起短袖很难看，会到美容院去做一个美容切口，把“垃圾”拿出去，然后再缝合上。其实这种方式是一种恶治法，不能从根本上解决问题。

要知道，美观是健康的副产品，养好自己的脏腑才是关键。当“蝴蝶袖”消失了，意味着心脏的功能已经得到了强化和提升。

小腹平坦操：练就迷人“小蛮腰”

生活中，很多女性朋友对肚子上的小肚腩——“游泳圈”，持一种放任自流的态度，换句话说就是认了，常常自暴自弃：“我也没有什么太好的办法，反正有一堆松弛的赘肉。”也有的朋友很着急，可能去做一些手术，比如吸脂。

腹部赘肉不好看，虽然是感官上的问题，但从健康的角度来说，对身体的影响非常大。

为什么这么说呢？中医认为，在人体的腰腹部有一条很重要的经脉——带脉，就像带子一样扎在腰间。如果带脉不通畅，那么它所经过的位置就会以赘肉的样子呈现，等于腰间缠绕着一堆垃圾脂肪，就会影响气血的上下运行、贯通。

那么，如何祛除腹部赘肉呢？方法很简单：

将双手的大拇指和食指放在两肋部，在保持站立或正坐位的姿势下，把两肋部的赘肉提拉起来。然后，大拇指和食指同时做相对捻搓的动作，力度要大一点。您可能会感觉特别疼，忍一忍，捻揉三圈之后，再依次向肚脐方向捻搓，每一下都要很充分和认真。

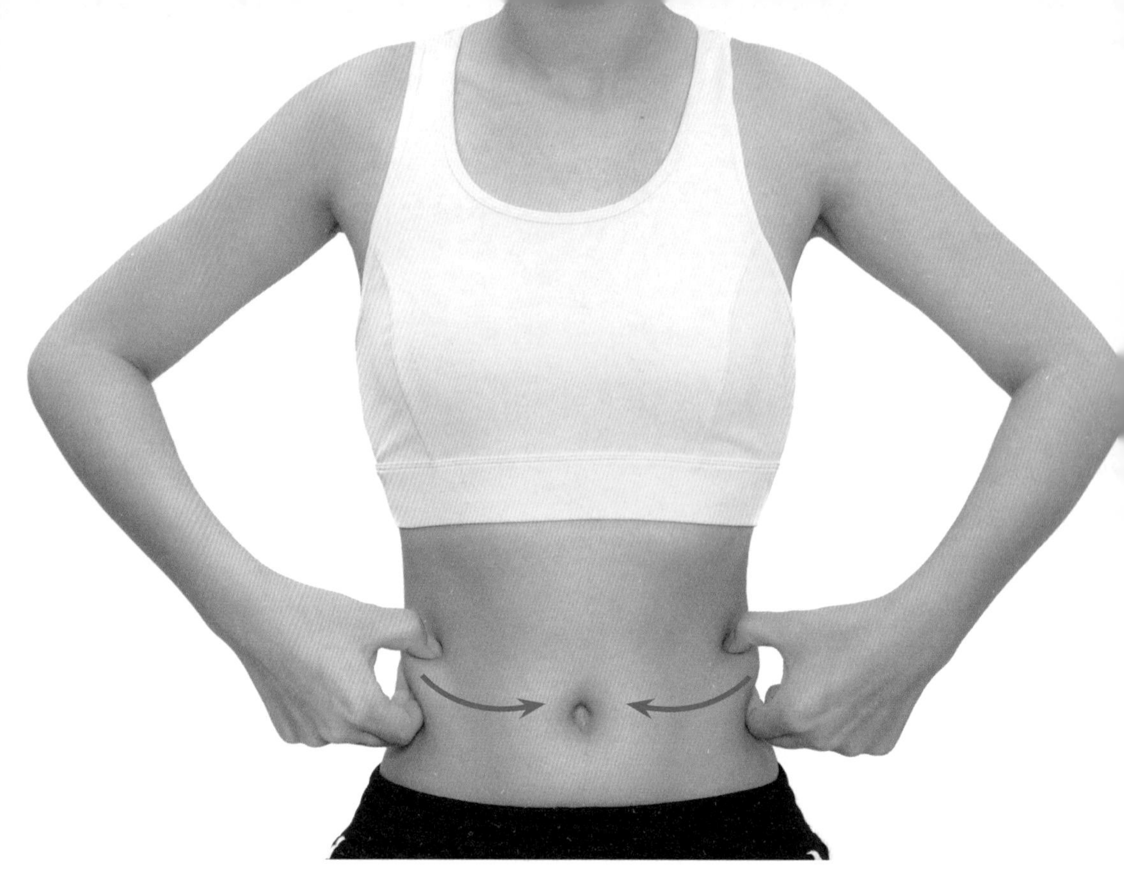

捻搓腹部赘肉

在捻搓的过程中，有的朋友可能会出现口渴的现象，这就说明气血活跃了，您稍微润几口水，补充一下就好。

根据学员的过往经验，坚持捻搓，每次 10 分钟，每天 2 次，7 天以后痛感就会消失了。然后继续坚持，直至腹部赘肉祛除。年轻一点的朋友可能半个月，年龄稍大的朋友可能一两个月，这要根据气血运行的状况来决定。

有一位学员，她参加过我的经络课。有一天她对我说："路老师，您在上课的时候教的十二经络疏通法我都没有去实践，很多都想不起来了，但有一件事情我坚持下来了，那就是捻搓腹部的赘肉。"

为什么能坚持呢？她说：“我一只手拿着手机躺在床上很无聊，另外一只手闲得要命，我就开始捻搓我的小肚腩。”半年后，有一次她去美容院，服务员就问她，“这位女士，您腹部的马甲线是怎么练出来的？”她自己也很惊讶，回家一看，腹部真的变得很平坦了。

还有一位朋友，她做了剖宫产，腹部的刀口附近特别僵硬。她坚持捻搓腹部赘肉之后，无意中发现，腹部僵紧处变软了。

也许有的朋友会问：“做了剖宫产，经络是不是就断了？”其实，剖宫产之后，手术的切口要愈合，而在愈合过程中会形成一些瘢痕组织，所以气血运行就差了，局部就会变得僵硬。而通过这样的捻搓，加速了气血运行，局部也就变软了，刀口处也变得不那么凉了。所以说，腹部赘肉是气血不足的一个表象，只要坚持捻搓，就一定会消散下去。

徒手瘦玉腿：
白皙长腿亭亭玉立

很多女性朋友在大腿内侧偏下方或大腿内侧中线上有一条松弛的赘肉，被人称为“大象腿”。

有的朋友认为这是自然衰老的表现。其实，多数女性朋友是在生完小孩之后，大腿内侧才慢慢出现赘肉的。因为在孕育孩子的过程中，妈妈时常处于焦虑、紧张、烦躁的状态，消耗大量气血；而在生产过程中又伴随着失血，因此容易出现气血不足。

我们知道，在大腿内侧循行两条经络：肾经和肝经。中医认为，当人体肝肾气血不足的时候，营养在经络循行线上就不能及时布散，垃圾就不能及时排出，久而久之，在大腿内侧便形成了脂肪堆积。而这条赘肉也叫惰性脂肪，阻碍着肝肾气血的运行，影响内部脏腑的功能。

那么，如何清理掉它呢？

您可以坐在椅子的前三分一部分或者坐在床上，大腿放松，左右手充分抓住同侧松弛的赘肉，从腿根开始依次挤按到膝关节。每天操作 2 次，每次 5 分钟。坚持 3 天，痛感就会消失或者下降。“通则不痛，痛则不通”，这说明气血运行加速了。

年轻一点的朋友可能在 2 ~ 3 周后，就会发现大腿变细了。

您可以在实践这个方法之前，用尺子量一下大腿的周长，再对比 21 天以后的周长是否变小了。年龄大一点的女性朋友由于气血虚弱，可能时间要长一点。但是不管时间长短，只要坚持实践，就一定会收获超出想象的结果。

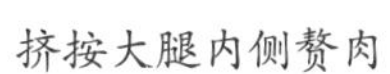

挤按大腿内侧赘肉

有一位朋友，在夏天穿着短裙，总是觉得大腿比较难看，我就教给她这个方法。她自己操作的时候，感受到从没有过的痛感。我告诉她，要忍住疼痛，坚持实践。转年见到她的时候，她说："路老师，特别感谢你，我按照你的方法坚持下去，结果现在大腿明显变细了，赘肉消失了。"我告诉她："你不仅是形体变好看了，更重要的是通过清除垃圾脂肪，恢复了肾经和肝经的气血运行。"

对于女性来说，肝和肾尤为重要。比如这位女性朋友，在清除大腿赘肉之后，变得精气神十足，而且睡眠质量也改善了。为什么呢？因为肝藏血，如果肝的状态好，那么基本一夜无梦。所以梦多的女性朋友，更要实践一下。

注意：经期不要操作！

Part

5

女性常见病经络调理方

◎ 如何调理痛经

◎ 如何调理乳腺增生

◎ 如何调理颈肩僵紧

◎ 如何调理甲状腺结节

如何调理痛经

为什么你会痛经

“大姨妈”，这位来了让你讨厌，不来又让你担心的“神秘人物”，确实让人难搞。

月经对许多姑娘来说都是很糟糕的事，痛起来惨绝人寰、痛不欲生，满地打滚、冷汗直流。

痛经不是一个私人的问题，它是公共健康问题，它不传染，不致命，也似乎没有什么严重后果，但它在千万女孩子身上的时间和心理成本累积起来是巨大的。

我曾经见过一位女孩子，来例假前七天，例假时七天，例假后七天，都会出现腹部胀痛的症状，而且每天 24 小时持续性疼痛，严重影响生活。确实，对于痛经，有的朋友以为结婚生子之后就会好了。这可不一定。我见过生了两个孩子还是痛得特别厉害的朋友。

中医认为，和女性月经有关的主要脏器是肝脏、脾脏、肾脏。肝主疏泄、藏血，如果疏泄失常，气机不畅，就可能出现月经紊乱现象；脾为后天之本，气血生化之源，气血充足，月经才能依时而下；而肾为先天之本，主藏精气，为生殖发育之源，对月经的产生发挥主导作用。

那么，我们疏通肝经、脾经、肾经的易堵塞穴位，来修复肝、脾、肾三大脏器的本职功能，痛经的问题就能够得到有效改善。

疏通肝经、脾经、肾经的易堵塞穴位，就能让你经期“伤得起”

1. 如何疏通肝经的易堵塞穴位：阴包穴、太冲穴

▼ 快速取穴

（1）阴包穴

正坐后双脚着地，两腿微微分开，用对侧大拇指指间关节沿大腿内侧中线从腿根依次敲击到膝关节，垂直发力，力矩 2 ~ 3 厘米，敲击 3 ~ 5 遍以后，在膝盖上方五指宽处会有强烈痛感，这就是阴包穴。多数人的阴包穴不仅痛，还紧绷、发硬，这意味着体内的肝气处在郁结的状态。

阴包

肝经的易堵塞穴位：阴包穴

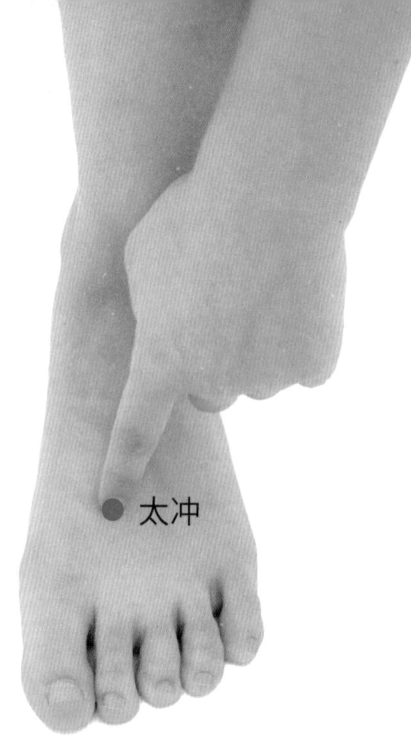

肝经的易堵塞穴位：太冲穴

（2）太冲穴

太冲穴在脚面最高点，大脚趾与二脚趾分叉处的凹陷中。用食指在此处进行点揉，以最小的半径旋转打圈，逐渐增加力度，会有明显痛感。反之，若无痛感，却有烦躁、易怒的情绪表现，可以先按揉阴包穴使其痛感下降，再点揉太冲穴时痛感立现。

▼ 操作方法

疏理肝经时，敲揉双侧的阴包穴，点揉太冲穴探查，在痛处按揉、疏理。每个位置 2 ~ 3 分钟，每天 2 ~ 3 次，3 ~ 5 天痛感可消失。

2. 如何疏通脾经的易堵塞穴位：地机穴、三阴交穴、太白穴

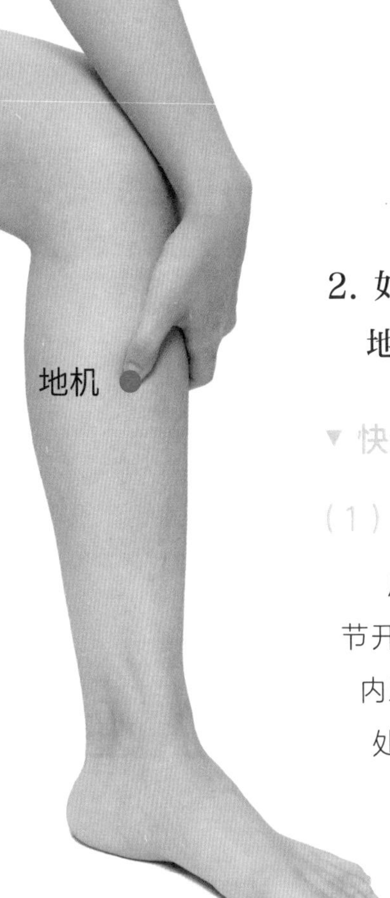

▼ 快速取穴

（1）地机穴

用同侧小指掌指关节从膝关节开始沿小腿内侧缘依次敲至内踝，在膝关节内侧下四指宽处会有痛感，这就是地机穴。

脾经的易堵塞穴位：地机穴

（2）三阴交穴

三阴交穴在内踝尖上四指宽处，胫骨内侧缘后际，敲击会有酸痛的感觉。

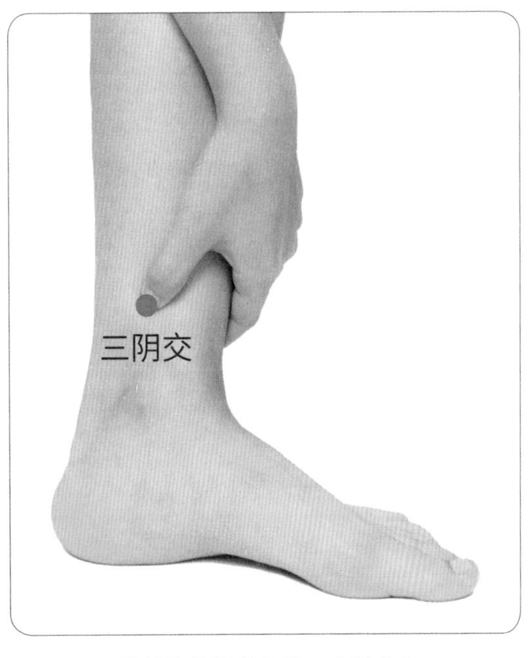

脾经的易堵塞穴位：三阴交穴

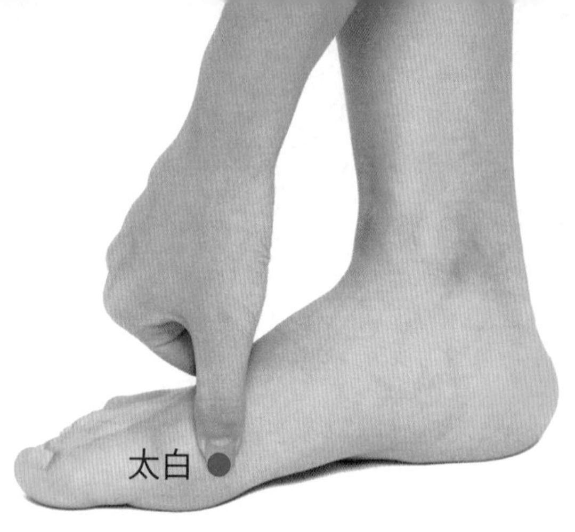

(3)太白穴

大脚趾与脚掌相连的关节是一个凸起，古人称为“核骨”，核骨后凹陷处就是太白穴。

脾经的易堵塞穴位：太白穴

▼ 操作方法

疏理脾经时，先敲揉双侧的地机穴、三阴交穴，再点揉太白穴，在痛处按揉、疏理。每个位置 2 ~ 3 分钟，每天 2 ~ 3 次，3 ~ 5 天痛感可消失。

3. 如何疏通肾经的易堵塞穴位：水泉穴、照海穴、大钟穴

▼ 快速取穴

(1)水泉穴

水泉穴位于足内踝尖和足跟尖连线的中点处，用拇指或食指点揉此穴位，多数人刺痛难当。

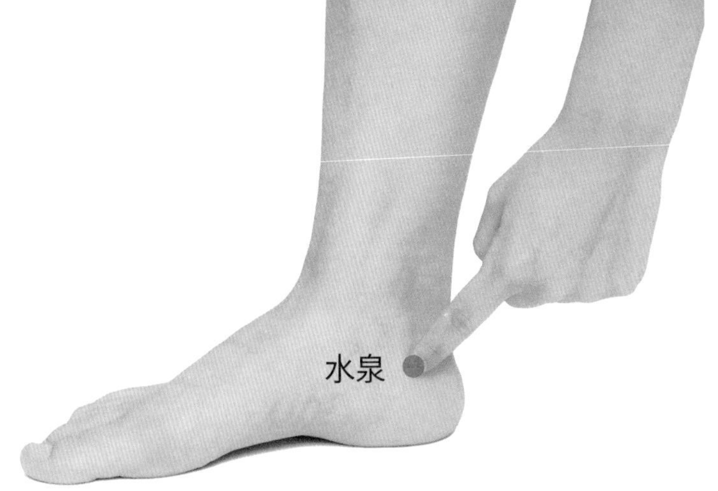

肾经的易堵塞穴位：水泉穴

（2）照海穴

足内踝尖、足跟尖、水泉穴三点一线。将拇指放在水泉穴上，沿着这条线向斜上方轻推至踝骨下端的骨缝处，会有刺痛或胀痛，这就是照海穴。

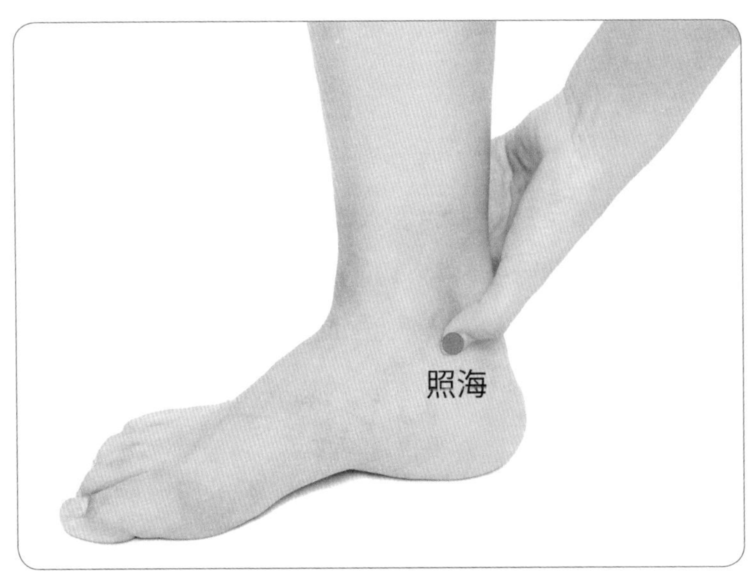

肾经的易堵塞穴位：照海穴

（3）大钟穴

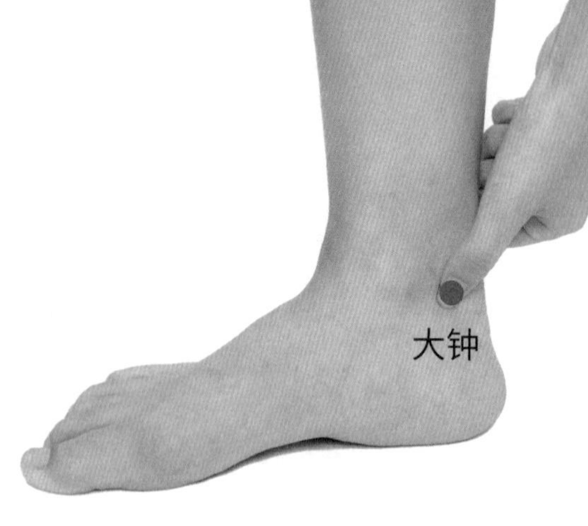

肾经的易堵塞穴位：大钟穴

拇指或食指放在足内踝尖（最高点）与跟腱连线中点处，然后向下轻推 5 毫米至骨头上缘处，停住不动，这里就是大钟穴。向脚底方向发力点按此穴，以最小半径旋转打圈，如有刺痛的感觉，说明肾经堵塞。

▼ 操作方法

疏理肾经时，点揉、探查双侧的水泉穴、照海穴、大钟穴，在痛处按揉、疏理。每个位置 2 ~ 3 分钟，每天 2 ~ 3 次，3 ~ 5 天痛感可消失。

我有一个朋友，她生了两个孩子后，仍一直承受痛经的折磨。痛到什么程度呢？在来例假当天，她需要在家里躺着，无法上班。有一年的三月份，我在课堂上讲了痛经的自我调理方法。后来，有一次来例假，她躺在床上探查了肝、脾、肾经的易堵塞穴位，结果多数穴位是不疼的，单单脾经的地机穴、三阴交穴疼得特别厉害，她就按揉了一会儿，很快就不疼了。

从那以后，在每次来例假之前，她都会很认真地探查、按揉肝经、脾经、肾经的易堵塞穴位。之后，就再也没有痛经过。

如何调理乳腺增生

为什么你会得乳腺增生

中医认为，乳腺里面的结节、增生都叫气结。“气”是“生气”的“气”，“结”是“郁结”的“结”。说得通俗一点，这有形的肿块，在最初就是一口恶气没有排解掉，郁结在体内，早期只是阻碍气血运行，久之局部气血不能顺利抵达，垃圾不能及时排出，于是痰凝成核。

现代医学证明，乳腺增生有癌变的可能，虽然概率很低，但也让很多女性朋友感到担心和困扰。

在中医看来，气结与情绪有关。而肝、心包、三焦，既影响情绪，又受制于情绪。

比如，肝主疏泄，恶抑郁而喜调达。所以，尽量保持一种平和的状态，对肝的养生保健极为有利。

《黄帝内经》讲：“膻中者，臣使之官，喜乐出焉。”其中“膻中”就是指心包。换句话说，心包是帮助心传达快乐心情的。所以，有时一点点的不开心，都会伤到心包。

而三焦是人体能量流通的场所。《黄帝内经·灵枢·经脉》说：“三焦主气所生病。”如果三焦功能不协调，就好比阴云弥空，使人产生烦躁的心情，出现情绪问题。

那么，我们可以疏通肝经、心包经和三焦经的易堵塞穴位，通过远端调节来修复脏腑的功能。慢慢地，您就会发现情绪变平和了，气结也消散了。

疏通肝经、心包经、三焦经、胃经的易堵塞穴位，就能让你远离乳房“硬馒头”

1. 如何疏通肝经的易堵塞穴位：阴包穴、太冲穴

▼ 快速取穴

（1）阴包穴

正坐后双脚着地，两腿微微分开，用对侧大拇指指间关节沿大腿内侧中线从腿根依次敲击到膝关节，垂直发力，力矩 2 ~ 3 厘米，敲击 3 ~ 5 遍以后，多数人在膝盖上方五指宽处会有强烈痛感，这就是阴包穴。

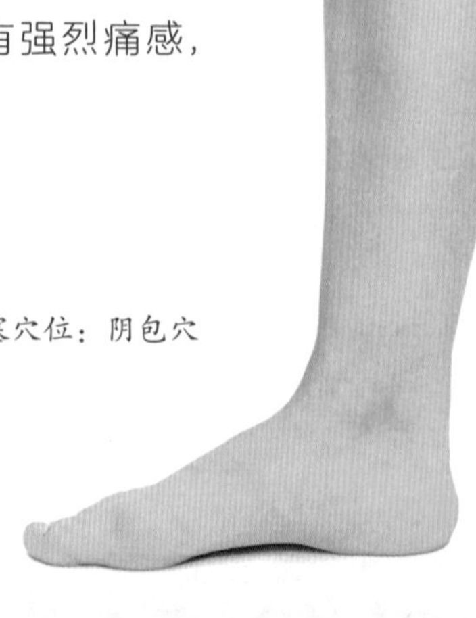

肝经的易堵塞穴位：阴包穴

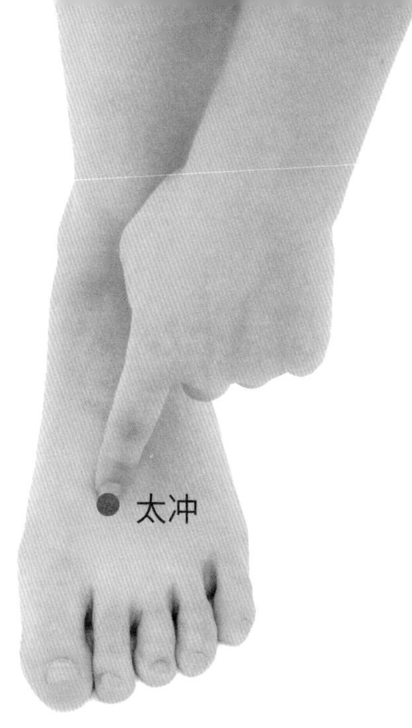

肝经的易堵塞穴位：太冲穴

（2）太冲穴

太冲穴在脚面最高点，大脚趾与二脚趾分叉处的凹陷中。操作时用食指向脚踝方向勾住此处，然后点揉。有些朋友按揉时没有明显痛感，但身体却有肝火亢盛的反应，比如烦躁、易怒等，这是因为阴包穴堵塞，使肝气不能流注到太冲穴导致的。当按揉阴包穴使其痛感下降后，再点揉太冲穴才会有感觉。

操作方法

疏理肝经时，敲揉双侧的阴包穴，点揉太冲穴探查，在痛处按揉、疏理。每个位置 2 ~ 3 分钟，每天 2 ~ 3 次，3 ~ 5 天痛感可消失。

2. 如何疏通心包经的易堵塞穴位：天泉穴、郄门穴、肘下 2 寸

▼ 快速取穴

（1）天泉穴

手掌放平，屈肘 90 度，用另一只手的大拇指指间关节沿肱二头肌中线由肩轻敲至肘关节，在肱二头肌起端处就是天泉穴（有一部分人的痛点在肱二头肌中段）。有的朋友在探查、疏通天泉穴的同时会打嗝、排气，这属于正常现象。

心包经的易堵塞穴位：天泉穴

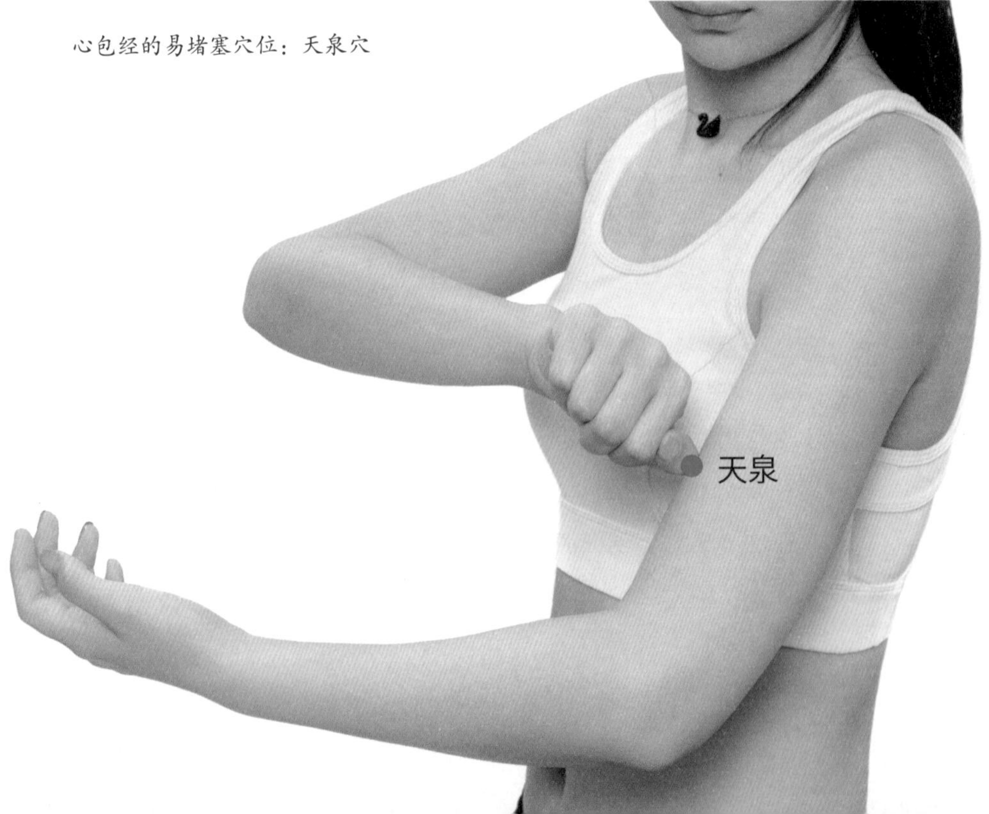

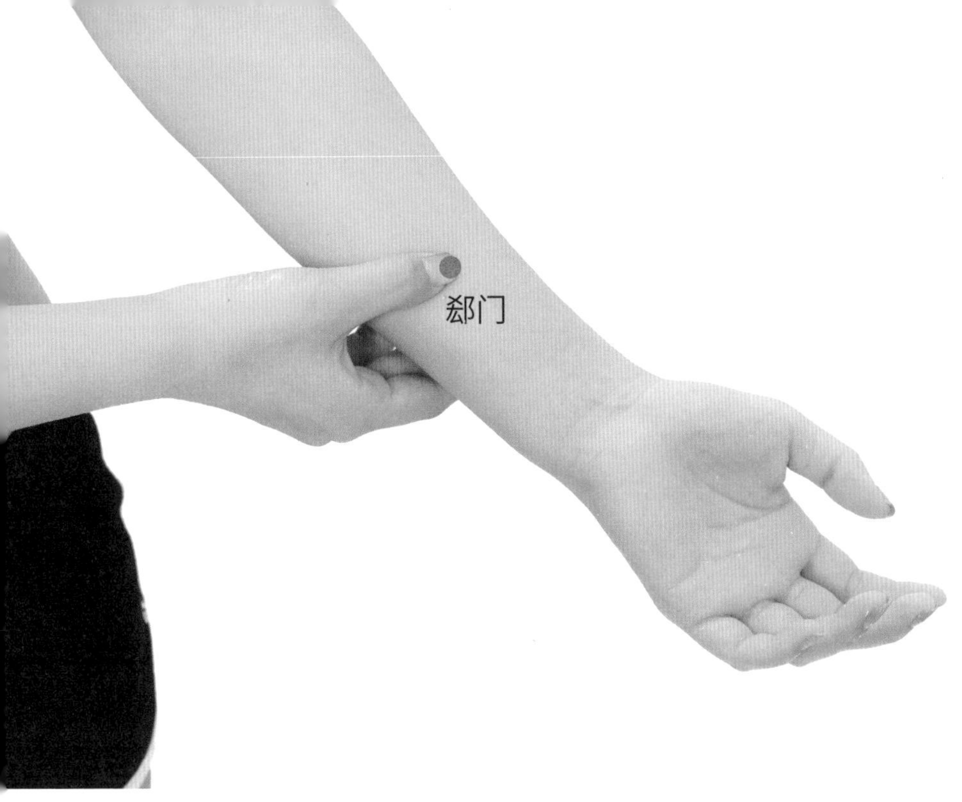

心包经的易堵塞穴位：郄门穴

（2）郄门穴

前臂腕横纹与肘关节横纹的距离是 12 寸，两者之间正中线中点向下一拇指宽处就是郄门穴，即腕横纹上 5 寸。

（3）肘下 2 寸

在敲揉、探查心包经前臂部分时，我发现有些人肘下 2 寸的位置常会疼痛，遂将这个无名之处设为心包经的常见堵点。

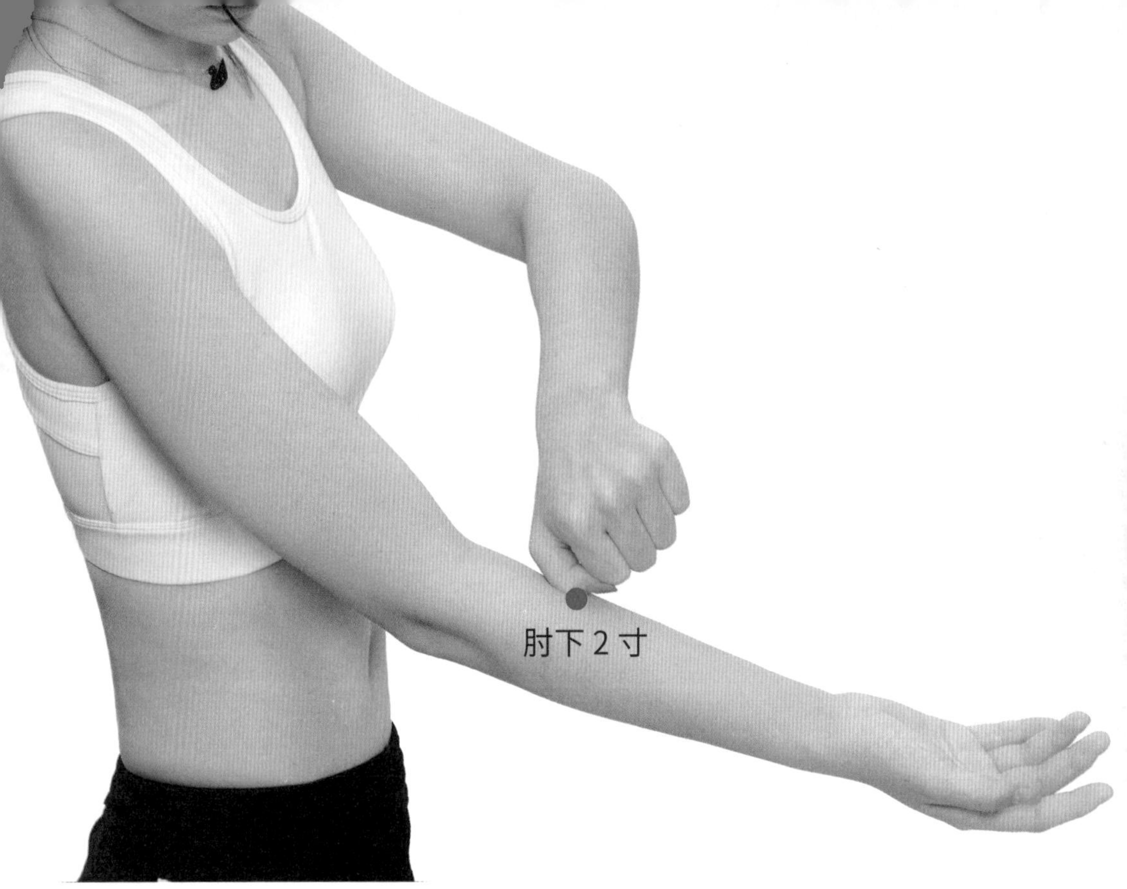

心包经的易堵塞穴位：肘下 2 寸

▼ 操作方法

疏理心包经时，敲揉、探查双侧的天泉穴、郄门穴、肘下 2 寸，在痛处按揉、疏理。每个位置按揉 2 ~ 3 分钟，每天 2 ~ 3 次，3 ~ 5 天痛感可消失。

3. 如何疏通三焦经的易堵塞穴位：四渎穴、消泺穴

▼ 快速取穴

（1）四渎穴

掌心向下放平，前臂微屈 45 度，在肘部到腕部的正中线上画一条线，另一只手的食指、中指、无名指并拢，将食指放在肘横纹处，无名指的侧面和刚画的那条线有一个交点，这就是四渎穴。

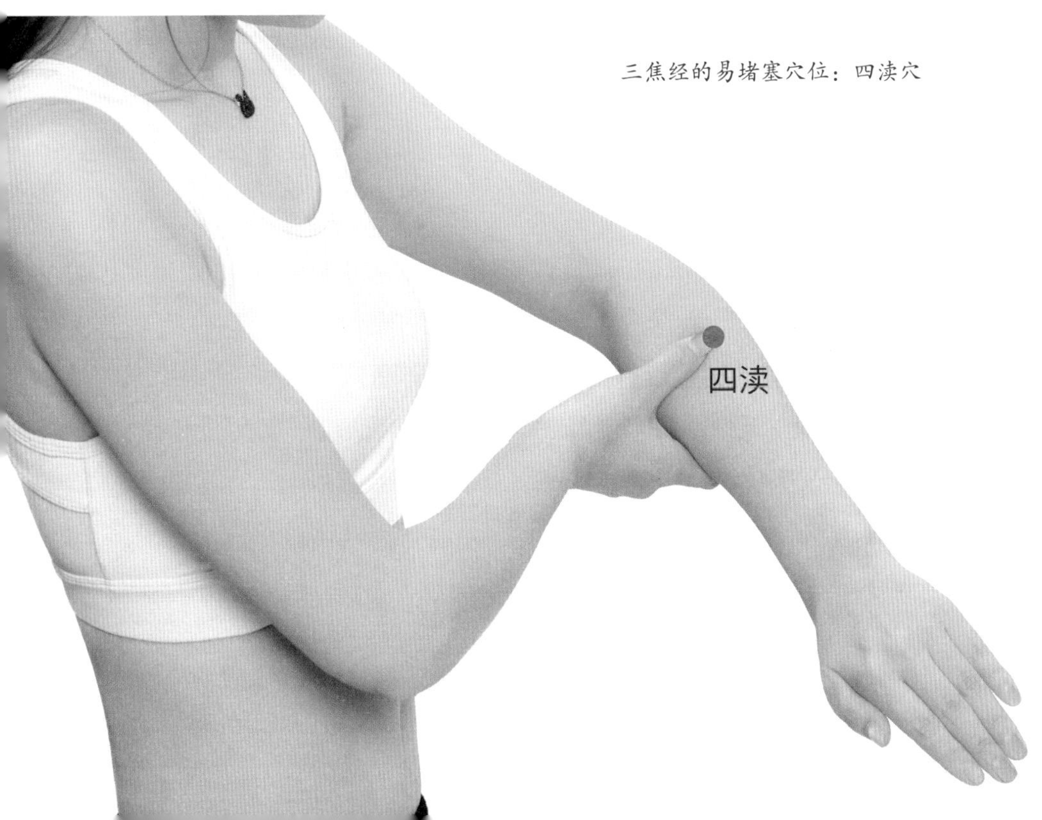

三焦经的易堵塞穴位：四渎穴

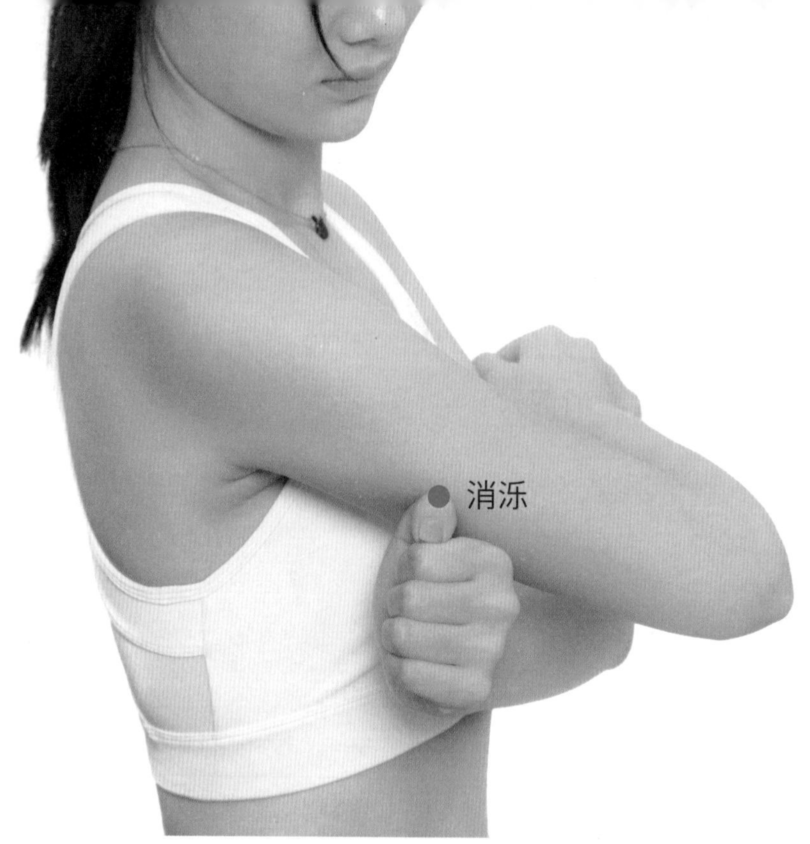

三焦经的易堵塞穴位：消泺穴

（2）消泺穴

手臂外侧紧贴肱骨中点下缘处，用大拇指的指间关节敲击时痛感强烈，这就是消泺穴。

▼ 操作方法

疏理三焦经时，敲揉双侧四渎穴、消泺穴探查，在痛处按揉、疏理。每个位置 2 ~ 3 分钟，每天 2 ~ 3 次，3 ~ 5 天痛感可消失。

当我们疏通了肝经、心包经、三焦经的易堵塞穴位，意味着肝、心包、三焦的功能趋于正常。

中医理论讲："经脉所过，主治所及。"如果大家去看经络图，在乳腺上刚好经过一条经络，那就是胃经。所以，调理乳腺增生，还要疏通胃经的易堵塞穴位，以恢复胃的功能。

4. 如何疏通胃经的堵塞穴位：髀关穴、丰隆穴、内庭穴

▼快速取穴

(1) 髀关穴

双手握拳，用小指的掌指关节沿大腿的正中线进行敲击，多数朋友在腹股沟中点偏下方三指宽处会有一个强烈的痛点，这就是髀关穴。

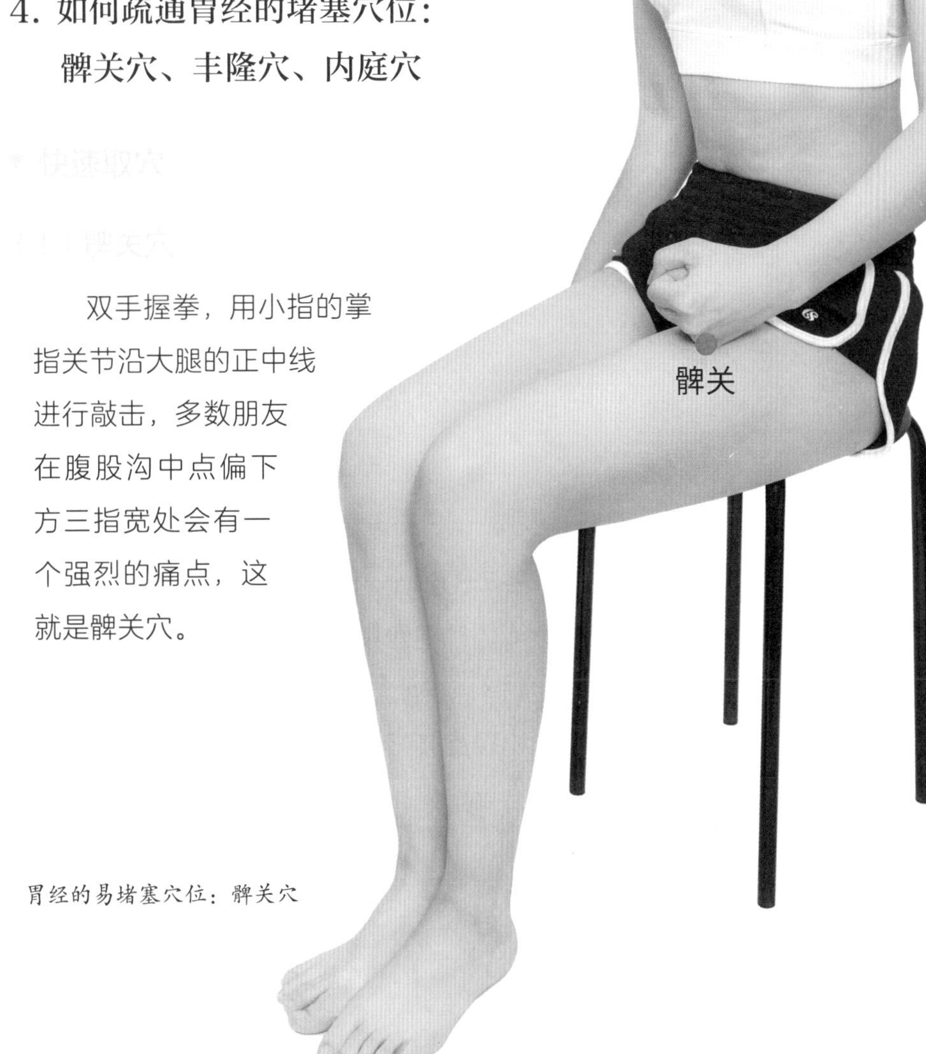

胃经的易堵塞穴位：髀关穴

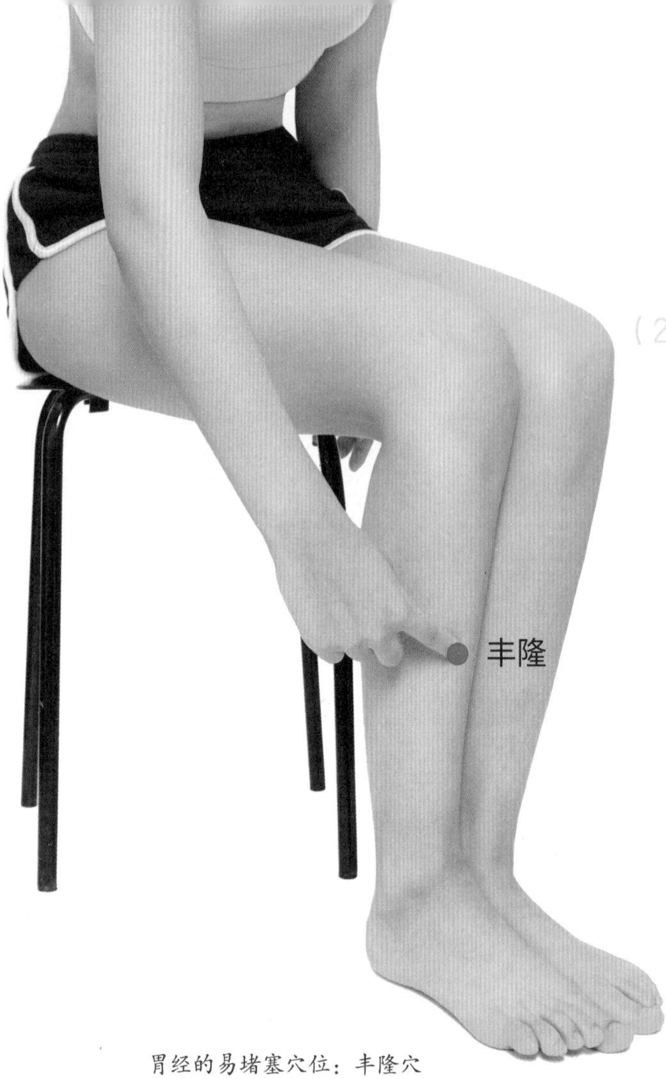

（2）丰隆穴

丰隆穴在小腿的中点，胫骨外两横指处。用中指指间关节敲击、探查，如果体内痰湿较重，反应会很明显。因为丰隆穴是化痰要穴，所以只要水湿多，敲揉此穴会有强烈疼痛，甚至红肿，都很正常。

胃经的易堵塞穴位：丰隆穴

（3）内庭穴

内庭穴位于第二脚趾与第三脚趾之间的趾蹼缘处。我们用食指点揉此穴，以最小的半径旋转打圈，逐渐增加力度，痛感会出现。

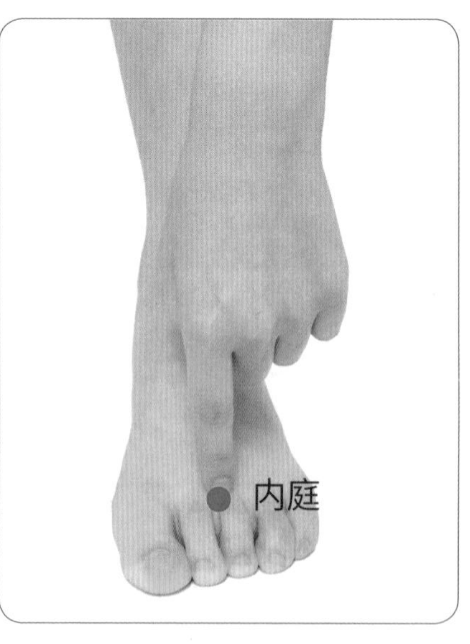

胃经的易堵塞穴位：内庭穴

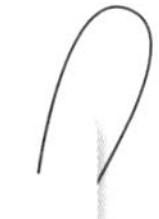

▼ 操作方法

疏理胃经时，敲揉双侧髀关穴、丰隆穴，点揉内庭穴探查，在痛处按揉、疏理。每个位置 2 ~ 3 分钟，每天 2 ~ 3 次，3 ~ 5 天痛感可消失。

当疏通了胃经的髀关穴、丰隆穴和内庭穴，胃的功能就得到了恢复。您会发现，不仅乳腺增生在变小，而且胃口也变好了，饮食也有滋味了。

太原一位女士，时年 47 岁，因担心乳腺增生恶化，在三年时间内做了六次微创手术，摘取乳房内在结节。每次的病理报告都是正常，可是半年后，增生又出现了。她觉得这样做总不是办法，焦虑万分。

2014 年 8 月，她偶然在江苏卫视看到我做客《万家灯火》节目，讲述疏通心包经可以排解郁气，觉得很有道理。于是，她上网搜索了我的经络养生课，找到乳腺增生的经络处方，坚持自我疏理肝经、心包经、三焦经、胃经的易堵塞穴位。半个月后，发现结节明显变小了。

2015 年 8 月，这位女士专程赶到北京，参加我的经络课程并当面致谢，我很为她高兴。

请记住，乳腺里面的东西，不管是增生，还是结节，还是纤维瘤，只要是不正常的，我们都可以按照上面的方法来进行自我调理。

另外，在疏通经络的同时，还要注意两件事。

第一，饮食尽量不要贪凉，以避免伤到胃气。

第二，尽量保持平和的情绪。

如何调理颈肩僵紧

为什么你会颈肩僵紧

曾经在网络上做过一个关于女性身体常见痛苦的调查，结果让人没有想到的是，颈肩部僵紧居然排第一名。其实，如果长时间保持一个固定动作不动，比如伏案、看电脑、看手机，等等，就会导致气血的流动出现异常。而对于颈背部僵硬、肩部酸紧，生活中我们常常以为是颈椎病，自己掐掐脖子，或者找按摩师进行调理，但过了几天，又会复发。

从中医角度来讲，在肩背部、肩胛骨后方通过的路线，是小肠经的循行路线。根据“经脉所过，主治所及”的原则，人体哪里有问题，都可以通过探查、疏通经过此处的相关经络来调理。

疏通小肠经、肝经的易堵塞穴位，就能让你“回眸一笑百媚生”

1. 如何疏通小肠经的易堵塞穴位：天宗穴、肩贞穴、后溪穴

▼ 快速取穴

（1）天宗穴

天宗穴位于肩胛骨的中心点处。用食指或中指点揉此穴时会有强烈痛感，并向四周发散。坚持几次后，痛感会减轻。

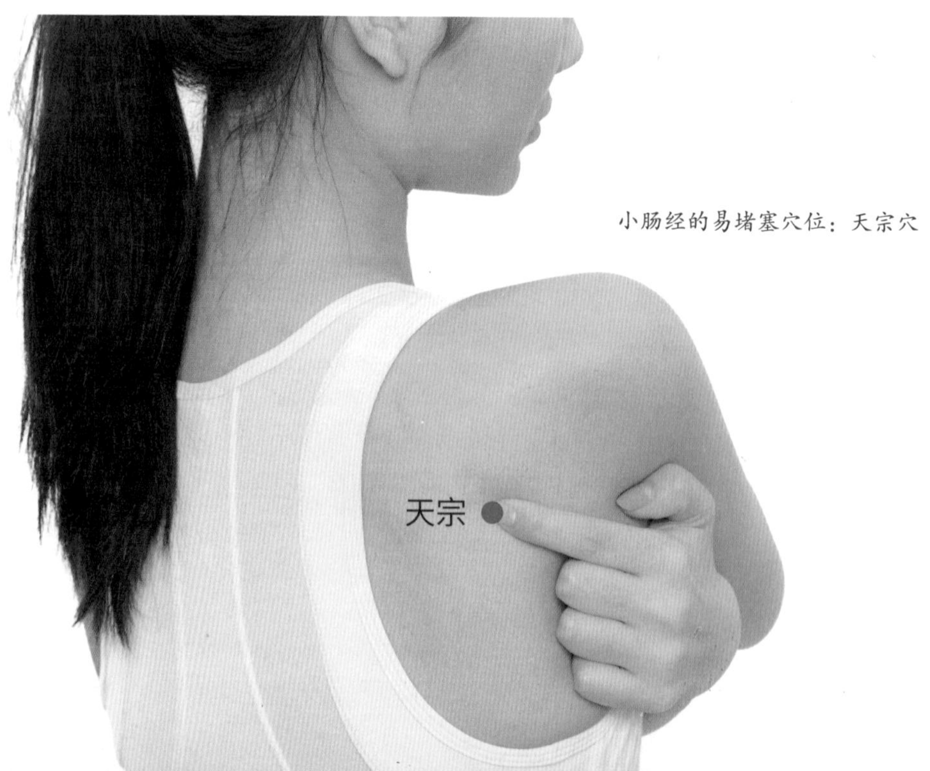

小肠经的易堵塞穴位：天宗穴

（2）肩贞穴

肩贞穴位于臂内收时的肩关节后方，腋后皱襞上一横指宽处。有的人在这里有结节，点揉时要忍住疼痛。如此处持续不通，将逐渐影响局部的气血布散，久而久之会引发颈肩痛，因此肩贞穴是治疗肩部疼痛的首选穴位。

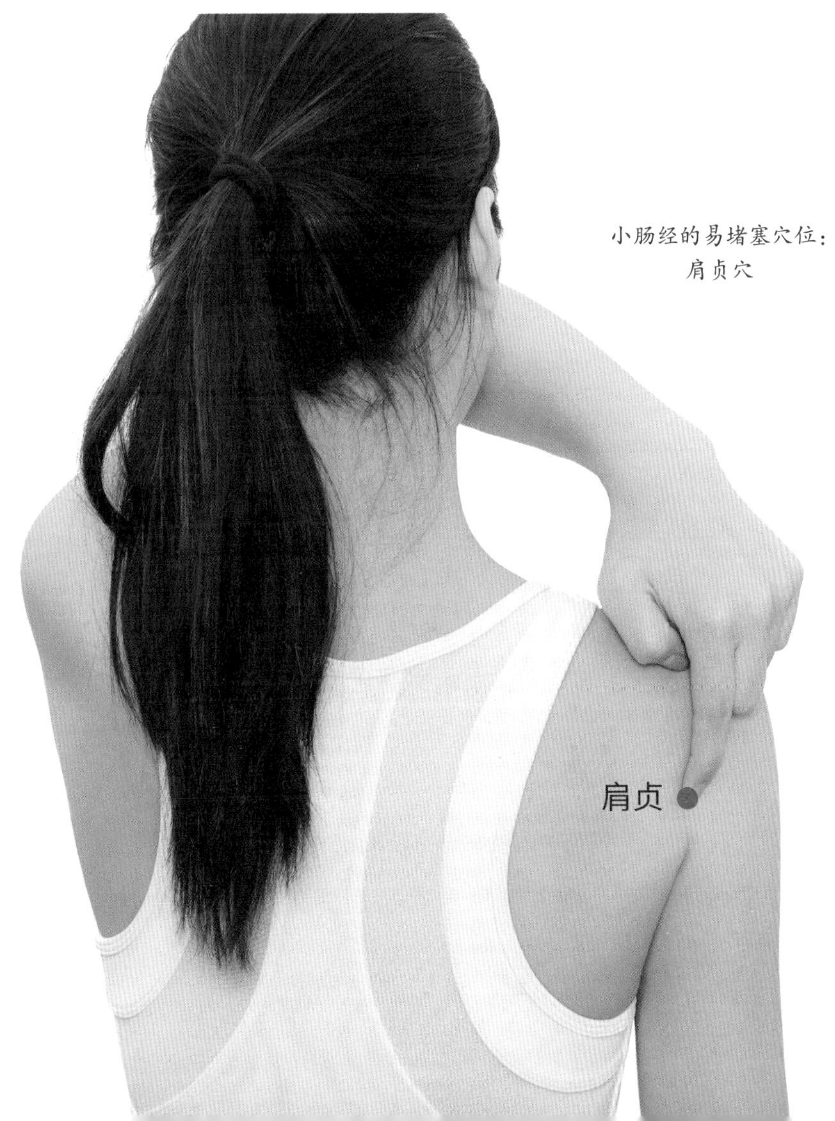

小肠经的易堵塞穴位：肩贞穴

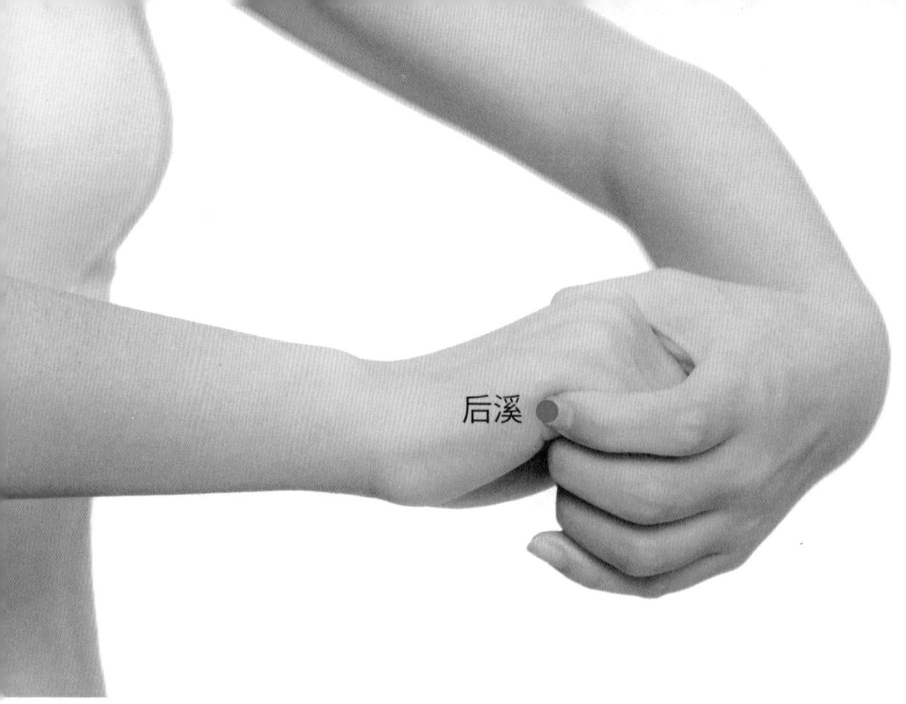

小肠经的易堵塞穴位：后溪穴

（3）后溪穴

后溪穴位于小指掌指关节后，掌横纹头赤白肉际处。用另一手的食指进行点按，或用桌子角微微硌一硌，这个位置会特别疼。

▼ 操作方法

疏理小肠经时，点揉、探查双侧天宗穴、肩贞穴、后溪穴，在痛处按揉、疏理。每个位置 2 ~ 3 分钟，每天 2 ~ 3 次，3 ~ 5 天痛感可消失。

有一次，我与一位朋友喝茶时，她说：“路老师，最近我的脖子非常不舒服，向左侧回头时特别疼。”我告诉她不是脖子不舒服，而是左肩部的问题。

当时，我让她用桌子角硌一硌手掌外侧的后溪穴。刚开始，她连连喊疼。我叮嘱她忍痛坚持。5 分钟后，后溪穴痛感下降了。她惊奇地发现，颈肩部真的变松弛了。

另外，在肩部最高处，大椎穴（低头，后颈部隆起最高点，下缘凹陷处）与肩峰连线中点，有一个重要的穴位叫肩井穴。

我们可以做一个实验。将对侧手掌握拳，用拇指指间关节轻敲肩部最高点，初次探查会很疼痛，甚至特别僵硬。有的人轻敲一会儿手臂就会发酸，省力的办法是将手掌置于痛点，四指向掌心方向发力，将肩井穴反复捏拿——轻捏 5 秒后，松开，再捏 5 秒，再松开。如此操作，捏拿 10 次后换到另一侧。坚持 1 周，肩部肌肉就会变得柔软。

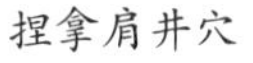
捏拿肩井穴

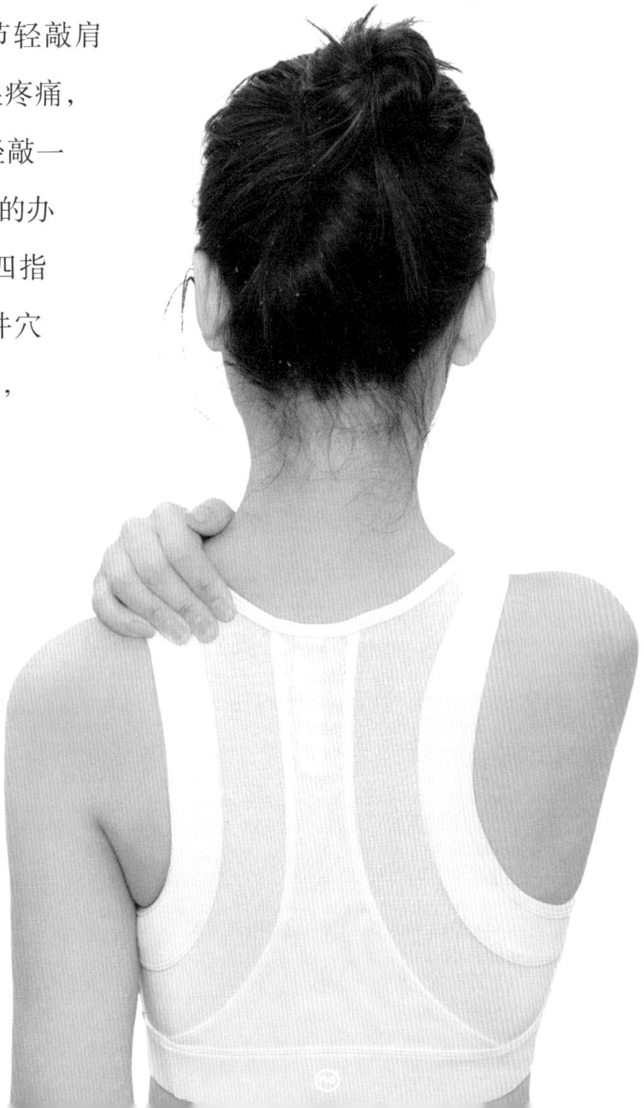

此时，气血从这里向上供应大脑的时候就容易了。有的朋友实践了这个方法之后，会觉得头清目明，甚至工作起来也有活力了。

中医认为，身体的局部问题与远端是有关联的。《黄帝内经·金匮真言论》讲："东风生于春，病在肝，俞在颈项。"换句话说就是，肝在肌表有一个通道（"俞"是通假字，通"腧穴"的"腧"，通道的意思），即脖子。

在临床中遇到那些颈部僵硬的朋友，我常开玩笑说："你的脾气很耿直。"其实，这不是我猜的，因为脖子僵紧说明这个人肝气不是很顺畅。

所以，我们也可以通过疏通肝经在大腿内侧的堵塞穴位——阴包穴来调理颈部问题。

2. 如何疏通肝经的易堵塞穴位：阴包穴

▼ 快速取穴

（1）阴包穴

正坐后双脚着地，两腿微微分开，用对侧大拇指指间关节沿大腿内侧中线从腿根依次敲击到膝关节，多数人在膝盖上方五指宽处会有强烈痛感，这就是阴包穴。

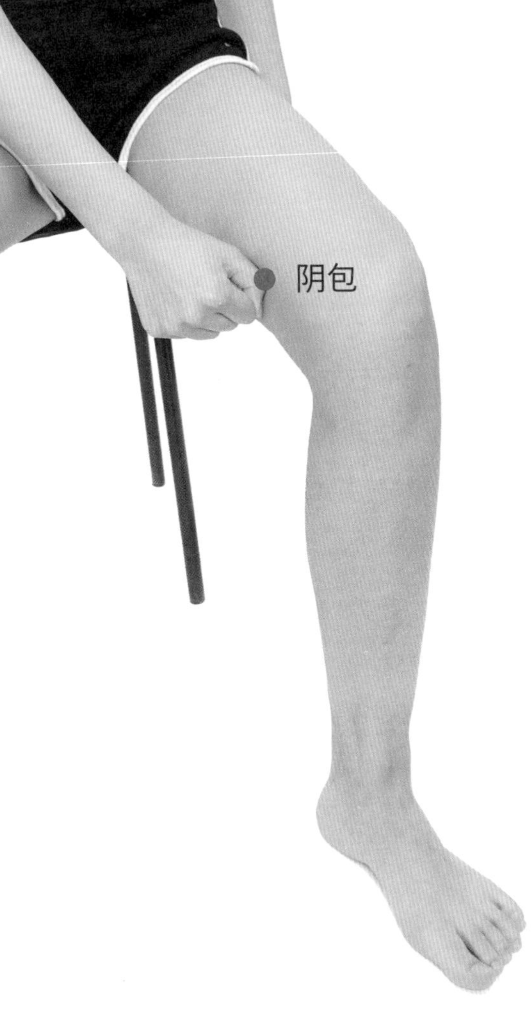

肝经的易堵塞穴位：阴包穴

操作方法

疏理肝经时，敲揉双侧的阴包穴探查，在痛处按揉、疏理。每天 2 ~ 3 次，每次 2 ~ 3 分钟，3 ~ 5 天痛感可消失。

另外，教给大家一个小动作——上肢平举拉伸运动。它由两个分动作组成：第一步，正坐位或站立，双臂平举与肩平；第二步，将平举的双手立起来，坚持 5 秒，放下手臂。重复以上动作，

10 次为 1 组，每天做 3 ～ 5 组。

别小瞧这个小动作。其实，我们操作的时候，后背的小肌群会因受到刺激而微微调整，同时，这样的牵拉动作，可以让上肢六条经络都被作用到，不仅能够帮助我们舒缓颈肩背部的僵紧，而且有助于调节对应六个脏器的功能。

功夫在平时，不要等到痛苦的时候，才想办法解决。有的朋友很聪明，把这些小动作记在手机备忘录里，然后将界面截屏，做成屏保。只要打开手机，看到这个截屏，就会捏一捏肩颈，或做一做上肢拉伸。

小动作，大作用。常坚持，健康就在自己手中。

如何调理甲状腺结节

为什么你会患甲状腺结节

甲状腺结节是当代女性特别常见的一个身体的烦恼。据数据显示，千分之四的甲状腺结节有癌变的可能。所以，我们必须重视起来。

为什么甲状腺结节在女性身上较多见？在中医认为，这与情志的关系非常密切。

结节，中医也叫气结。“生气”的“气”，“郁结”的“结”，指气郁结在一起。在生气之后，正常情况下人体应该打嗝，通过排气的方式将它化解掉。可是生活中，好多时候我们很多情绪没有办法得到疏解，甚至有的朋友已经失去了打嗝、排气的能力。因此，我们需要疏通与情志有关的脏器的经络——肝经、心包经、三焦经。

肝主疏泄。在现代生活中，女性肝郁的情况比较多，主要原因之一就是肝气不舒，表现为郁闷、爱生气、情绪低落。尤其在工作中，一些事情不能发泄出来，长期压抑在心里，就会影响肝的状态，产生郁结。

心包和情绪的关系特别密切。中医认为，在喜悦的时候，心包的状态是最好的。正所谓“人生不如意事十之八九”。不用说人生，一天之中也难得几件顺心事，而任何情绪上的波动都会伤到心包，所以郁结之气逐渐积累起来，由小变大。

而三焦，既主导水的代谢，也主导气的运行。只要生气，三焦就会受到影响。

设想一下，如果肝、心包和三焦的功能是正常的，一旦身体受到郁结影响，比如别人气了我们，而我们烦恼了一下，人体就会自动地把它化解掉。所以甲状腺的问题，不是瞬间发生的，它是一个长期而持续的积累过程。

那么，我们可以通过疏通相应经络易堵塞穴位的方式来恢复其脏腑功能。

疏通肝经、心包经、三焦经、大肠经、胃经的易堵塞穴位，能让你不再为甲状腺结节“纠结”

1. 如何疏通肝经的易堵塞穴位：阴包穴、太冲穴

▼ 快速取穴

（1）阴包穴

保持正坐位，双脚着地，两腿微微分开，用对侧大拇指指间关节在大腿内侧中线进行敲击，从腿根一直

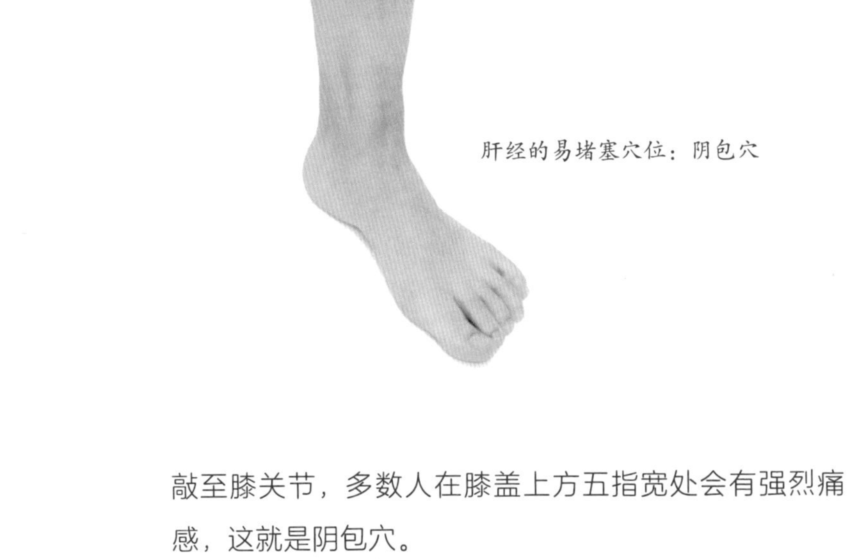

肝经的易堵塞穴位：阴包穴

敲至膝关节，多数人在膝盖上方五指宽处会有强烈痛感，这就是阴包穴。

（2）太冲穴

太冲穴在脚面最高点，大脚趾与二脚趾分叉处的凹陷中。用食指在此处点揉，逐渐增加力度，如痛感强烈，可每天坚持点揉，直至痛感消失。

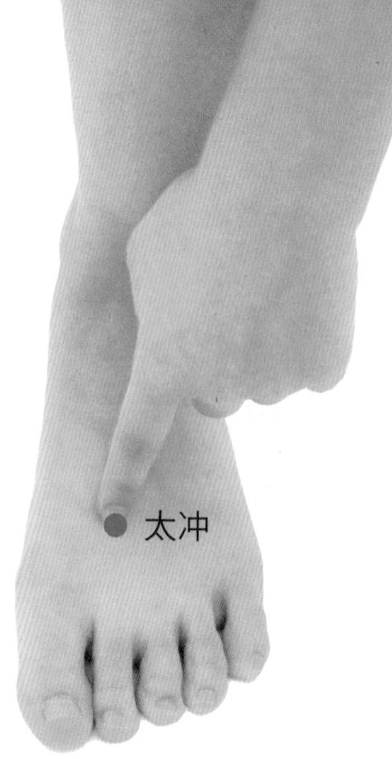

肝经的易堵塞穴位：太冲穴

▼ 操作方法

疏理肝经时，敲揉双侧的阴包穴，点揉太冲穴探查，在痛处按揉、疏理。每个位置 2 ~ 3 分钟，每天 2 ~ 3 次，3 ~ 5 天痛感可消失。

2. 如何疏通心包经的易堵塞穴位：天泉穴、郄门穴、肘下 2 寸

▼ 快速取穴

（1）天泉穴

手掌放平，屈肘 90 度，用另一只手的大拇指指间关节沿肱二头肌中线由肩轻敲至肘关节，在肱二头肌起端处就是天泉穴。

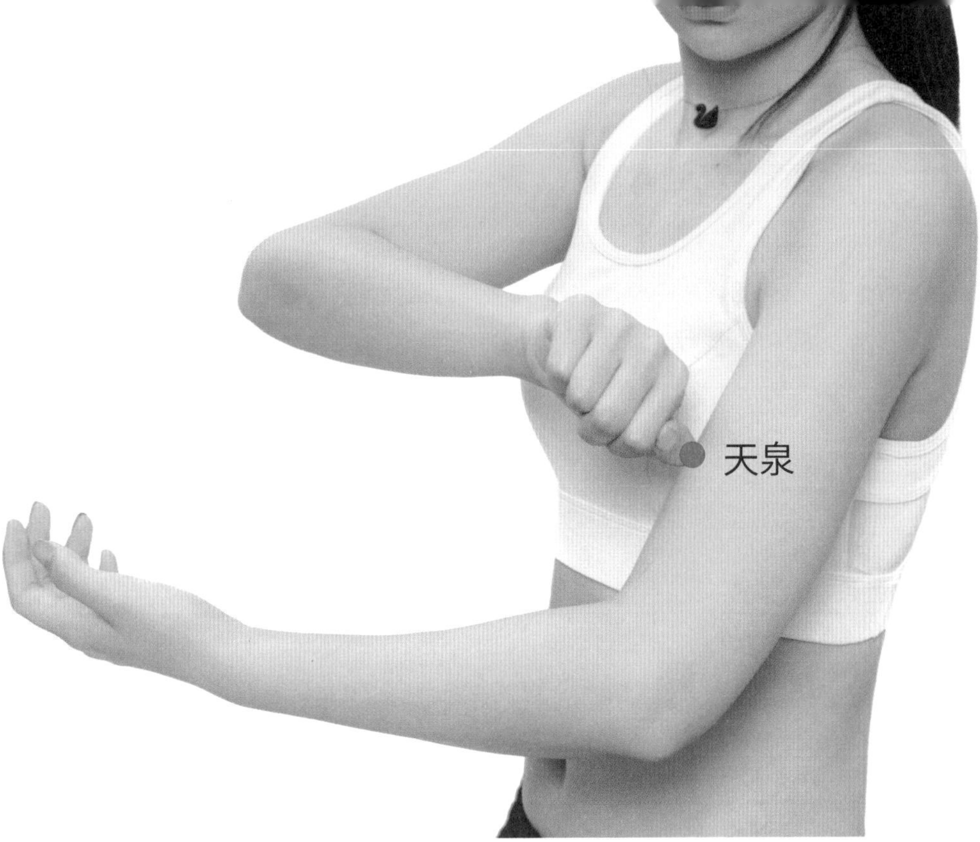

心包经的易堵塞穴位：天泉穴

（2）郄门穴

前臂腕横纹与肘关节横纹的距离是12寸，两者之间正中线中点向下一拇指宽处就是郄门穴，即腕横纹上5寸。

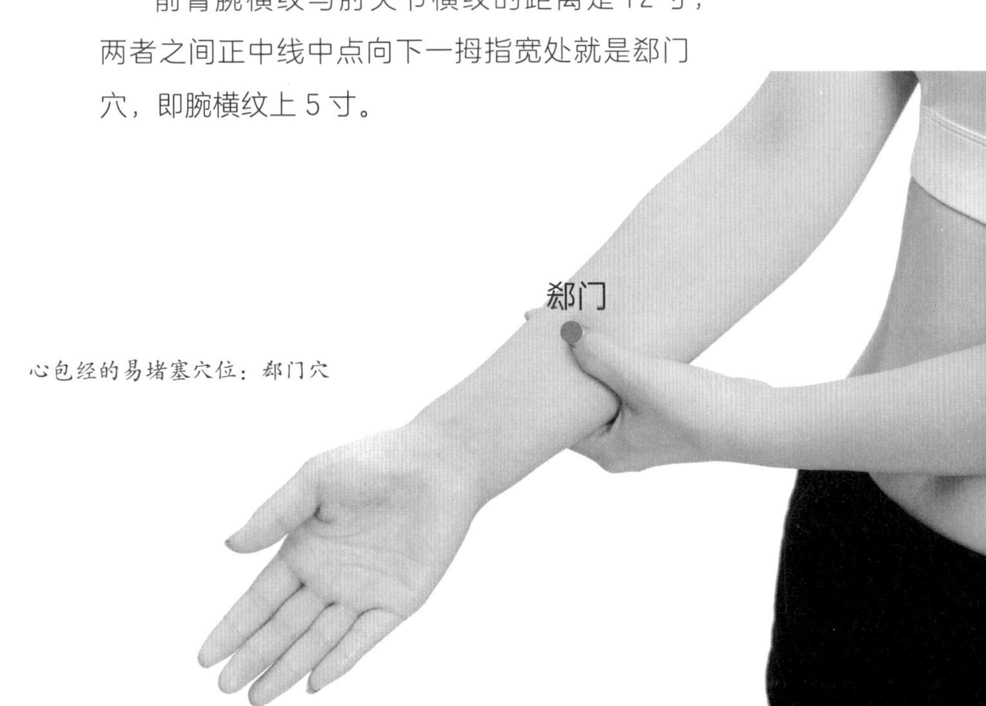

心包经的易堵塞穴位：郄门穴

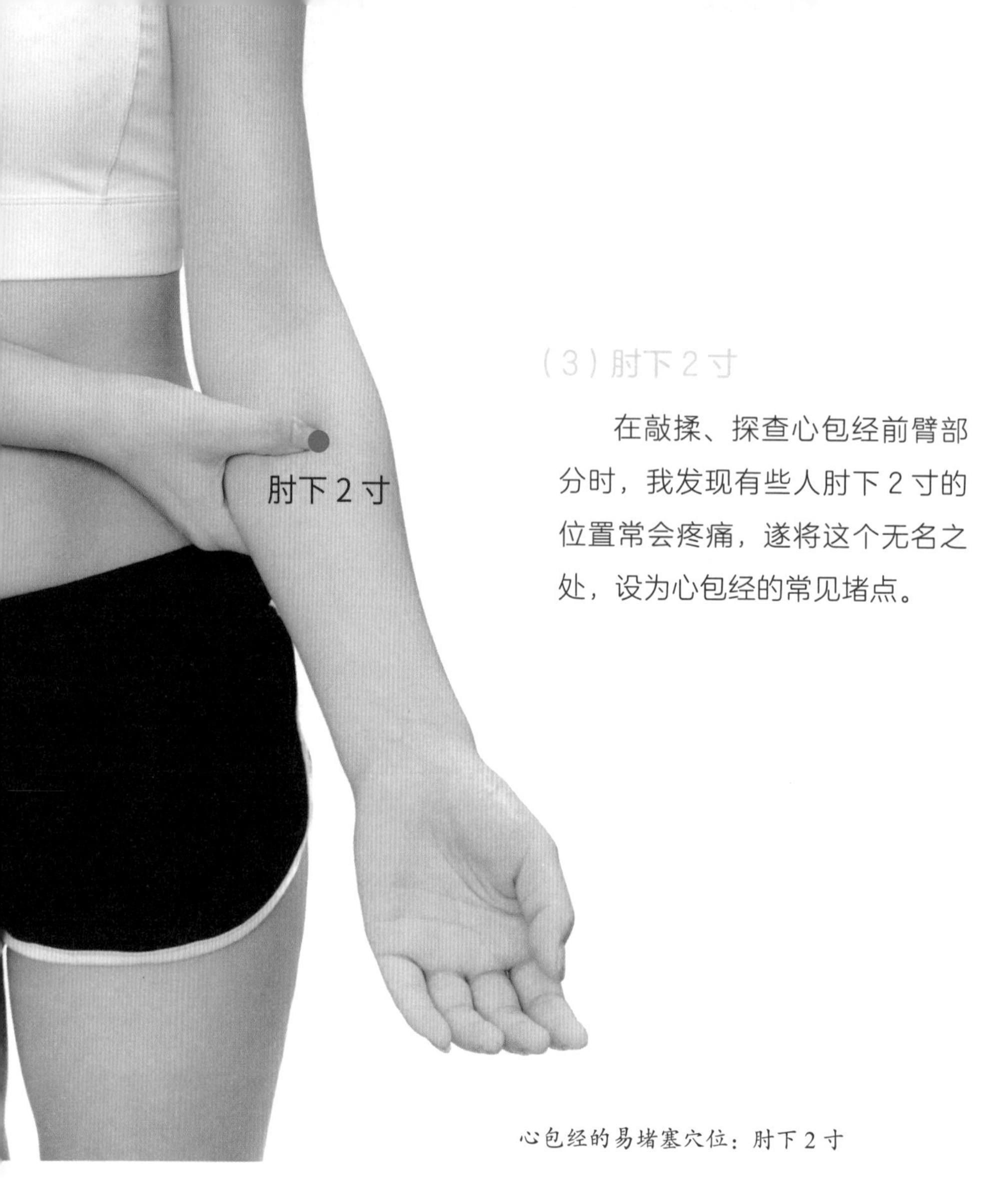

（3）肘下 2 寸

在敲揉、探查心包经前臂部分时，我发现有些人肘下 2 寸的位置常会疼痛，遂将这个无名之处，设为心包经的常见堵点。

心包经的易堵塞穴位：肘下 2 寸

▼ 操作方法

疏理心包经时，敲揉、探查双侧的天泉穴、郄门穴、肘下 2 寸，在痛处按揉、疏理。每个位置按揉 2 ~ 3 分钟，每天 2 ~ 3 次，3 ~ 5 天痛感可消失。

3. 如何疏通三焦经的易堵塞穴位：四渎穴、消泺穴

▼ 快速取穴

（1）四渎穴

手掌向下放平，前臂微屈 45 度，在肘部到腕部的正中线上画一条线，另外一只手的食指、中指、无名指并拢，把食指放在肘关节的横纹处，无名指的侧面与刚画好的线的交点就是四渎穴。实践中发现，多数人左侧四渎穴痛于右侧。

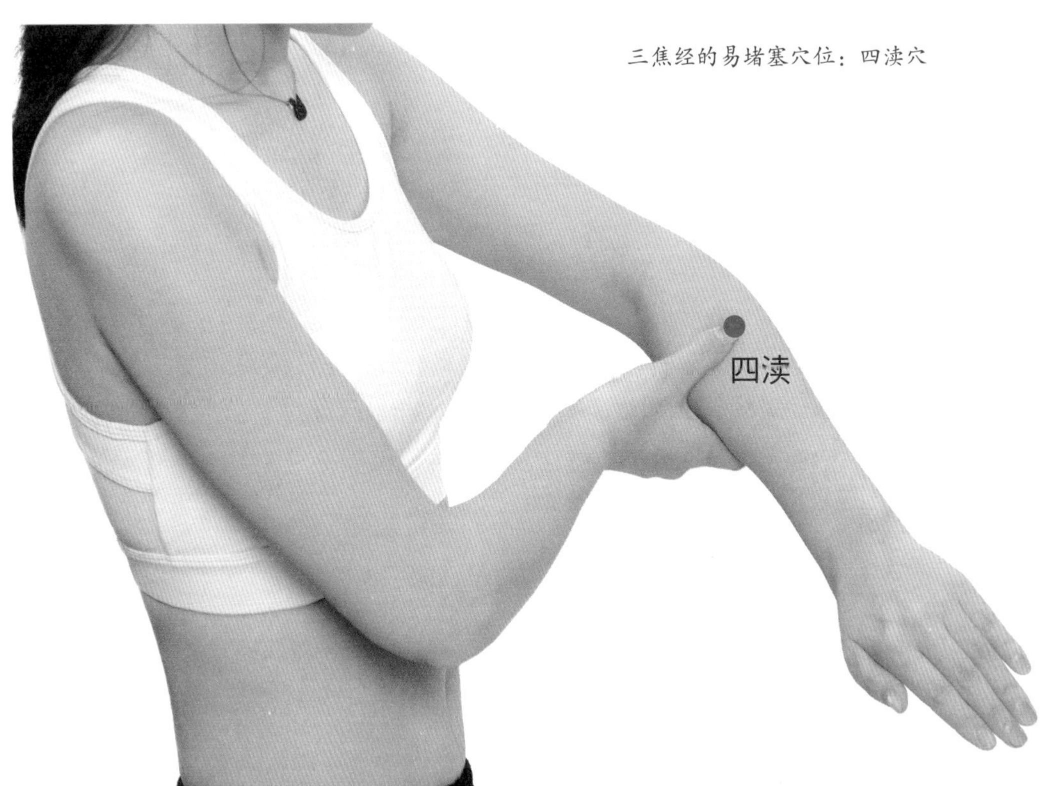

三焦经的易堵塞穴位：四渎穴

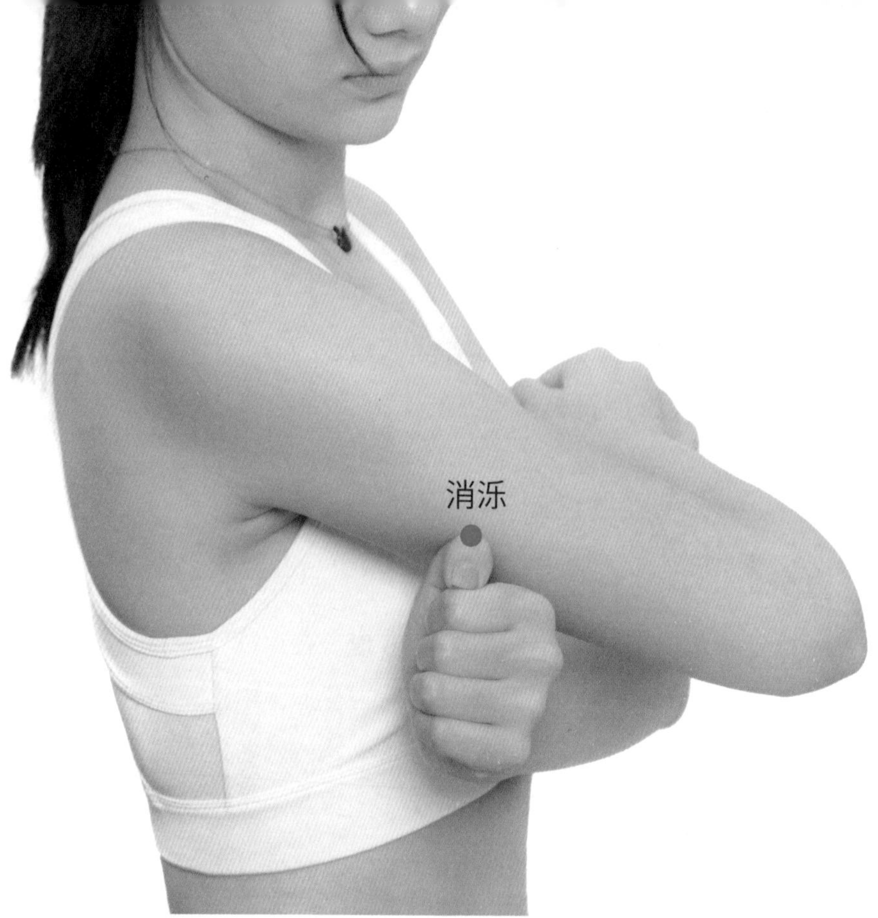

三焦经的易堵塞穴位：消泺穴

（2）消泺穴

手臂外侧紧贴肱骨中点下缘处，用大拇指的指间关节敲击时痛感强烈，这就是消泺穴。

▼ 操作方法

疏理三焦经时，敲揉双侧四渎穴、消泺穴探查，在痛处按揉、疏理。每个位置 2 ~ 3 分钟，每天 2 ~ 3 次，3 ~ 5 天痛感可消失。

4. 如何疏通大肠经的易堵塞穴位：手五里穴、手三里穴、合谷穴

▼ 快速取穴

（1）手五里穴

虎口向上，屈肘 45 度，肘横纹头外端向上四指宽与肱骨内侧缘交叉点，就是手五里穴。用拇指的指间关节敲击此穴，多数人有刺痛或麻胀感。

大肠经的易堵塞穴位：手五里穴

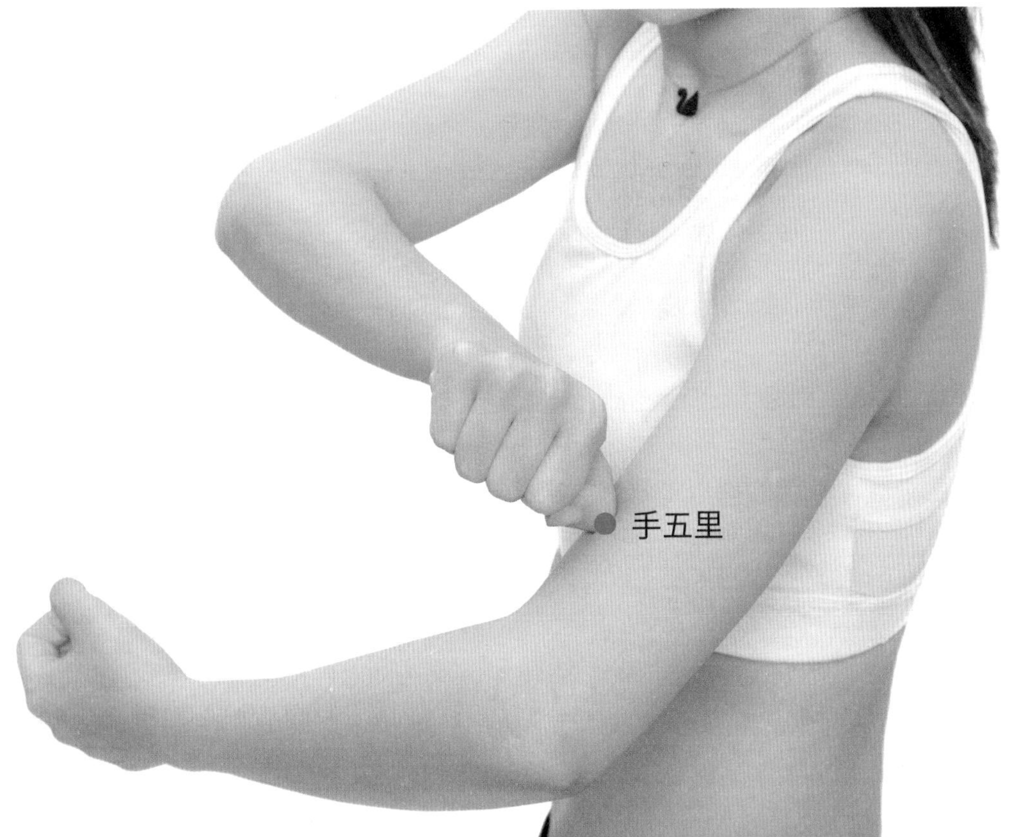

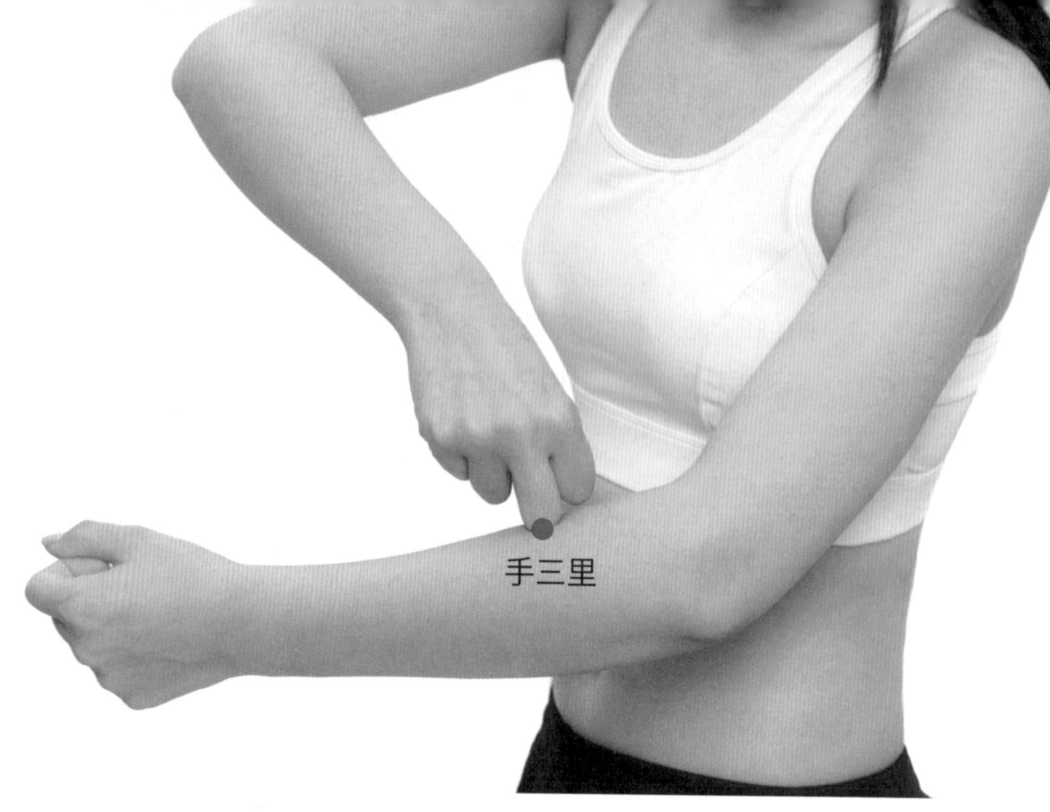

大肠经的易堵塞穴位：手三里穴

（2）手三里穴

手三里穴在前臂，阳溪穴与曲池穴连线上，肘横纹下三指宽处。用中指指间关节敲击此穴，如痛感强烈，在经过按揉、疏理后，有的人会出痧。

（3）合谷穴

合谷穴位于第二掌骨靠拇指一侧的中点处。用另一只手的拇指或食指点揉此穴，会出现酸痛感。如果没感觉，就先疏理上面的手五里穴和手三里穴，之后合谷穴自然会得气了。

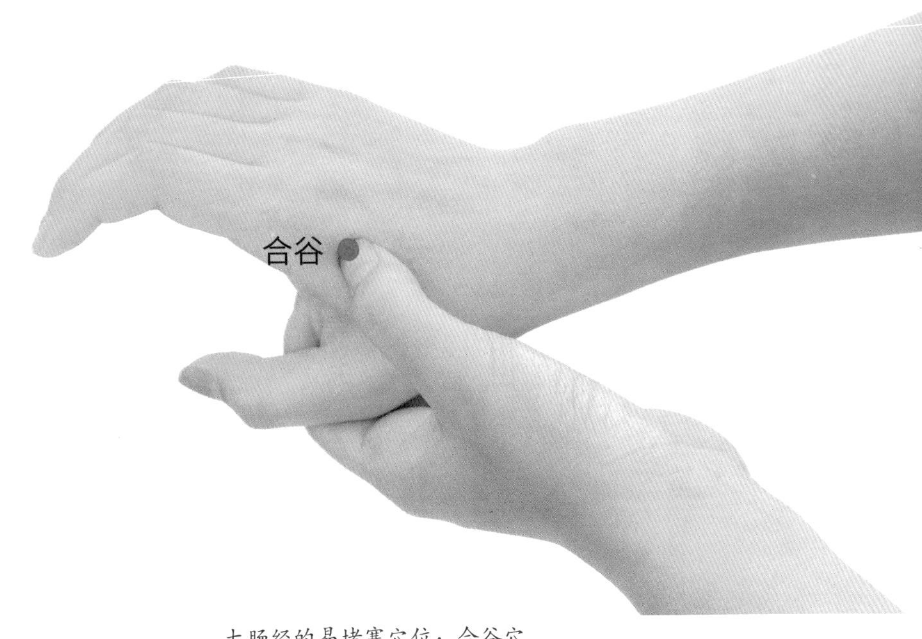

大肠经的易堵塞穴位：合谷穴

▼ 操作方法

疏理大肠经时，敲揉双侧手五里穴、手三里穴，点按合谷穴探查，在痛处按揉、疏理。每个位置 2 ～ 3 分钟，每天 2 ～ 3 次，3 ～ 5 天痛感可消失。

5. 如何疏通胃经的易堵塞穴位：髀关穴、丰隆穴、内庭穴

▼ 快速取穴

髀关穴

双手握拳，用小指的掌指关节沿大腿正面中线从腿根敲击至膝关节，在腹股沟中点下三指宽处会出现

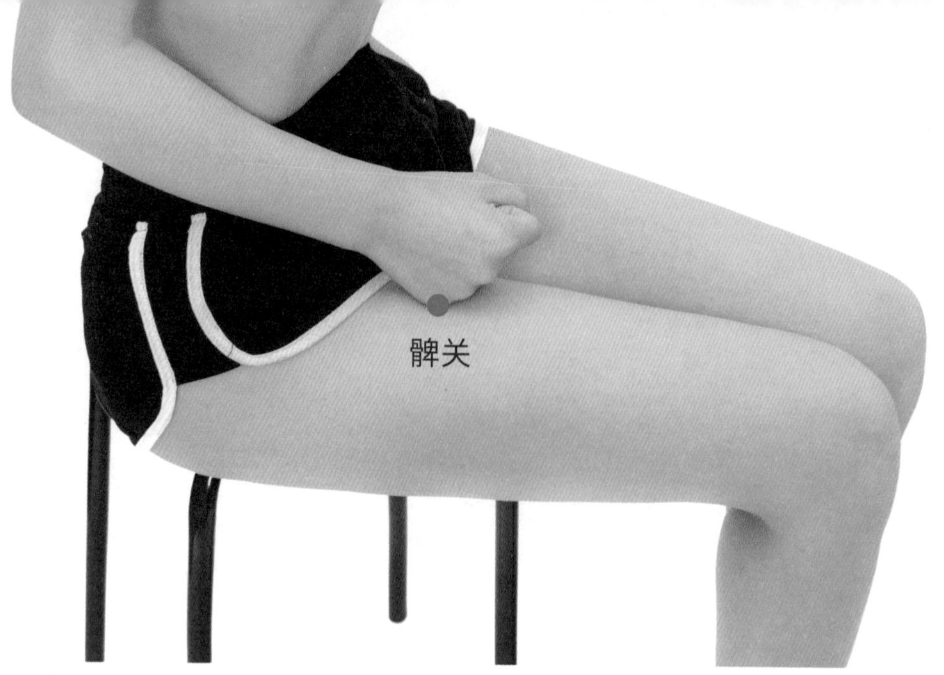

胃经的易堵塞穴位：髀关穴

一个痛点，这就是髀关穴。胃有隐患，急性胃痛发作，或者前额部头痛者，多数人在此处有强烈痛感，或在左侧，或在右侧。

（2）丰隆穴

丰隆穴在小腿的中点，胫骨外两横指宽处。用大拇指的指间关节在此处垂直敲击，多数朋友会有痛感，尤其是体内痰湿比较严重的朋友，痛感更为强烈。因为丰隆穴是化痰要穴，所以只要水湿多，敲揉此穴会疼痛难当甚至红肿，这都很正常。

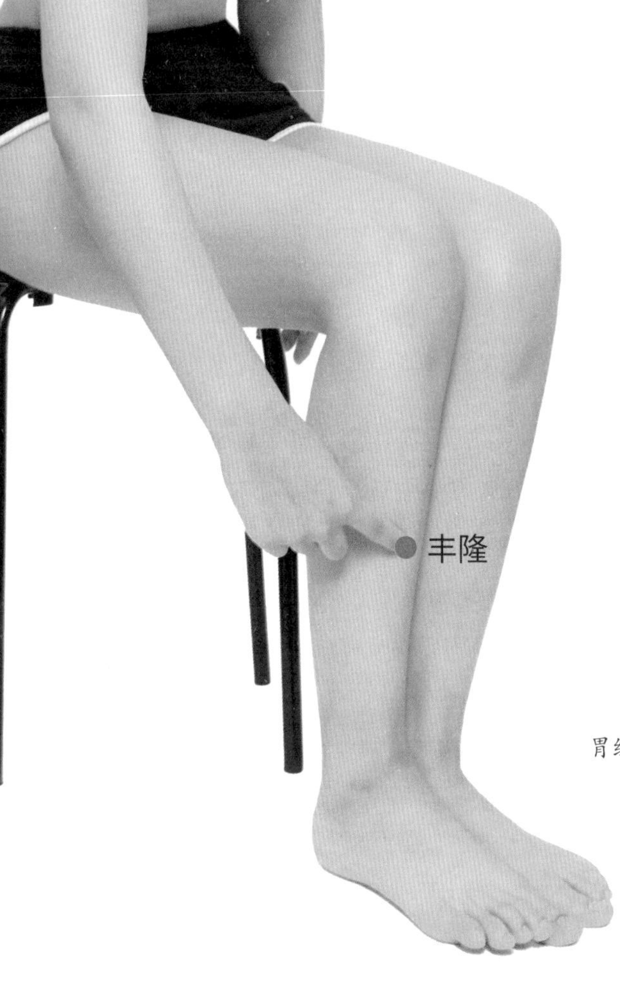

胃经的易堵塞穴位：丰隆穴

（3）内庭穴

内庭穴位于二脚趾和三脚趾之间的趾蹼缘上。用食指点按此处，逐渐增加力度，会出现明显痛感。

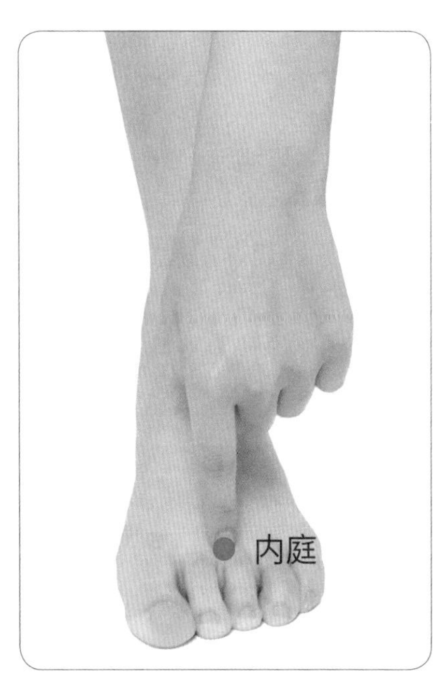

胃经的易堵塞穴位：内庭穴

▼ 操作方法

疏理胃经时，敲揉双侧髀关穴、丰隆穴，点揉内庭穴探查，在痛处按揉、疏理。每个位置 2 ~ 3 分钟，每天 2 ~ 3 次，3 ~ 5 天痛感可消失。

当我们疏通了肝经、心包经、三焦经、大肠经、胃经的易堵塞穴位，恢复了相应脏器的功能，您会发现，甲状腺的结节或增生逐渐变小了。

另外，既然情绪与甲状腺密切相关，那么我们在生活中就要进行良好的情绪管理。

曾有一位患者，只要她一生气，脖子就会肿大。后来，她发现了问题所在，于是就慢慢提升自己对待事物的豁达性。正因为如此，久而久之，她改变了看谁都不顺眼的习惯，不但病症得到了有效调理，而且与家人、朋友、同事之间的关系也变得融洽了。

所以说，疾病不是我们的敌人，它是在提醒我们从错误中改正。

其实，关于甲状腺问题，无论是甲状腺结节、乔本氏甲状腺炎，还是甲亢，都是一个调理思路。因为，外在任何一个局部的反应都是我们内在脏腑功能的投射。所以，我们平时就应该把肝经、心包经、三焦经、大肠经、胃经保养好。

在实践中发现，不仅我们的身体会有好的改变，我们的心智、情志也会得到提升。

如何调理失眠

为什么你会失眠

睡眠问题是一个大问题。2017 年，诺贝尔生理学和医学奖获得者提出了一个理论——控制昼夜节律机制，即生物钟。后来，有文章对这届诺尔贝医学奖研究成果进行了最接地气的解释，四个字：不要熬夜！

然而，有一些朋友在晚上根本睡不着。对此，我们的祖先有这样一句话：胃不和则寝不安。

所以，我们可以通过疏通心经和胃经的易堵塞穴位来恢复心和胃的本职功能。同时，还要疏通肝经和肺经的易堵塞穴位，以恢复体内气机的正常运行。

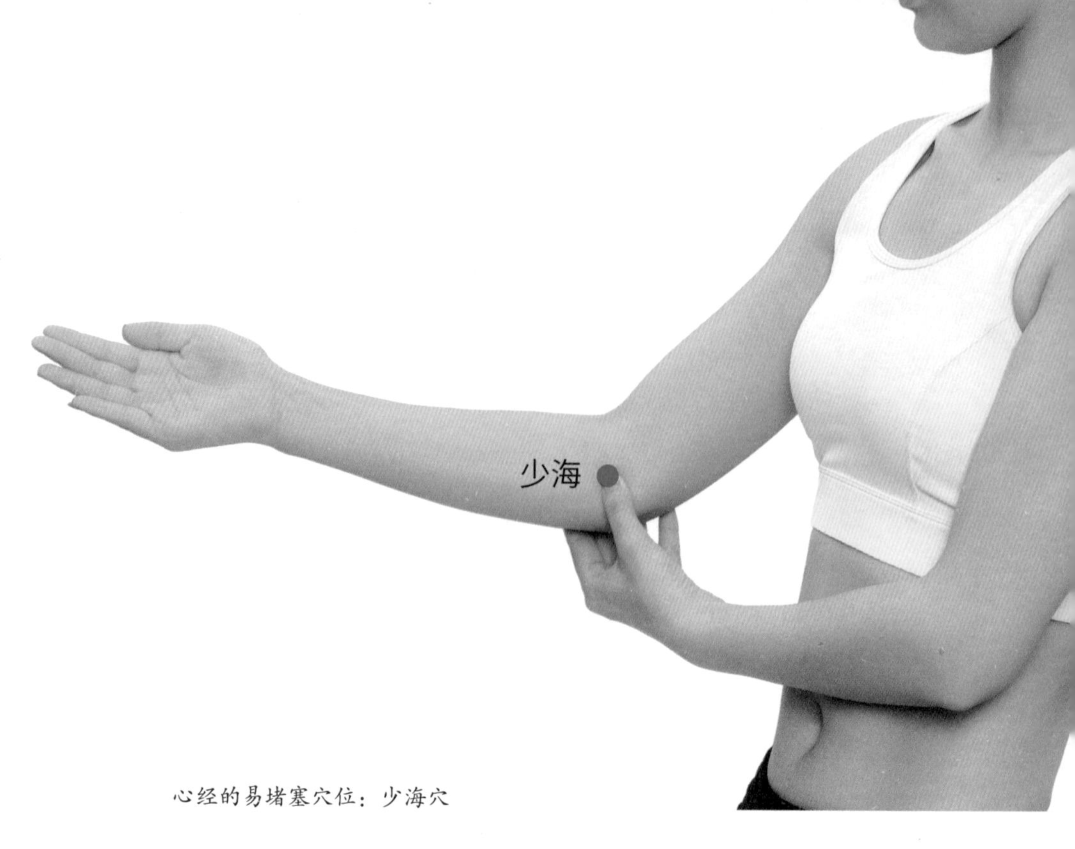

心经的易堵塞穴位：少海穴

疏通心经、胃经、肝经、肺经的易堵塞穴位，能让你夜夜拥有美梦

1. 如何疏通心经的易堵塞穴位：少海穴、少府穴

▼ 快速取穴

（1）少海穴

屈肘 90 度，肘横纹内侧端凹陷处就是少海穴。将拇指指肚放在这里，以最小半径旋转打圈，逐渐加力点揉，多数人会痛不可摸。

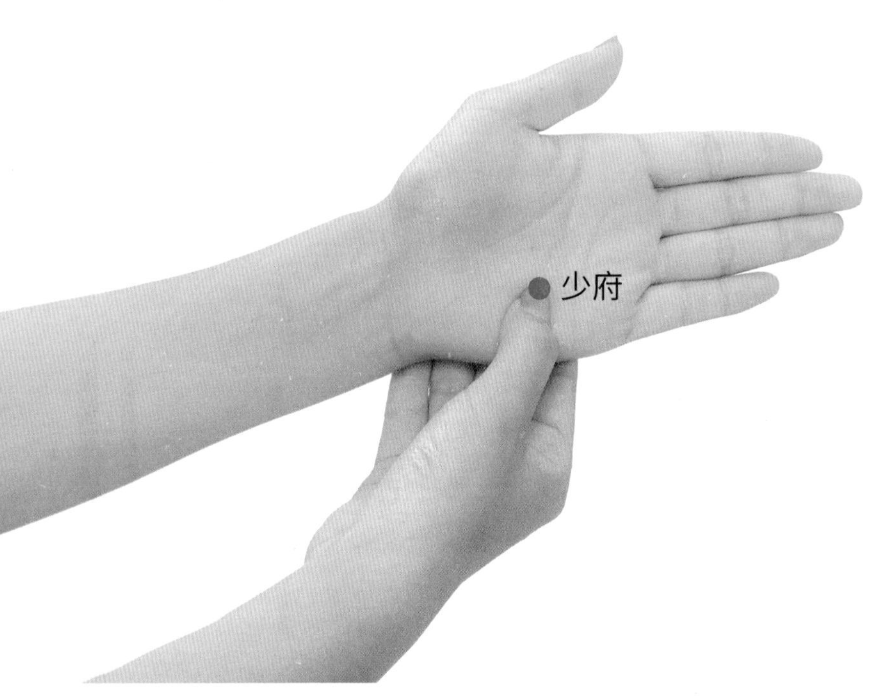

心经的易堵塞穴位：少府穴

（2）少府穴

仰掌，手指屈向掌心横纹，小指指尖下凹陷处就是少府穴。

▼ 操作方法

疏理心经时，用拇指点按少海穴、少府穴探查，在痛处按揉、疏理。每个位置 2 ~ 3 分钟，每天 2 ~ 3 次，3 ~ 5 天痛感可消失。

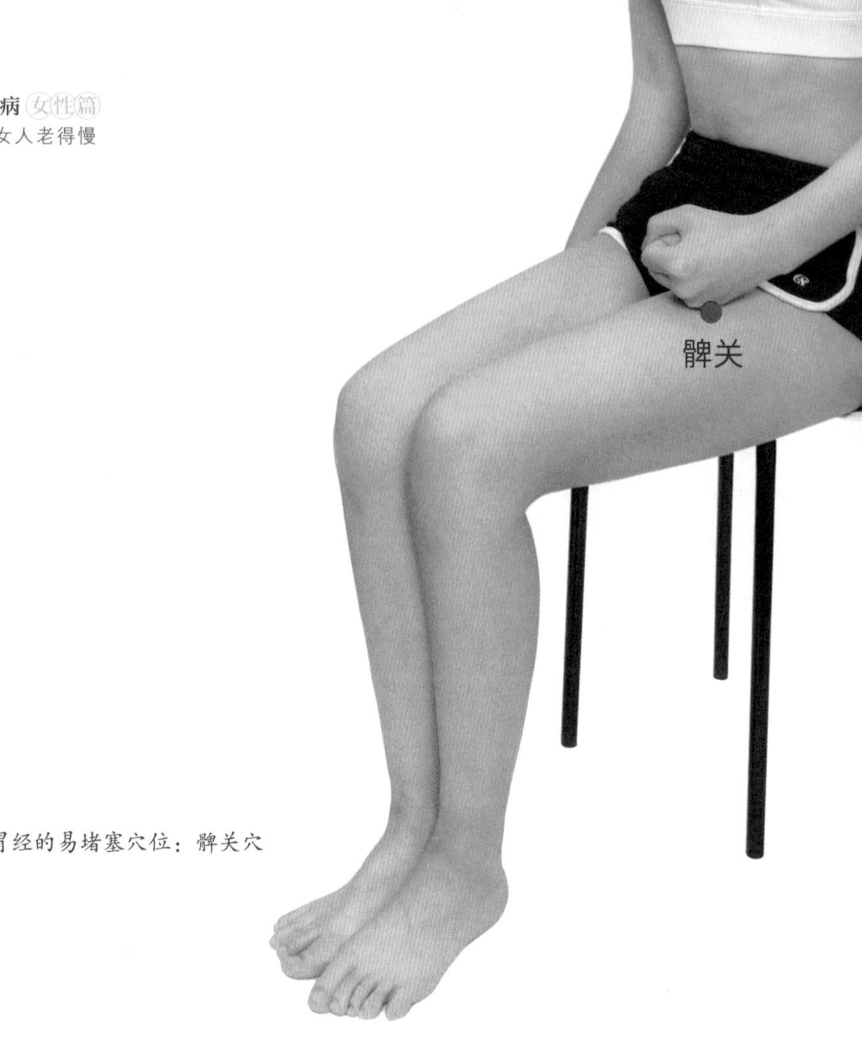

胃经的易堵塞穴位：髀关穴

2. 如何疏通胃经的易堵塞穴位：髀关穴、丰隆穴、内庭穴

▼ 快速取穴

（1）髀关穴

双手握拳，用小指的掌指关节沿大腿的正中线从腿根敲击至膝关节，反复敲击 3 ~ 5 遍后，在腹股沟中点偏下方三指宽的地方痛感比较明显，这就是髀关穴。

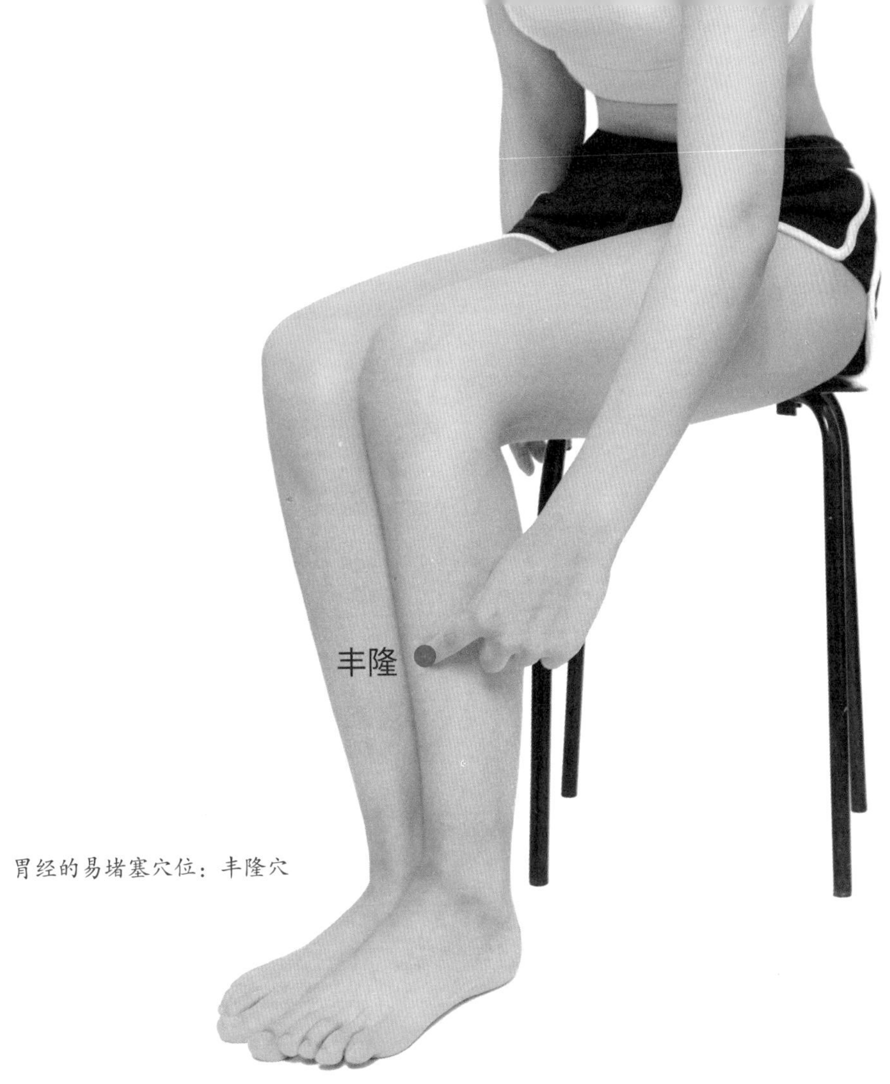

胃经的易堵塞穴位：丰隆穴

（2）丰隆穴

丰隆穴在小腿的中点，胫骨外两横指宽处。用大拇指指间关节做垂直敲击动作，3 ~ 5 遍后，会有强烈疼痛反应，体内痰湿较重者更甚。

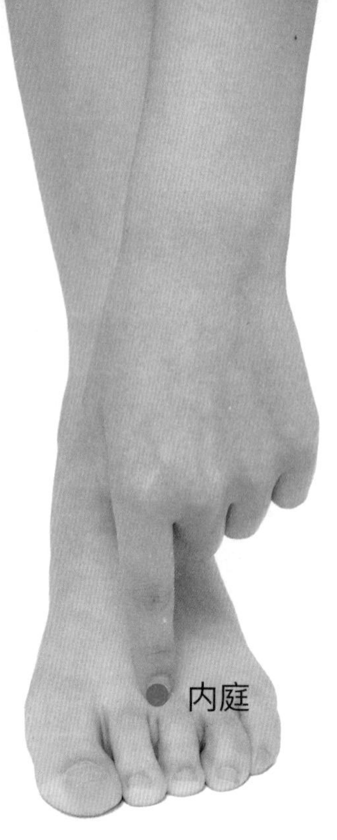

胃经的易堵塞穴位：内庭穴

（3）内庭穴

内庭穴位于二脚趾和三脚趾之间的趾蹼缘上。用食指在此处进行点揉，逐渐加力，会出现强烈痛感。

▼ 操作方法

疏理胃经时，敲揉双侧髀关穴、丰隆穴，点揉内庭穴探查，在痛处按揉、疏理。每个位置 2 ~ 3 分钟，每天 2 ~ 3 次，3 ~ 5 天痛感可消失。

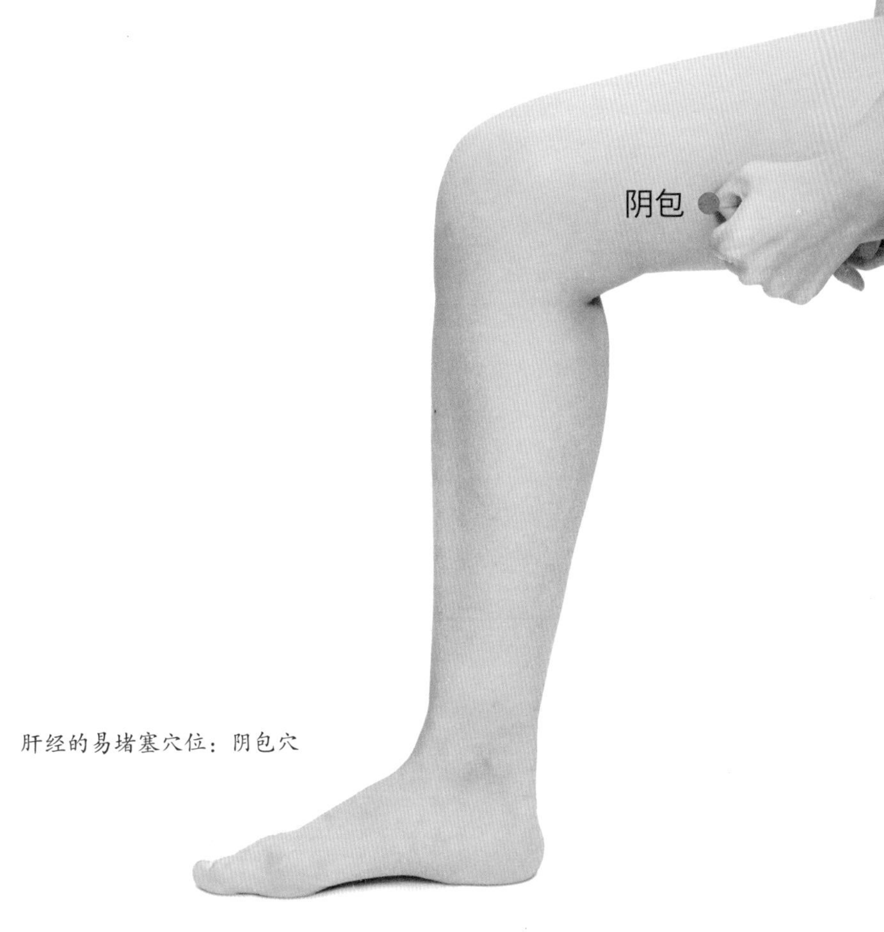

肝经的易堵塞穴位：阴包穴

3. 如何疏通肝经的易堵塞穴位：阴包穴、太冲穴

▼ 快速取穴

（1）阴包穴

正坐后双脚着地，两腿微微分开，用对侧大拇指指间关节沿大腿内侧中线从腿根依次敲击到膝关节，多数人在膝盖上方五指宽处会有强烈痛感，这就是阴包穴。

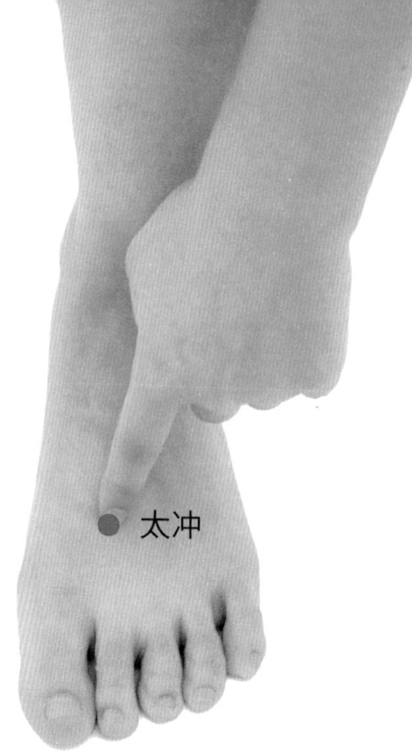

肝经的易堵塞穴位：太冲穴

（2）太冲穴

太冲穴在脚面最高点，大脚趾与二脚趾分叉处的凹陷中。用食指点揉此穴时，有的朋友没有痛感，但身体有肝火亢盛的反应，这说明阴包穴受堵，肝气不能抵达这里。当阴包穴疏通后，太冲穴就会有痛感显现出来。

▼ 操作方法

疏理肝经时，敲揉双侧的阴包穴，点揉太冲穴探查，在痛处按揉、疏理。每个位置 2 ~ 3 分钟，每天 2 ~ 3 次，3 ~ 5 天痛感可消失。

4. 如何疏通肺经的易堵塞穴位：孔最穴、鱼际穴

▼ 快速取穴

（1）孔最穴

仰掌向上，在大拇指一侧从腕关节到肘关节画一条线，另一只手食指、中指、无名指并拢，将食指放在肘关节的横纹处，无名指的侧面与那条线的交点就是孔最穴。

肺经的易堵塞穴位：孔最穴

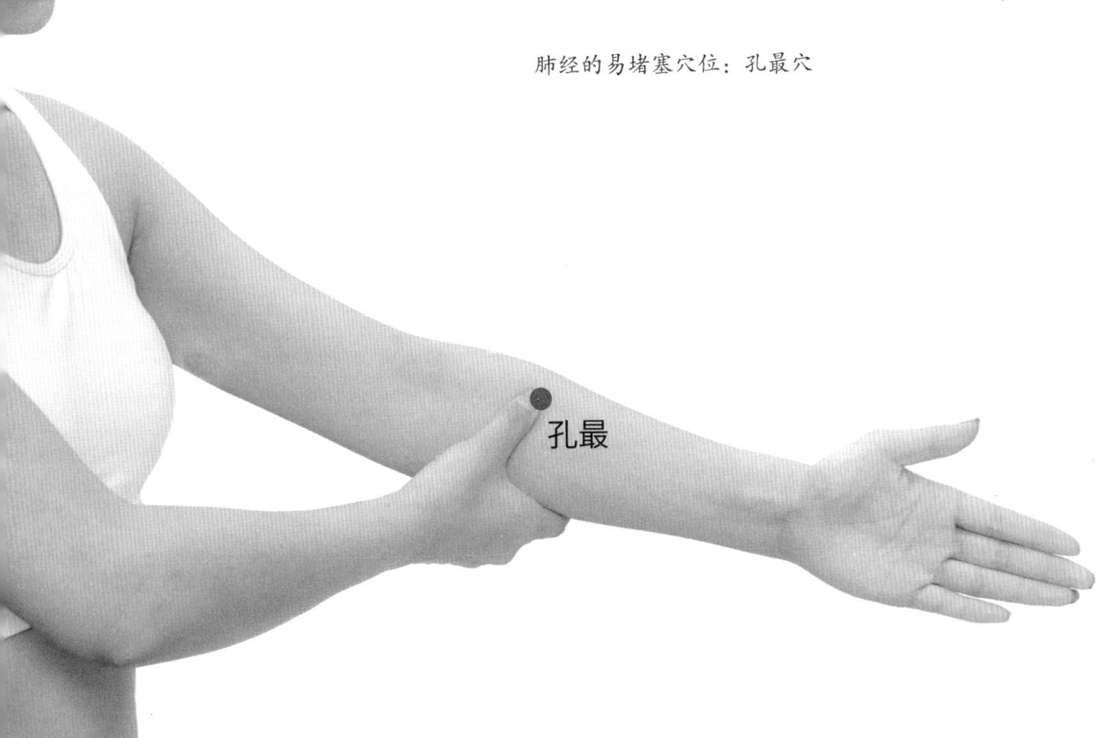

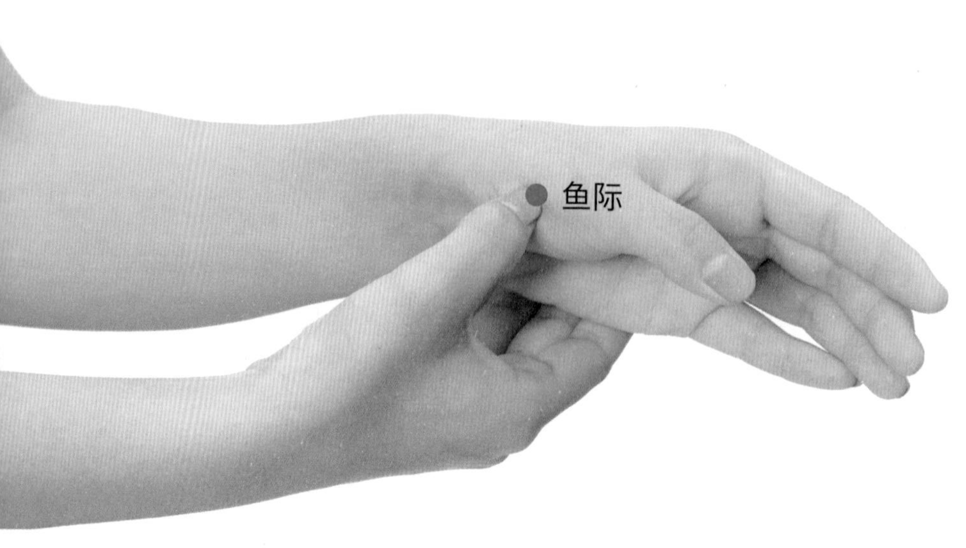

肺经的易堵塞穴位：鱼际穴

（2）鱼际穴

鱼际穴位于第一掌骨中点赤白肉际处。将拇指靠在骨头和肉的接合部进行点揉，有的人开始时痛感并不明显，但在疏通孔最穴之后，痛感强烈。

▼ 操作方法

疏理肺经时，敲揉双侧的孔最穴，点揉鱼际穴探查，在痛处按揉、疏理。每个位置 2 ~ 3 分钟，每天 2 ~ 3 次，3 ~ 5 天痛感可消失。

当然，通过调理经络可以带来好眠。但是，在生活中也要注意一些严重影响睡眠的行为。

我有一个朋友，他总是失眠。究其原因，他有一个习惯，就是每天上床后，要把当天的工作在大脑里回想一遍。其实，这就等于躺在床上又做了一遍工作。当大量的碎片化信息影响我们的时候，一定是心火亢盛的。

再比如，有的朋友睡前做的最后一件事就是玩手机，刷一刷朋友圈、逛一逛论坛、浏览一下新闻，结果半个小时过去了，大脑变得亢奋起来，就很难睡着了。

另外，在春秋两季，很多朋友在凌晨会定时醒来，有的 1 ~ 3 点钟，有的 3 ~ 5 点钟，其实这都是气机不利的表现。而我们疏通了肝经和肺经，恢复了肝和肺的功能，这些问题都会解决。

注意：在按揉穴位后如果出痧，是正常现象；晚九点以后不适合疏理经络；女性月经期暂停。

如何调理口气

为什么你有口气

说到口气问题，对我们身体来说影响不大，但在人际交往中会很尴尬。有的朋友可能会选择用漱口水或嚼口香糖的方式来缓解口气。但是，这不能从根本上解决问题。

中医认为，嘴里的味道与脾胃系统是有关系的。

比如，小朋友食积的时候，嘴里的那种酸腐味儿特别重。成年人没有小孩子食积那么严重，但是如果胃的功能下降，对食物的消化就会产生影响。而胃和脾是一对，属表里关系，所以可以通过疏通肌表脾经和胃经的易堵塞穴位来调理脾胃。

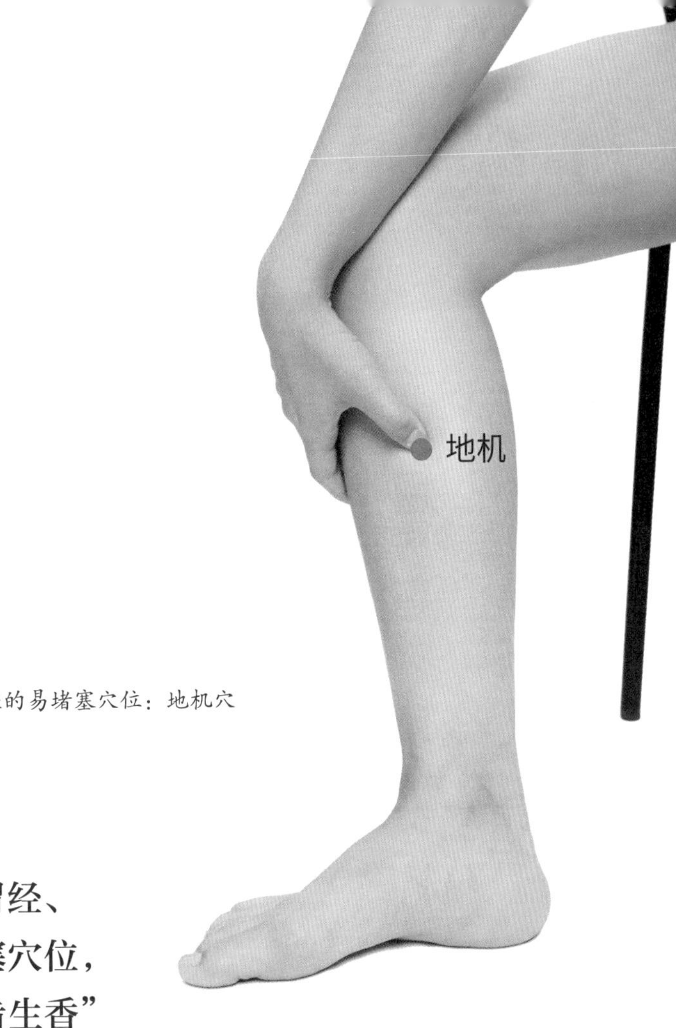

脾经的易堵塞穴位：地机穴

疏通脾经、胃经、心经的易堵塞穴位，能让你“唇齿生香”

1. 如何疏通脾经的易堵塞穴位：地机穴、三阴交穴、太白穴

▼ 快速取穴

（1）地机穴

地机穴在胫骨内侧缘，膝关节内侧下四指宽处。用同侧小指掌指关节敲击此穴，有的朋友痛感特别强烈。敲击时请注意，要敲到骨头与肉的接合部，不要敲到骨头上。

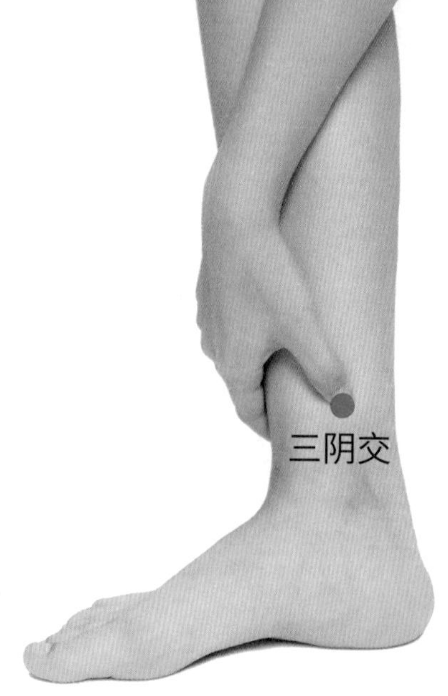

脾经的易堵塞穴位：三阴交穴

（2）三阴交穴

三阴交穴在内踝尖上四指宽处，胫骨内侧缘后际，敲击会有酸痛的感觉。

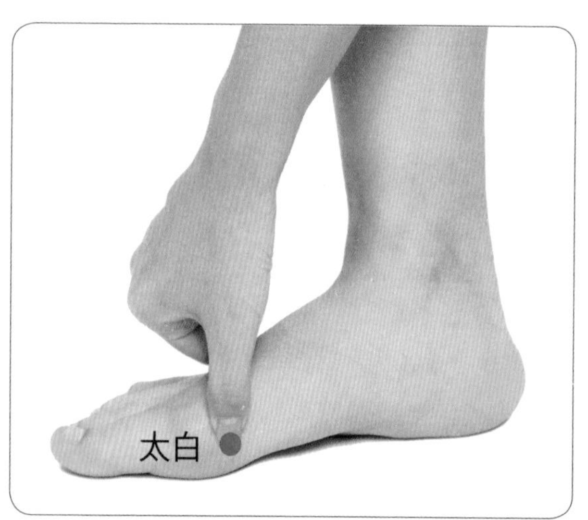

脾经的易堵塞穴位：太白穴

（3）太白穴

大脚趾与脚掌相连的关节是一个凸起，古人称为“核骨”，核骨后凹陷处就是太白穴。

▼ 操作方法

疏理脾经时，先敲揉双侧的地机穴、三阴交穴，再点揉太白穴，在痛处按揉、疏理。每个位置 2 ~ 3 分钟，每天 2 ~ 3 次，3 ~ 5 天痛感可消失。

2. 如何疏通胃经的易堵塞穴位：髀关穴、丰隆穴、内庭穴

▼ 快速取穴

（1）髀关穴

保持正坐位，双手握拳，用小指的掌指关节沿大腿正面中线从腿根敲击到膝关节，在腹股沟中点下方三指宽的地方痛感强烈，这就是髀关穴。

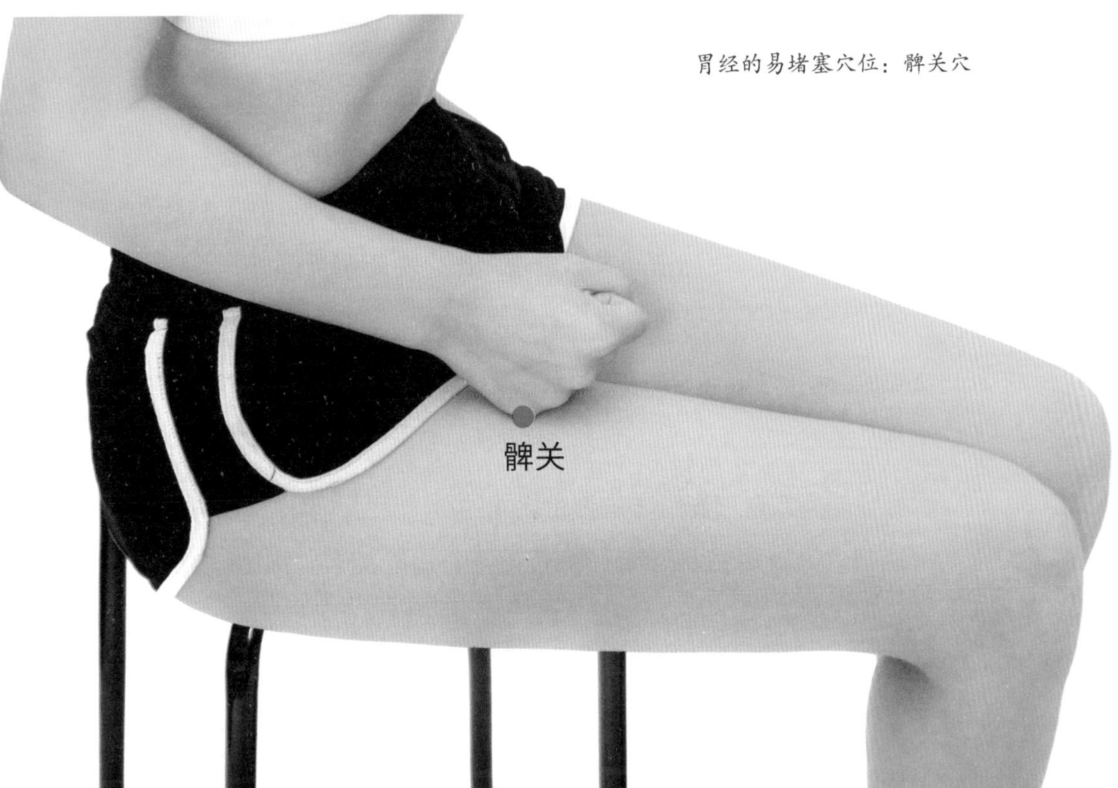

胃经的易堵塞穴位：髀关穴

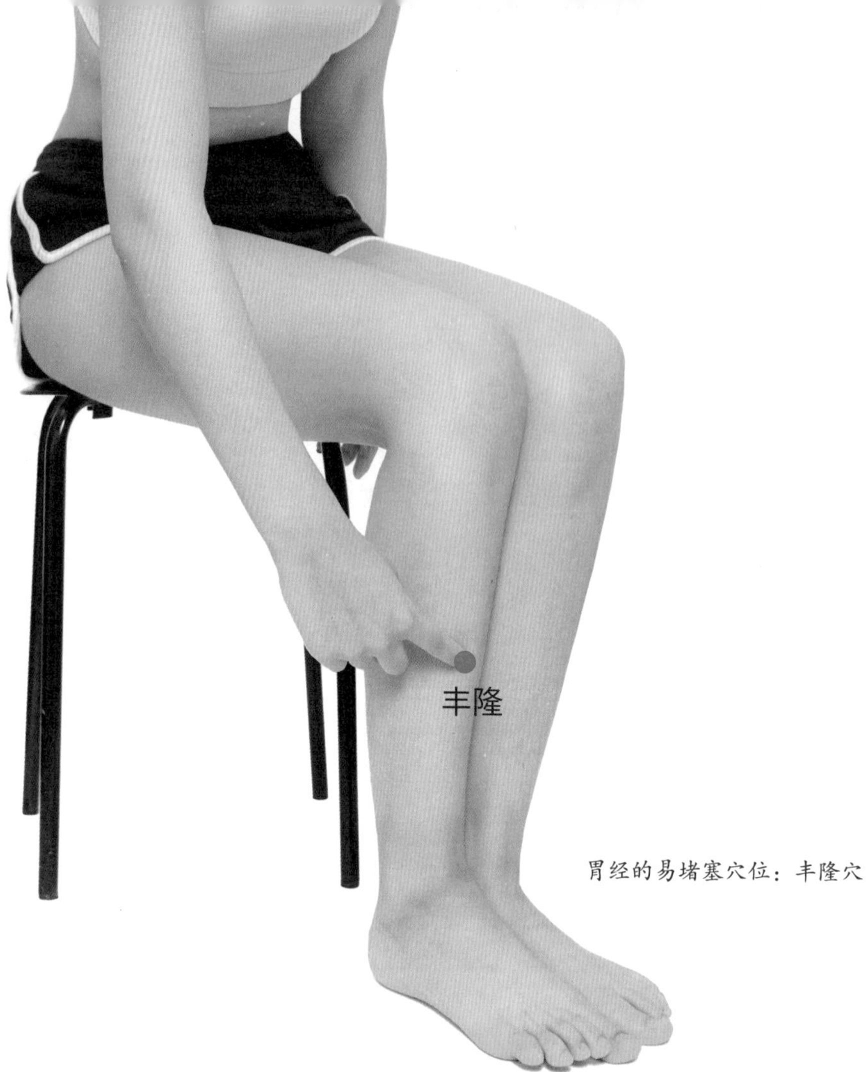

胃经的易堵塞穴位：丰隆穴

（2）丰隆穴

在小腿的中点，胫骨外侧两横指宽的位置就是丰隆穴。用大拇指的指间关节垂直敲击，会有明显痛感，尤其体内痰湿较重的朋友，痛感更为强烈。

（3）内庭穴

内庭穴在二脚趾和三脚趾之间的趾蹼缘处。用食指点按此穴，以最小的半径旋转打圈，逐渐加力，痛感立现。

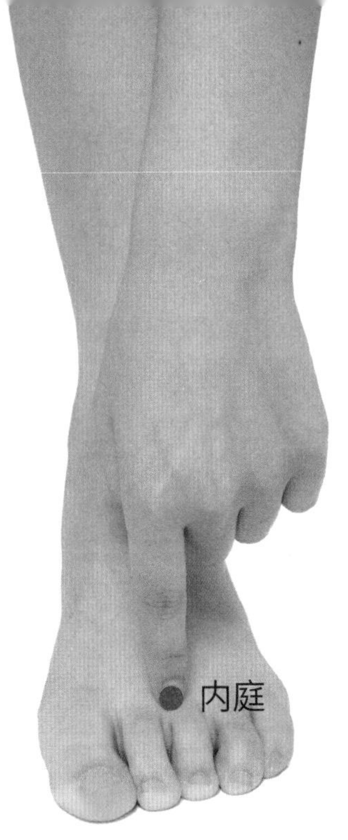

胃经的易堵塞穴位：内庭穴

▼ 操作方法

疏理胃经时，敲揉双侧髀关穴、丰隆穴，点揉内庭穴探查，在痛处按揉、疏理。每个位置 2 ~ 3 分钟，每天 2 ~ 3 次，3 ~ 5 天痛感可消失。

当疏通了脾经和胃经的易堵塞穴位，有的朋友会发现，不仅口气消失了，胃口也变得更好了，感觉吃东西特别香。

另外，有的朋友反映，在疏通了脾经和胃经之后，嘴里好像有一种热感，有一种莫名的味道。其实，这是心火上炎的表现。我们可以通过刺激肌体上的相应穴位来降心火，以恢复心的状态。

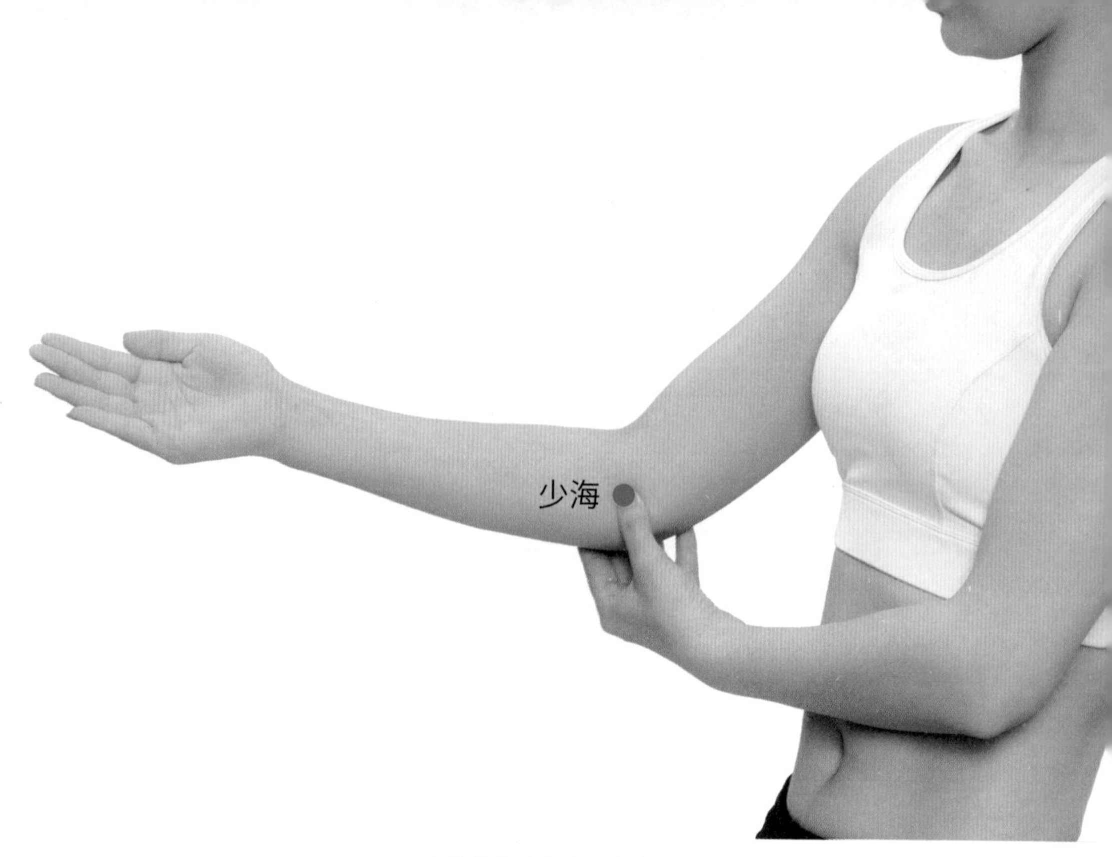

心经的易堵塞穴位：少海穴

3. 如何疏通心经的易堵塞穴位：少海穴、少府穴

▼ 快速取穴

（1）少海穴

屈肘 90 度，肘横纹内侧端凹陷处就是少海穴。将拇指指肚放在这里，以最小半径旋转打圈，逐渐加力点揉，多数人会痛不可摸。

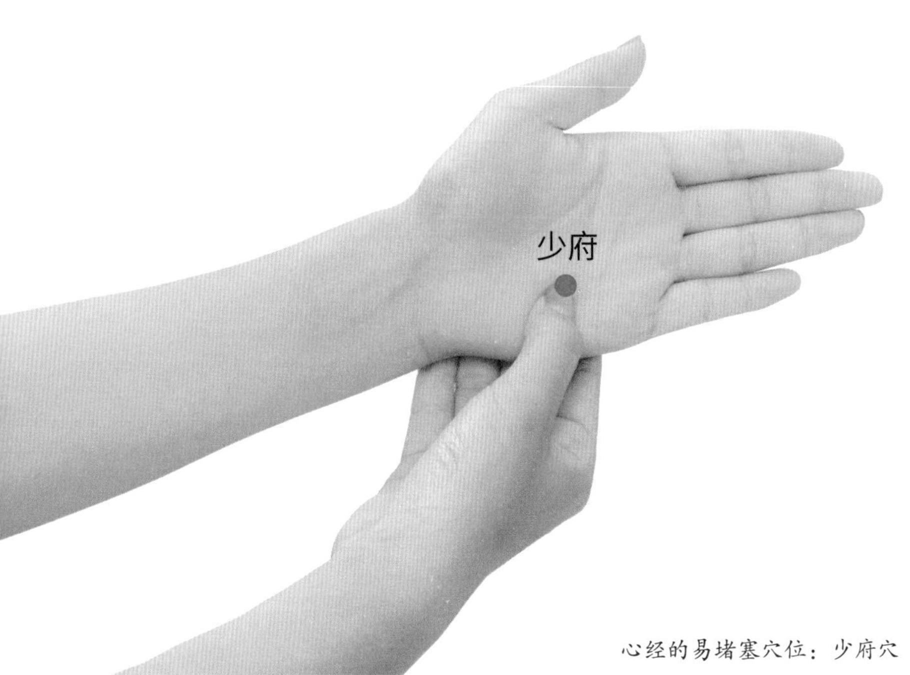

心经的易堵塞穴位：少府穴

（2）少府穴

仰掌，手指屈向掌心横纹，小指指尖下凹陷处就是少府穴。

操作方法

疏理心经时，用拇指点按少海穴、少府穴探查，在痛处按揉、疏理。每个位置 2 ~ 3 分钟，每天 2 ~ 3 次，3 ~ 5 天痛感可消失。

正常情况下，当早晨起床的时候，嘴里很清爽、干净，有一种甜丝丝的感觉，这就说明身体内是健康的。而且在调理脾经、胃经、心经的过程中，您没在意的睡眠问题、肠道问题，也会得到改善。

如何调理口腔溃疡

为什么你经常性口腔溃疡

生活中难免有些小疾患，虽然不要命，却会平添不少痛苦和烦恼，口腔溃疡就是其中一种。

口腔溃疡，又叫口疮，是发生在口腔黏膜上的表浅性溃疡，可从米粒至黄豆大小，发展成圆形或卵圆形，溃疡面凹陷，周围充血。

从小到大，很多人都得过口腔溃疡，有时可自愈，有时却迁延难愈，非常讨厌。中医认为“脾开窍于口”，口与脾的功能是统一协调的，而且“脾主肉”，脾虚容易导致口腔溃疡。而脾胃是表里关系，本为一体。口腔通过食道与胃有联系，口腔溃疡意味着胃也出现了问题。

当脾胃系统受损，气机拥塞在中间，会导致心火不能下降，所以民间常称口腔溃疡为“上火”。如果心火亢盛，也可致口内生疮。

因此，我们可以通过疏通脾经、胃经、心经的易堵塞穴位，帮助脾、胃、心恢复常态，消除口腔溃疡。

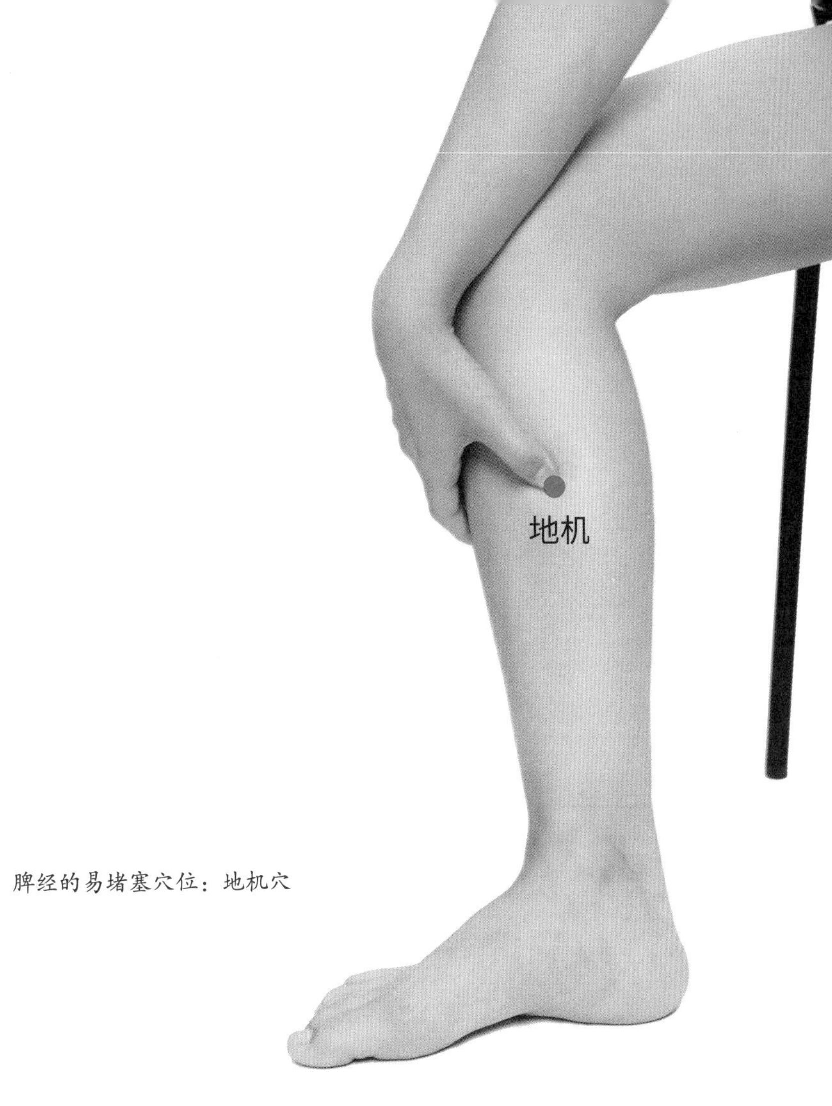

脾经的易堵塞穴位：地机穴

疏通脾经、胃经、心经、肝经的易堵塞穴位，就能让你的口腔“争口气”

1. 如何疏通脾经的易堵塞穴位：地机穴、三阴交穴

▼ 快速取穴

（1）地机穴

用同侧小指掌指关节从膝关节开始沿小腿内侧缘依

次敲至内踝，在膝关节内侧下四指宽处会有痛感，这就是地机穴。

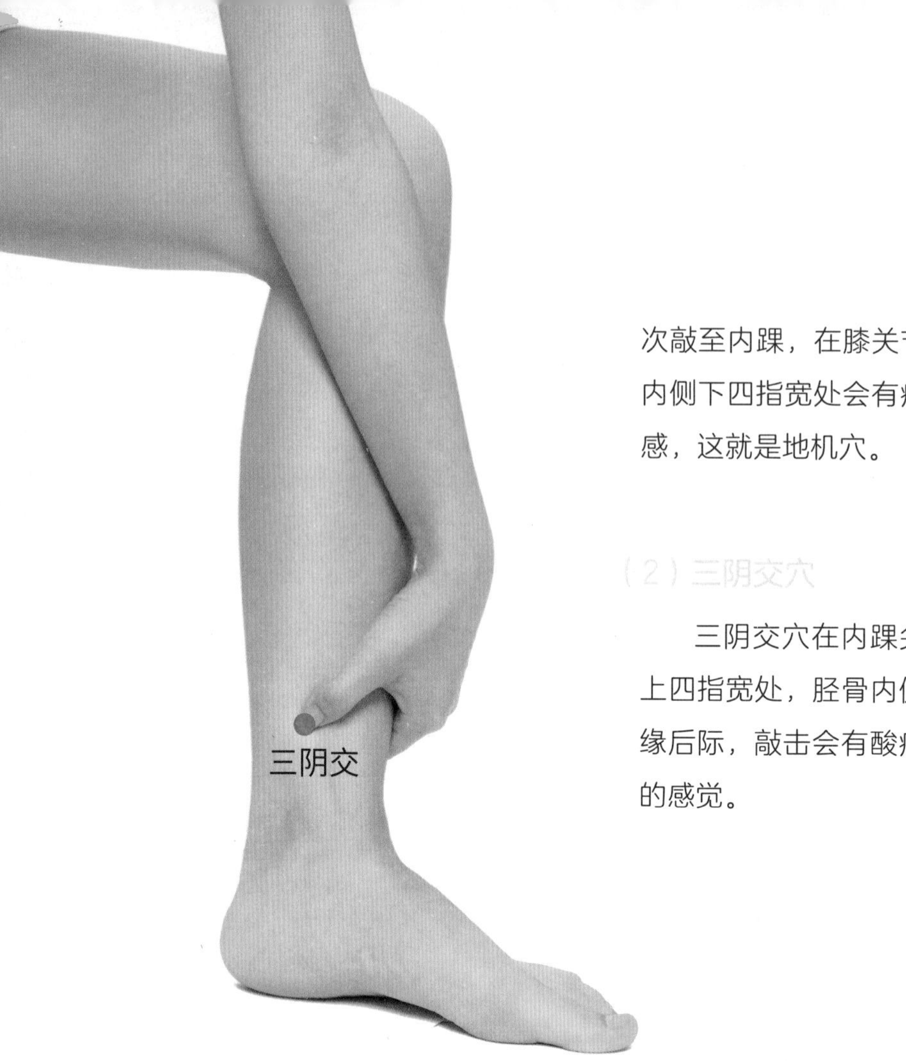

（2）三阴交穴

三阴交穴在内踝尖上四指宽处，胫骨内侧缘后际，敲击会有酸痛的感觉。

脾经的易堵塞穴位：三阴交穴

▼ 操作方法

疏理脾经时，敲揉双侧的地机穴、三阴交穴探查，在痛处按揉、疏理。每个位置 2 ~ 3 分钟，每天 2 ~ 3 次，3 ~ 5 天痛感可消失。

2. 如何疏通胃经的易堵塞穴位：髀关穴、丰隆穴、内庭穴

▼ 快速取穴

（1）髀关穴

保持正坐位，双手握拳，用小指的掌指关节沿大腿正面中线从腿根一直敲击到膝关节，3 ~ 5 遍以后，在腹股沟中点下方三指宽处会发现一个强烈的痛点，这就是胃经在大腿部的易堵点——髀关穴。

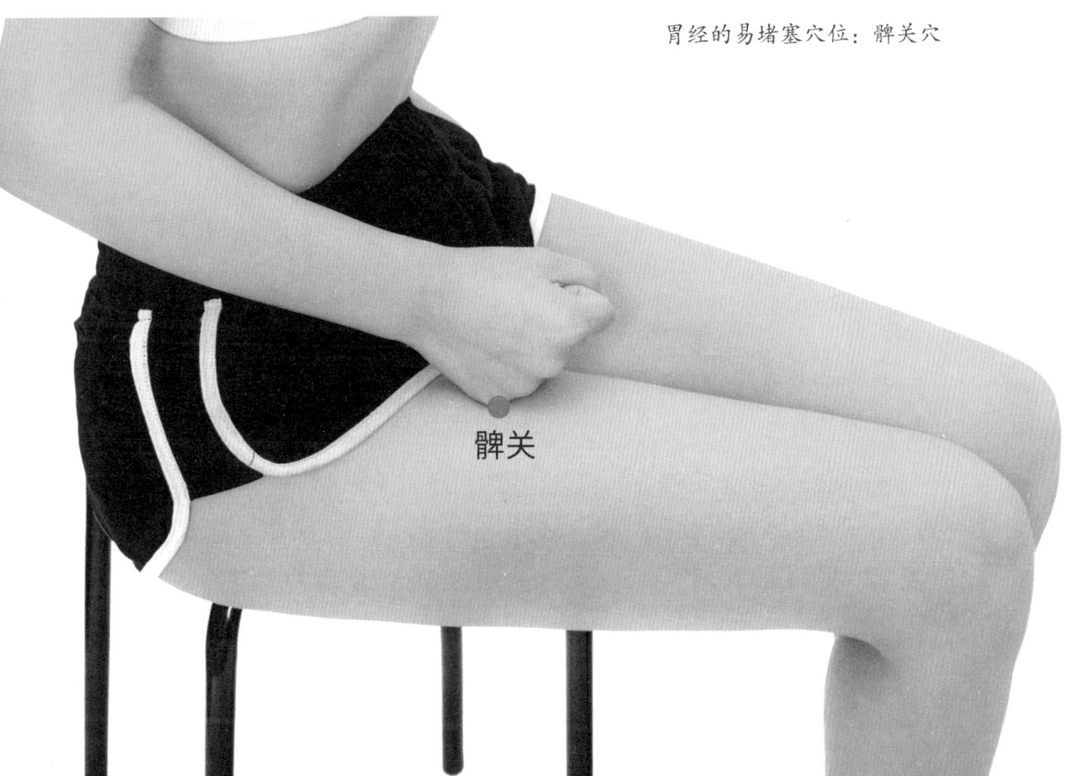

胃经的易堵塞穴位：髀关穴

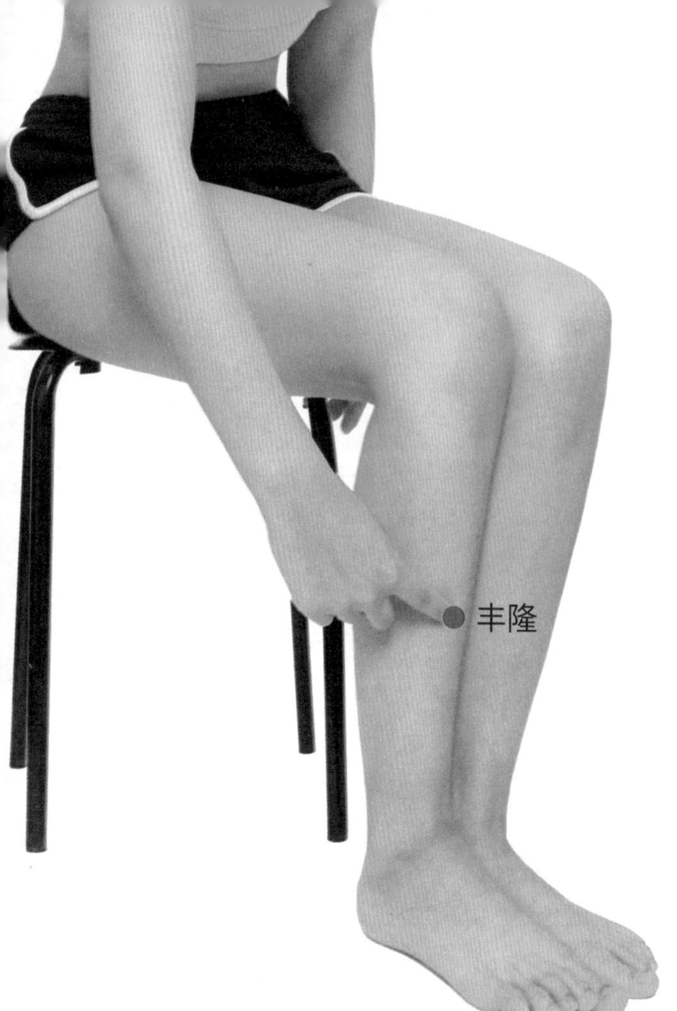

胃经的易堵塞穴位：丰隆穴

（2）丰隆穴

丰隆穴在小腿中点，胫骨外两横指宽处。用大拇指的指间关节进行敲揉，会有强烈痛感。

（3）内庭穴

内庭穴在二脚趾和三脚趾之间的趾蹼缘上。用食指进行点按，以最小的半径旋转打圈，逐渐加力，有的朋友疼痛难当。

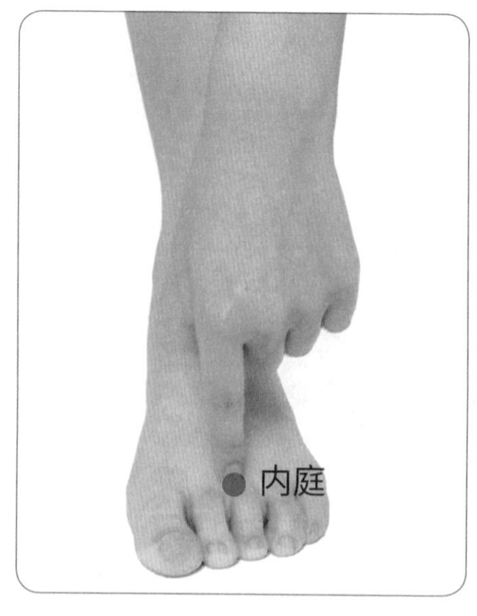

胃经的易堵塞穴位：内庭穴

▼ 操作方法

疏理胃经时，敲揉双侧髀关穴、丰隆穴，点揉内庭穴探查，在痛处按揉、疏理。每个位置 2 ~ 3 分钟，每天 2 ~ 3 次，3 ~ 5 天痛感可消失。

3. 如何疏通心经的易堵塞穴位：少海穴、少府穴

▼ 快速取穴

（1）少海穴

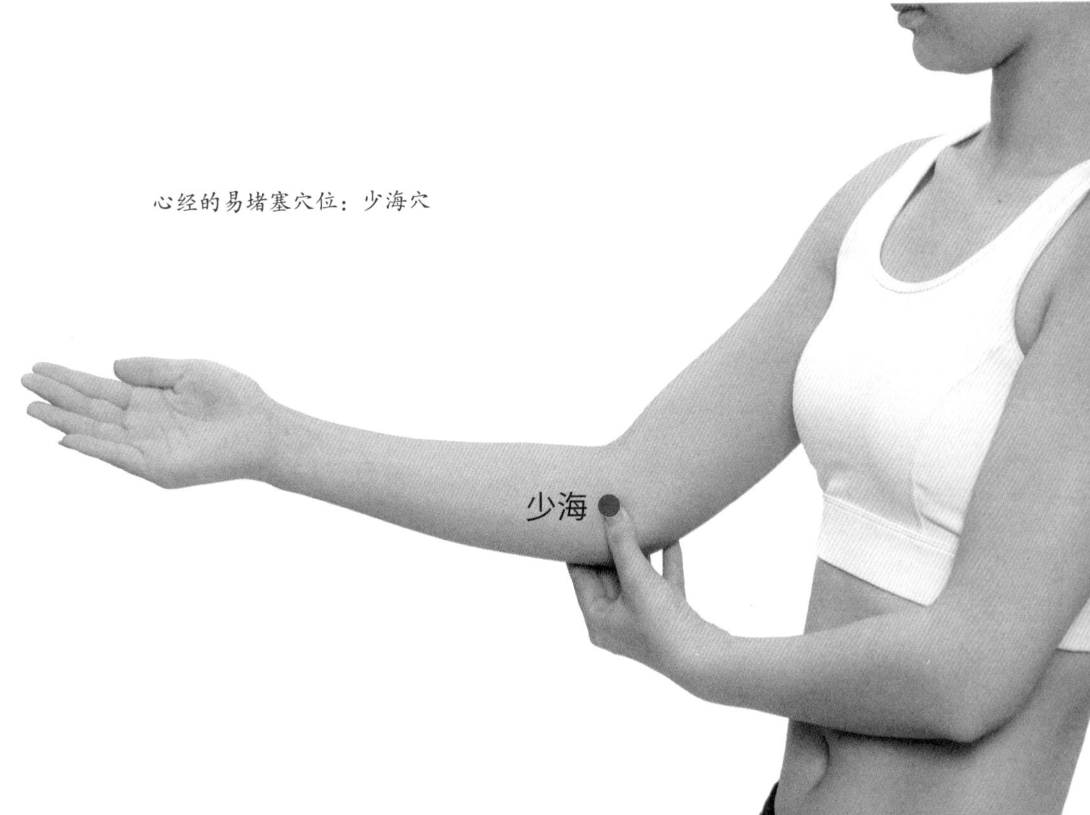

心经的易堵塞穴位：少海穴

屈肘90度，肘横纹内侧端凹陷处就是少海穴。将拇指指肚放在这里，以最小半径旋转打圈，逐渐加力点揉，多数人会痛不可摸。

（2）少府穴

仰掌，手指屈向掌心横纹，小指指尖下凹陷处就是少府穴。

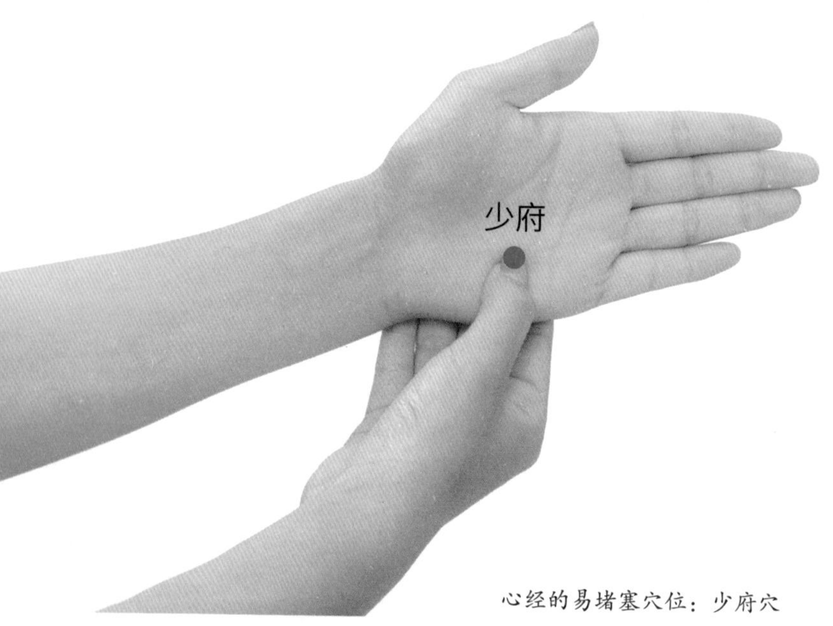

心经的易堵塞穴位：少府穴

▼ 操作方法

疏理心经时，用拇指点按少海穴、少府穴探查，在痛处按揉、疏理。每个位置2～3分钟，每天2～3次，3～5天痛感可消失。

另外，如果由于长期熬夜、情绪焦虑出现口腔溃疡，那么在疏通上述经络易堵塞穴位的同时，还要疏通肝经的易堵塞穴位。因为肝经的循行路线“从目系下颊里，环唇内”，这说明肝火亢盛也会影响到口腔。

4. 如何疏通肝经的易堵塞穴位：阴包穴、太冲穴

▼ 快速取穴

（1）阴包穴

正坐后双脚着地，两腿微微分开，用对侧大拇指指间关节沿大腿内侧中线从腿根依次敲击到膝关节，多数人在膝盖上方五指宽处会有强烈痛感，这就是阴包穴。

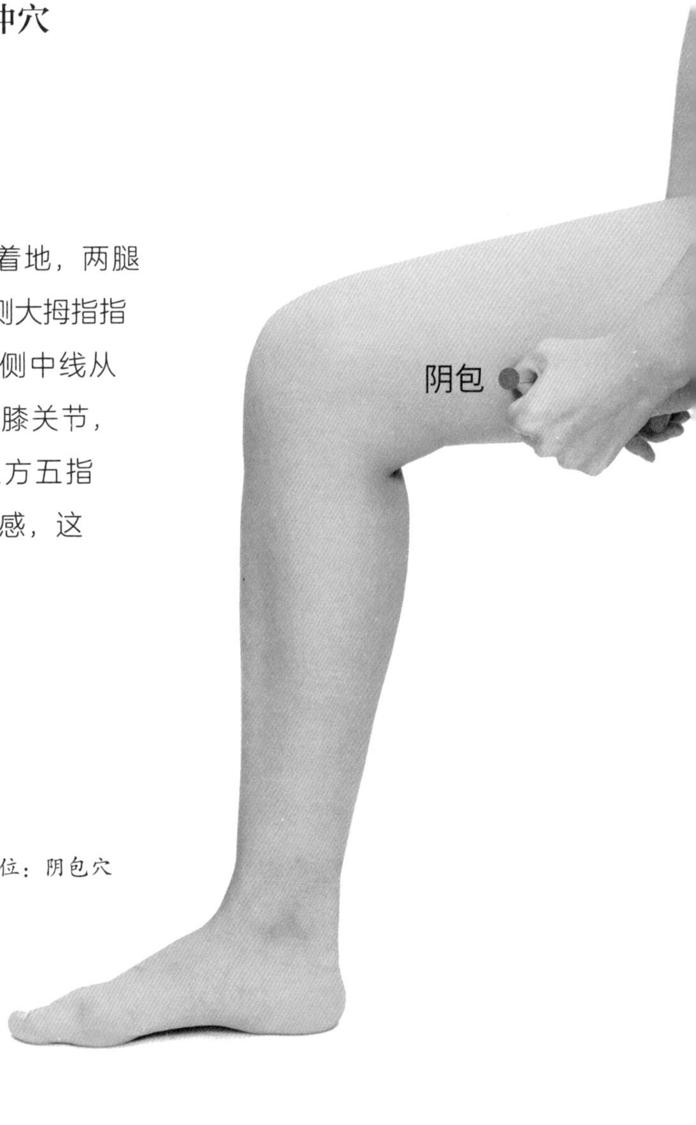

阴包

肝经的易堵塞穴位：阴包穴

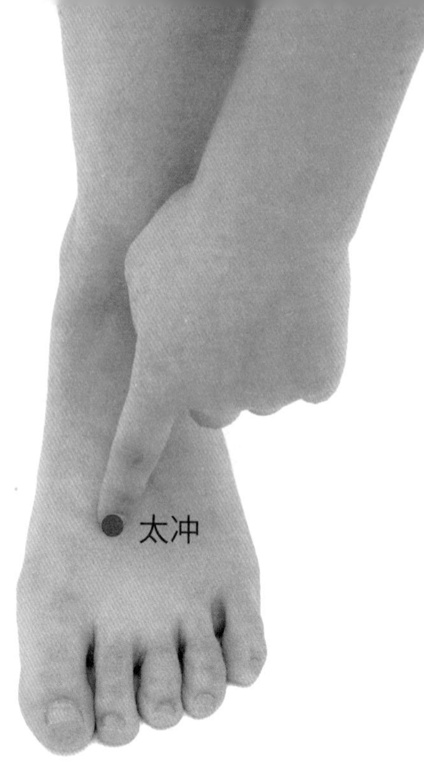

肝经的易堵塞穴位：太冲穴

（2）太冲穴

太冲穴在脚面最高点，大脚趾与二脚趾分叉处的凹陷中。用食指在此处进行点揉，以最小的半径旋转打圈，逐渐增加力度，会有明显痛感。

▼ 操作方法

疏理肝经时，敲揉双侧的阴包穴，点揉太冲穴探查，在痛处按揉、疏理。每个位置 2 ~ 3 分钟，每天 2 ~ 3 次，3 ~ 5 天痛感可消失。

5. 有效缓解口腔溃疡的小妙招

（1）涂抹红糖

溃疡面涂抹红糖适用于脾虚所致的溃疡。脾虚的表现：总是腹胀，胃口差，肢体倦怠，神疲乏力，不想说话，形体消瘦，或肥胖浮肿，舌苔淡白。

因为红糖属土，补脾的效果好，涂抹在溃疡面上有修复作用。

（2）涂抹冰硼散

冰硼散适合于心火亢盛所致的口舌生疮。患者伴有口臭、心烦、大便秘结、溃疡面红肿起疱等症状，用棉棒蘸取少许冰硼散，涂在患处。坚持 2 ~ 3 天后，创口即可愈合。

如何调理口苦

你为什么会口苦

春季，易出现口苦的状况，尤其是早晨起床后，有些朋友嘴里有一丝丝的苦味。这是肝胆之火上冲，胆汁不降的表现。

中医理论中肝属木，有升发的作用。春季，肝气更活跃，所以身体有肝气上冲的表现，如头脑兴奋，反应敏捷，容易发怒。

现代医学研究表明，胆汁由肝分泌出来储存在胆囊里，当身体进食咀嚼时，胆汁开始准备；当脂肪类的食物进到胃以后，胆汁进入十二指肠参与代谢。

如果肝气上冲得厉害，在夜间胆汁就会借着向上的力量溢出，从而晨起有口苦的感觉。而平时素有肝胆疾患的人，则常有口苦的表现。

另外，升降有序是自然界的规律，身体也是如此。肝在东方主升，肺在西方主降。要避免肝气上冲，就要促进肺气下降，升降平衡后，胆汁便不会上冲，口苦的症状也就消失了。

疏通肝经、胆经、肺经的易堵塞穴位，就能让你不再吃“苦头”

1. 如何疏通肝经的易堵塞穴位：阴包穴、太冲穴

▼ 快速取穴

（1）阴包穴

保持正坐位，双脚着地，两腿微微分开，用对侧大拇指指间关节在大腿内侧中线进行敲击，从腿根一直敲至膝关节，多数人在膝盖上方五指宽处会有强烈痛感，这就是阴包穴。

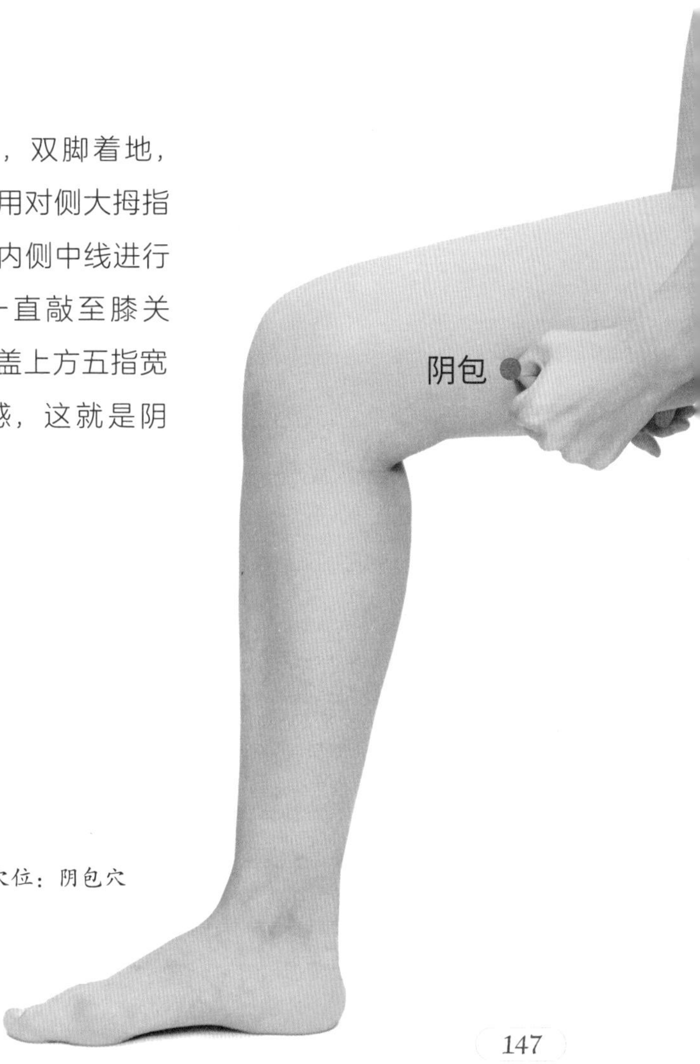

阴包

肝经的易堵塞穴位：阴包穴

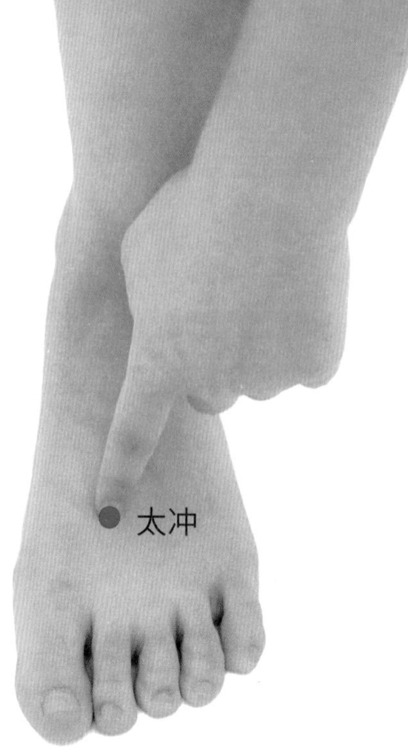

肝经的易堵塞穴位：太冲穴

（2）太冲穴

太冲穴在脚面最高点，大脚趾与二脚趾分叉处的凹陷中。用食指在此处点揉，逐渐增加力度，如痛感强烈，可每天坚持点揉，直至痛感消失。

▼ 操作方法

疏理肝经时，敲揉双侧的阴包穴，点揉太冲穴探查，在痛处按揉、疏理。每个位置 2 ~ 3 分钟，每天 2 ~ 3 次，3 ~ 5 天痛感可消失。

2. 如何疏通胆经的易堵塞穴位：肩井穴、风市穴、足临泣穴

▼ 快速取穴

（1）肩井穴

肩井穴在大椎穴（低头，后颈部隆起最高点下缘凹陷处）与锁骨肩峰端连线中点处。用大拇指的指间关节轻轻敲击，垂直发力，力矩 2 ~ 3 厘米，敲击 3 ~ 5 遍以后，痛感就很明显了。

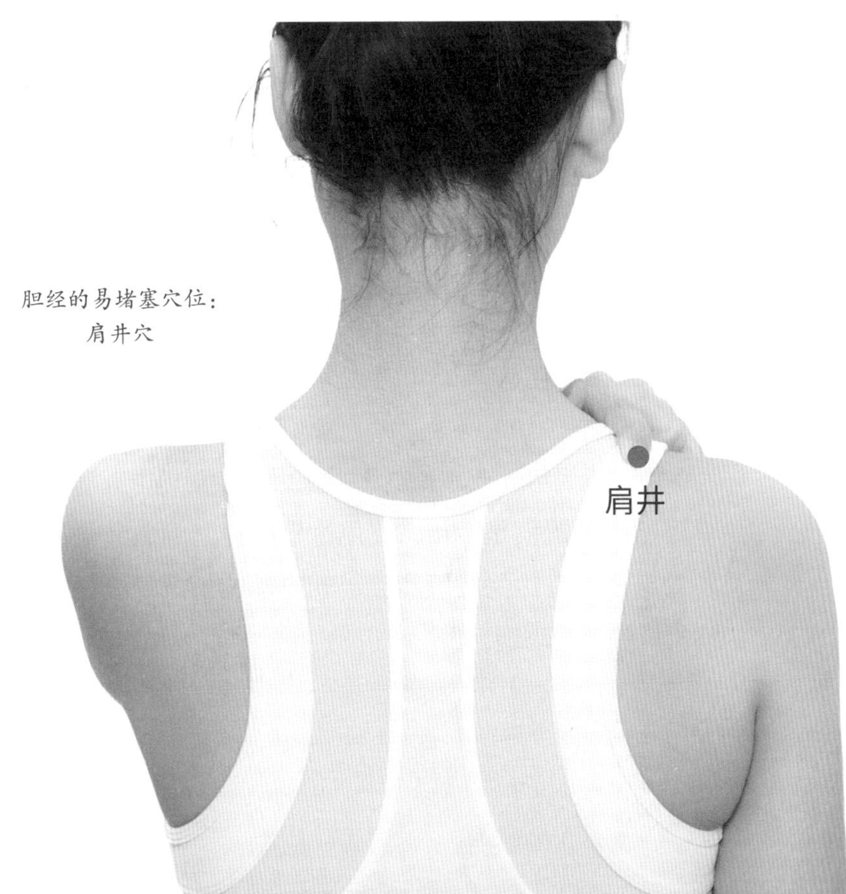

胆经的易堵塞穴位：
肩井穴

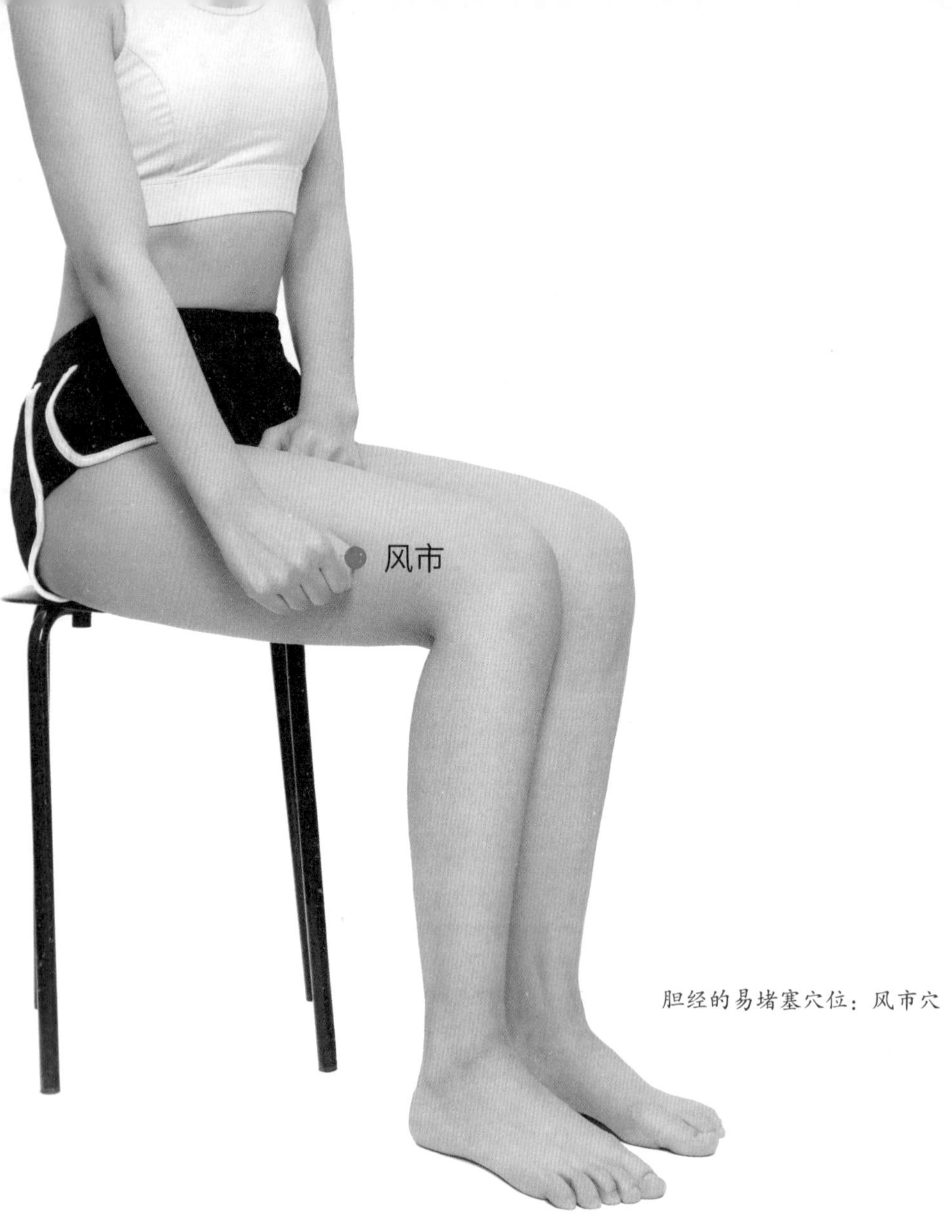

胆经的易堵塞穴位：风市穴

（2）风市穴

保持立正姿势，双手并拢下垂于大腿外侧，中指指尖偏下方的位置就是风市穴。用大拇指的指间关节垂直发力敲击，有的朋友可能会出现打嗝的情况，这是人体排解瘀气的表现。

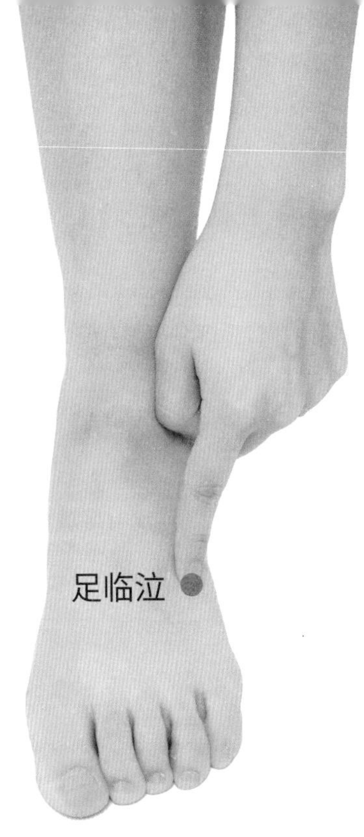

胆经的易堵塞穴位：足临泣穴

（3）足临泣穴

将食指放在第四脚趾和第五脚趾之间，然后直直地向上画线，画到脚面中央区域时，会找到一个缝隙，这里就是足临泣穴。

▼ 操作方法

疏理胆经时，先敲揉双侧肩井穴、风市穴，点揉足临泣穴探查，在痛处按揉、疏理。每个位置 2 ~ 3 分钟，每天 2 ~ 3 次，3 ~ 5 天痛感可消失。

3. 如何疏通肺经的易堵塞穴位：孔最穴、鱼际穴

▼ 快速取穴

（1）孔最穴

仰掌向上，在大拇指一侧从腕关节到肘关节画一条线，另一只手食指、中指、无名指并拢，将食指放在肘关节的横纹处，无名指的侧面与那条线的交点就是孔最穴。

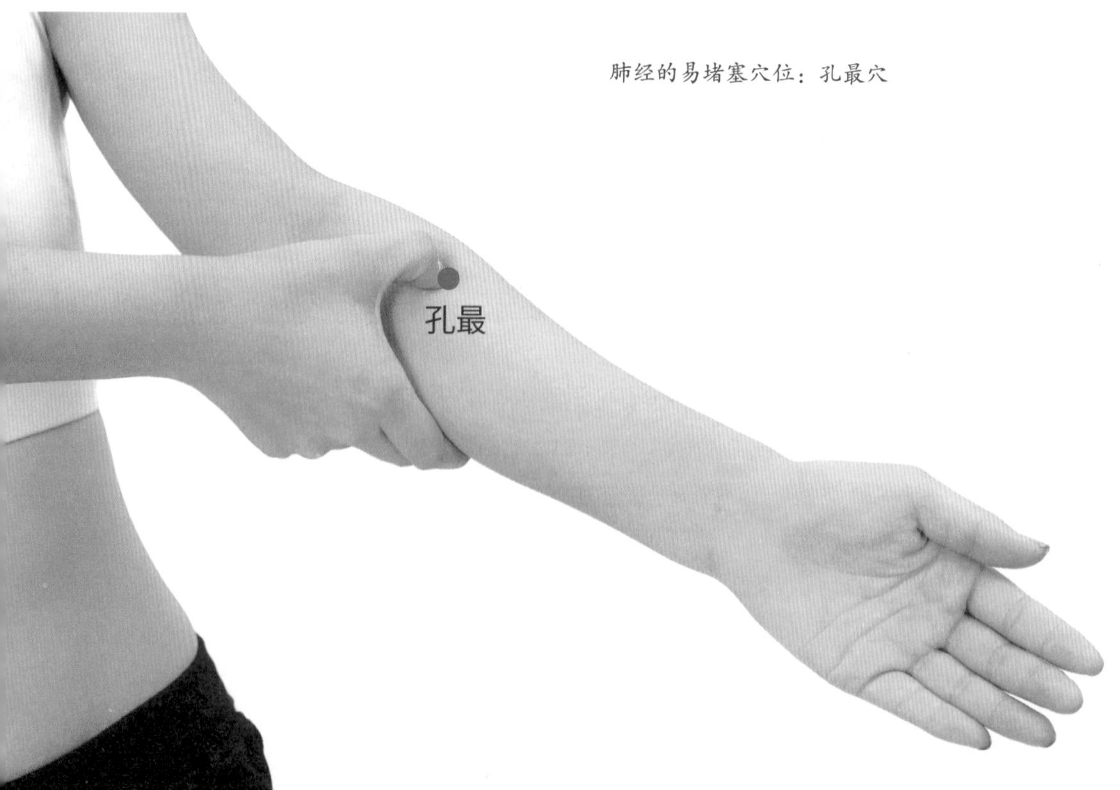

肺经的易堵塞穴位：孔最穴

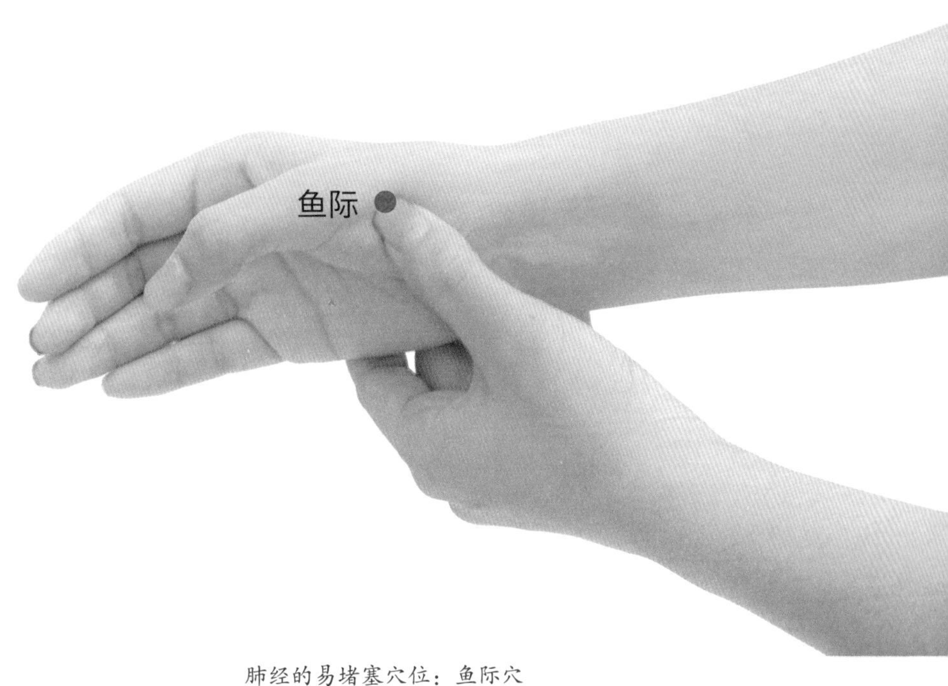

肺经的易堵塞穴位：鱼际穴

（2）鱼际穴

鱼际穴位于第一掌骨中点赤白肉际处。将拇指靠在骨头和肉的接合部进行点揉，有的人开始时痛感并不明显，但在疏通孔最穴之后，痛感强烈。

▼ 操作方法

疏理肺经时，敲揉双侧的孔最穴，点揉鱼际穴探查，在痛处按揉、疏理。每个位置 2 ~ 3 分钟，每天 2 ~ 3 次，3 ~ 5 天痛感可消失。

如何调理慢性胃炎（胃溃疡）

你为什么会得慢性胃炎（胃溃疡）

对职场女性来说，忙碌的工作中常常不能按时用餐，焦虑的情绪让胃口大打折扣，持续的熬夜加班让脾胃系统超负荷运转，以致胃炎、胃溃疡的发病率较高。现代医学把胃炎分得很细，包括急性胃炎、慢性胃炎、萎缩性胃炎、浅表性胃炎、弥漫性胃炎等，常表现为上腹胃脘部不适、饭后饱胀、嗳气、返酸，甚至恶心、呕吐等。

疏通胃经、脾经、肝经、心包经的易堵塞穴位，就能“胃你好”

《黄帝内经》中讲:“经脉所过，主治所及。”胃炎和胃溃疡同属于胃的问题，在就医的同时，可以自我疏通胃经的易堵塞穴位来辅助调理。

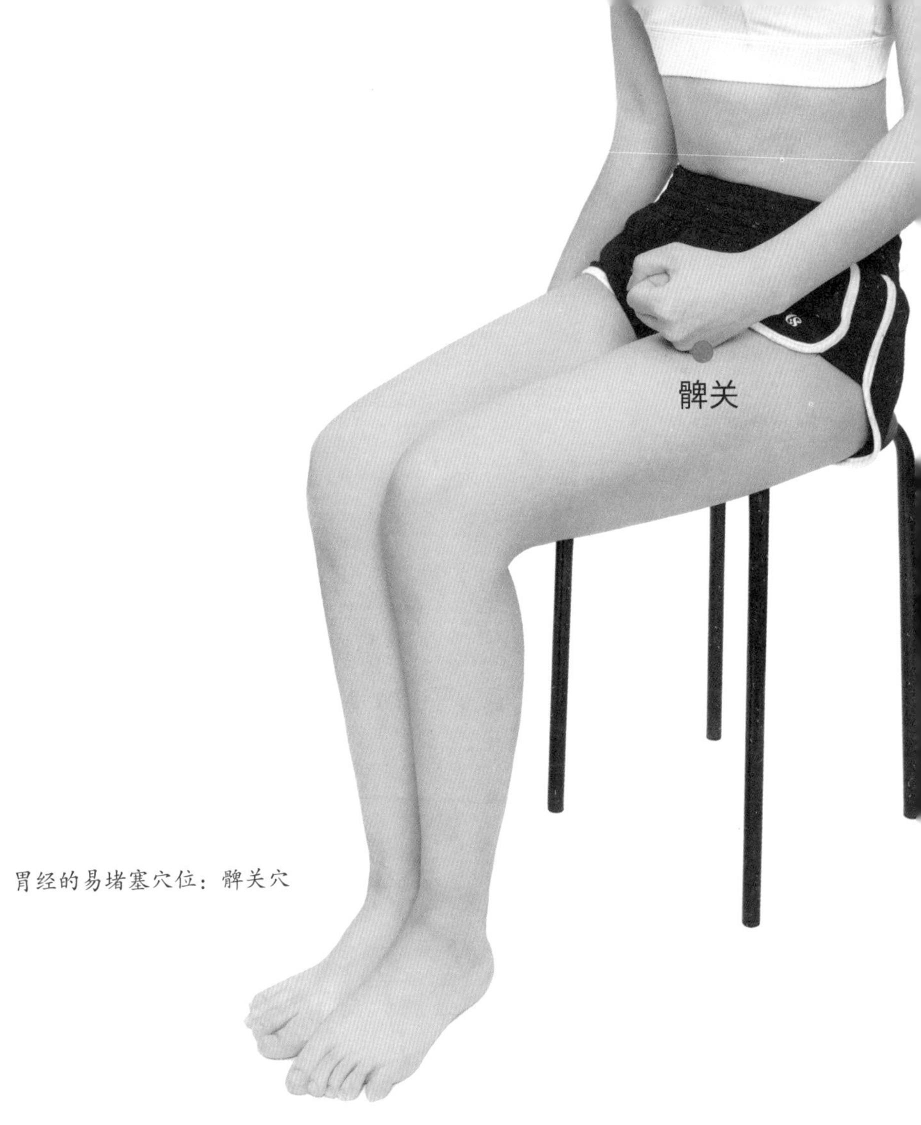

胃经的易堵塞穴位：髀关穴

1. 如何疏通胃经的易堵塞穴位：髀关穴、丰隆穴

双手握拳，用小指的掌指关节沿大腿的正中线进行敲击，垂直发力，力矩 2 ~ 3 厘米，敲击 3 ~ 5 遍后，在腹股沟中点偏下方三指宽处会有一个强烈的痛点，而且局部肌肉僵紧，这就是髀关穴。

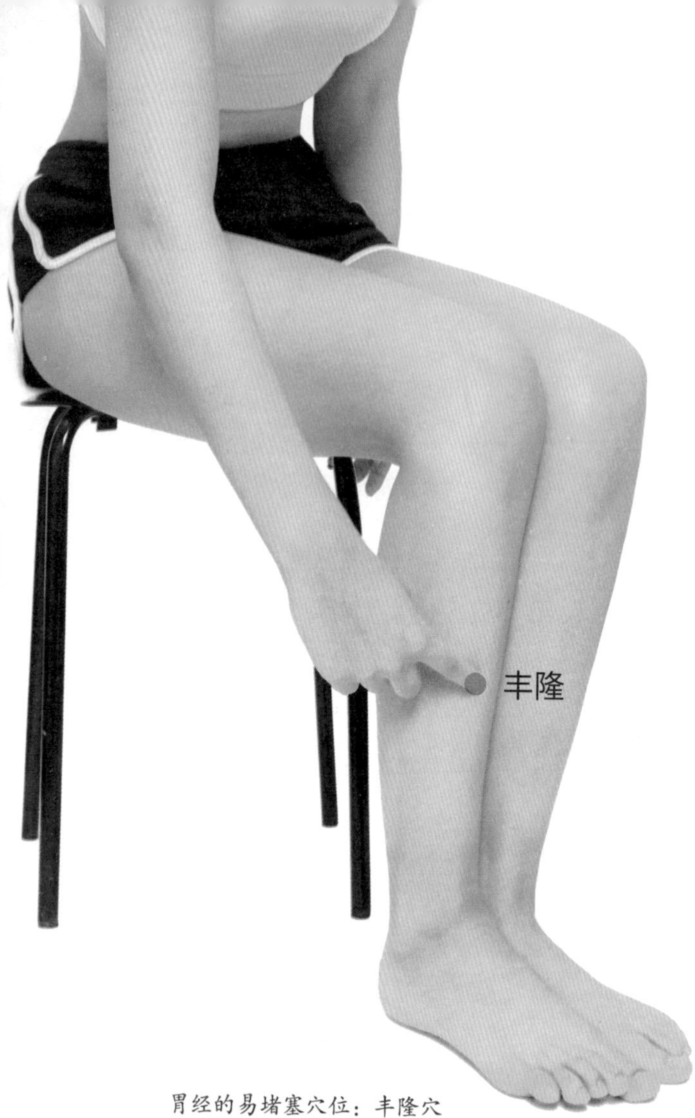

胃经的易堵塞穴位：丰隆穴

（2）丰隆穴

丰隆穴在小腿的中点，胫骨外侧两横指处。用大拇指的指间关节向这个位置垂直发力，敲击3～5遍后会特别疼，尤其体内痰湿比较重的女孩子痛感更为强烈。

▼ 操作方法

疏理胃经时，敲揉双侧髀关穴、丰隆穴探查，在痛处按揉、疏理。每个位置2～3分钟，每天2～3次，3～5天痛感可消失。

中医认为脾胃在五行中同属土，相互关系密切，调理胃病必须疏通脾经的易堵塞穴位。

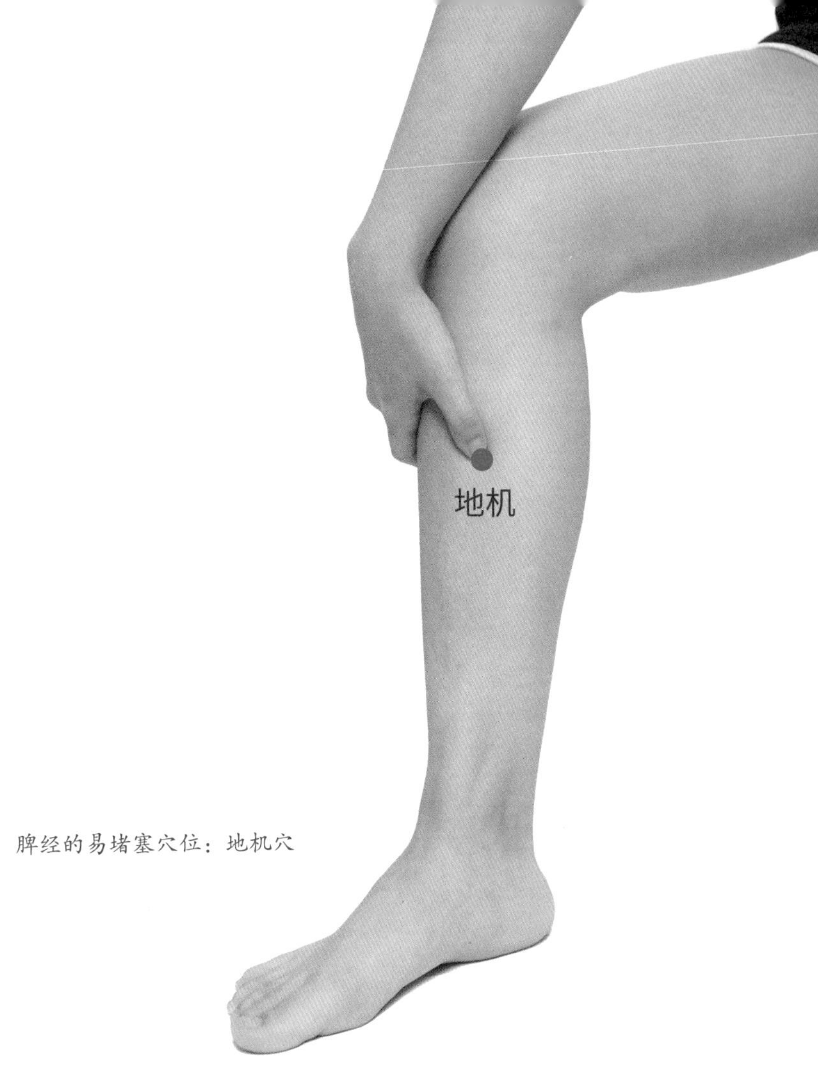

脾经的易堵塞穴位：地机穴

2. 如何疏通脾经的易堵塞穴位：地机穴、三阴交穴、太白穴、公孙穴

▼ 快速取穴

(1) 地机穴

地机穴在胫骨内侧缘，膝关节内侧下四指宽处。用同侧小指掌指关节敲击此穴，有的朋友痛感特别强烈。敲击时请注意，要敲到骨头与肉的接合部，不要敲到骨头上。

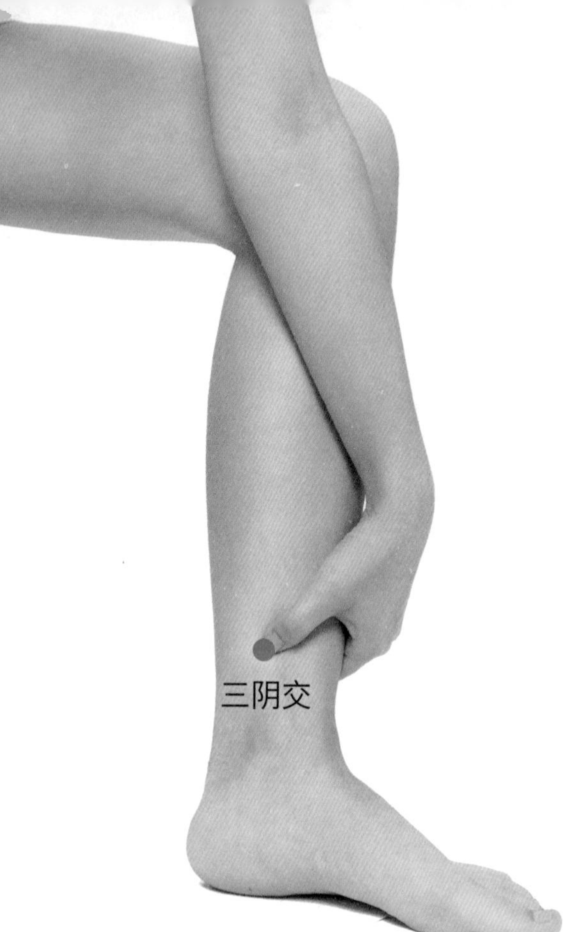

脾经的易堵塞穴位：三阴交穴

（2）三阴交穴

三阴交穴在内踝尖上四指宽处，胫骨内侧缘后际，敲击会有酸痛的感觉。

（3）太白穴

大脚趾与脚掌相连的关节是一个凸起，古人称为“核骨”，核骨后凹陷处就是太白穴。

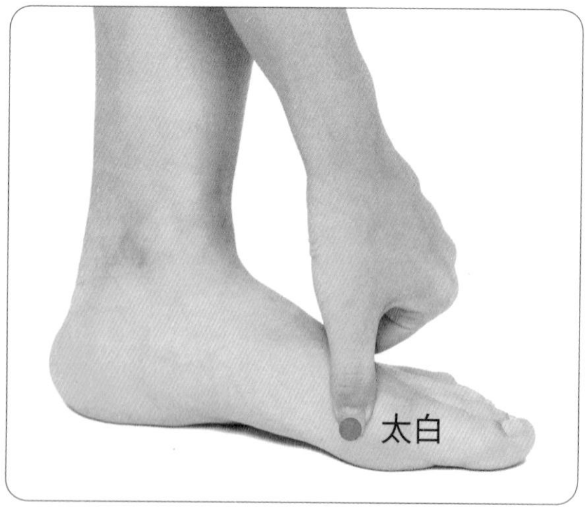

脾经的易堵塞穴位：太白穴

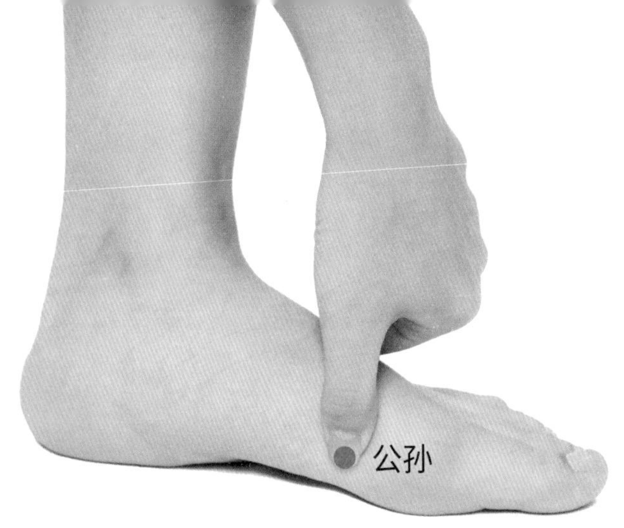

脾经的易堵塞穴位：公孙穴

（4）公孙穴

公孙穴位于太白穴后 1 寸处。

▼ 操作方法

疏理脾经时，先敲揉双侧的地机穴、三阴交穴，再点揉太白穴、公孙穴，在痛处按揉、疏理。每个位置 2 ~ 3 分钟，每天 2 ~ 3 次，3 ~ 5 天痛感可消失。

胃病怕生气，烦躁、易怒、焦虑的情绪对脾胃的影响非常大，生气后会马上病情加重。在五行理论中，“肝木克脾土”，所以有“肝气横犯脾胃”的说法。发怒、熬夜、焦虑这些行为都会影响肝气，然后伤害到胃。因此，一定要疏通肝经的易堵塞穴位，以恢复肝的功能。

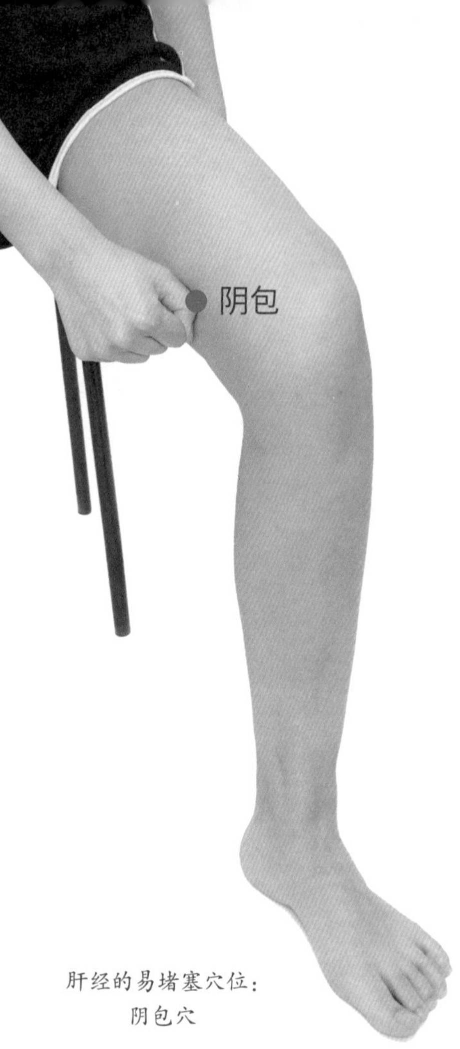

肝经的易堵塞穴位：
阴包穴

3. 如何疏通肝经的易堵塞穴位：阴包穴、太冲穴

▼ 快速取穴

（1）阴包穴

保持正坐位，双脚着地，两腿微微分开，用对侧大拇指指间关节在大腿内侧中线进行敲击，从腿根一直敲至膝关节，多数人在膝盖上方五指宽处会有强烈痛感，这就是阴包穴。

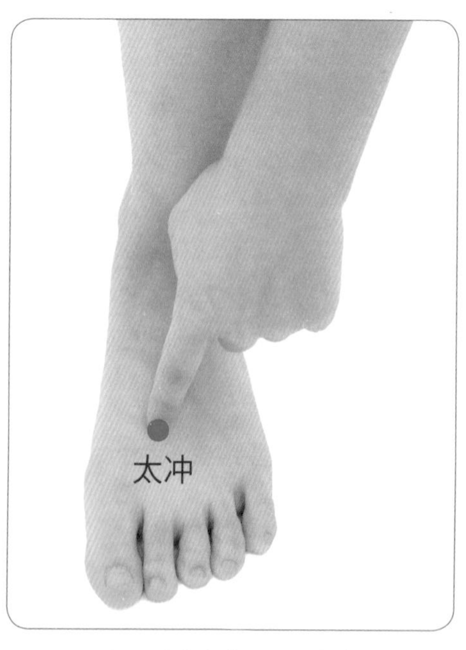

肝经的易堵塞穴位：太冲穴

（2）太冲穴

太冲穴在脚面最高点，大脚趾与二脚趾分叉处的凹陷中。用食指在此处点揉，逐渐增加力度，如痛感强烈，可每天坚持点揉，直至痛感消失。

疏理肝经时，敲揉双侧的阴包穴，点揉太冲穴探查，在痛处按揉、疏理。每个位置 2 ~ 3 分钟，每天 2 ~ 3 次，3 ~ 5 天痛感可消失。

《黄帝内经·灵兰秘典论》中讲:“膻中（心包）者，臣使之官，喜悦出焉。”所以，在日常生活中，我们应该尽量保持愉悦的心情。而疏通心包经可以排解体内郁气，缓解胃胀。

4. 如何疏通心包经的易堵塞穴位：天泉穴、郄门穴、肘下 2 寸

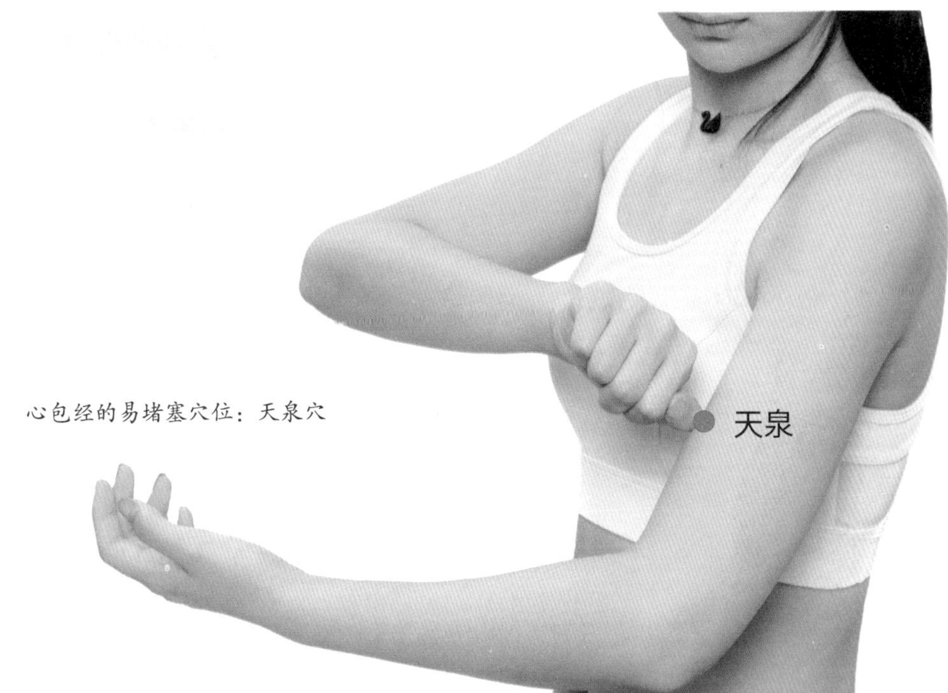

心包经的易堵塞穴位：天泉穴

手掌放平，曲肘呈 90 度，用另一只手的大拇指指间关节沿肱二头肌中线由肩轻敲至肘关节，在肱二头肌起端处就是天泉穴。

（2）郄门穴

前臂腕横纹与肘关节横纹的距离是 12 寸，两者之间正中线中点向下一拇指宽处就是郄门穴，即腕横纹上 5 寸。

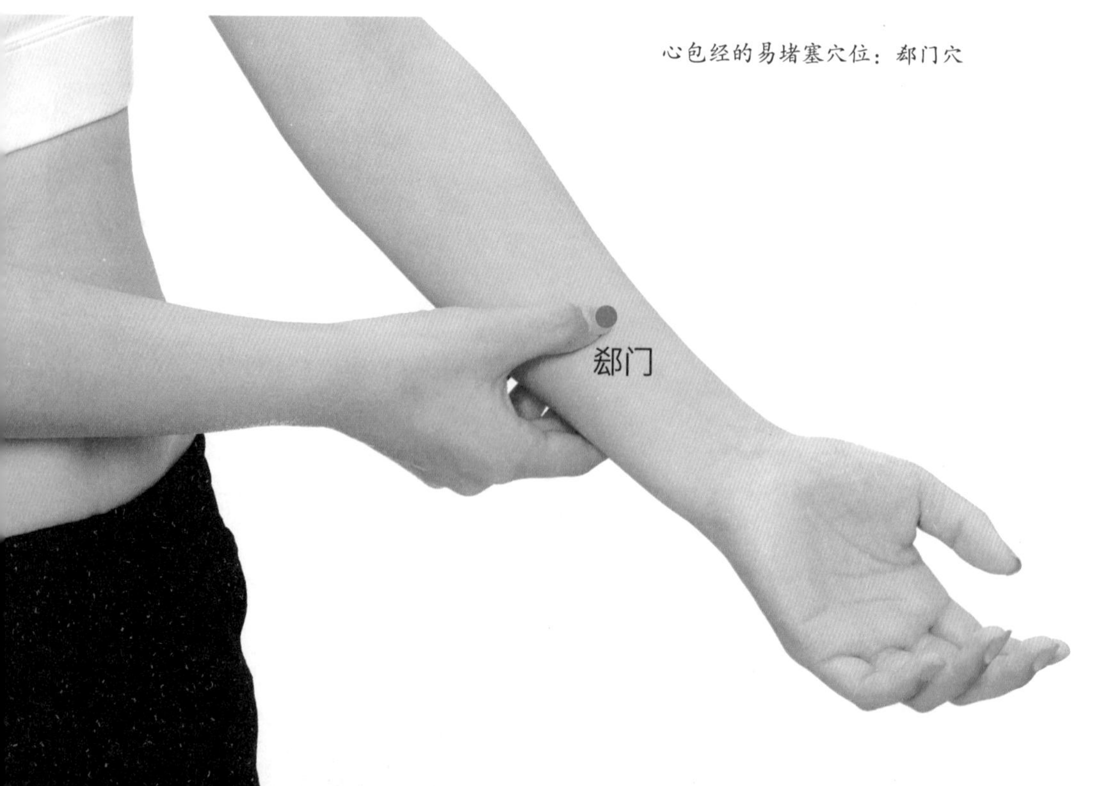

心包经的易堵塞穴位：郄门穴

（3）肘下2寸

在敲揉、探查心包经前臂部分时，我发现有些人肘下2寸的位置常会疼痛，遂将这个无名之处，设为心包经的常见堵点。

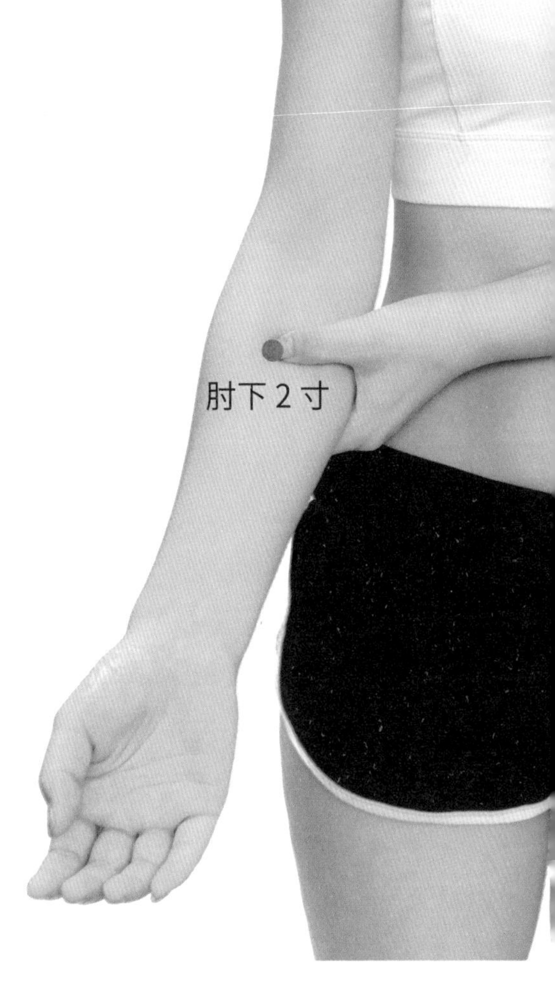

心包经的易堵塞穴位：肘下2寸

▼ 操作方法

疏理心包经时，敲揉、探查双侧的天泉穴、郄门穴、肘下2寸，在痛处按揉、疏理。每个位置按揉2～3分钟，每天2～3次，3～5天痛感可消失。

当今时代，服用寒凉之品太容易，而胃不舒服的朋友一定要敬而远之。另外，有些女性过食水果，晚餐不吃主食，用蔬菜、水果来充饥。其实，人体需要五谷的能量，每日三餐主食不可缺少。建议有这种行为习惯的朋友适当改一改。

如何调理心律不齐

你为什么会心律不齐

心律不齐是指心跳或脉搏的节律不规则，比较常见的异常表现有心悸、心跳缓慢、不规则心跳、心跳之间心脏暂停。一般情况下，正常成年人安静时的心率有显著的个体差异，每分钟在 60 ~ 100 次。

其实，女性的生理特点决定了女性与心律不齐之间存在着复杂的关联。比如，女性不同生理时期心率存在不同变化，妊娠期心率较快。另外，都市女性多疲于工作，身体超负荷运转，常常处于精神紧张、严重失眠的状态，似乎成了心律失常的“偏爱”人群。因此，临床中女性患者越来越多。

疏通心经、心包经、肝经的易堵塞穴位，能让你更懂“女人心”

毫无疑问，心经和心包经是两条与心脏密切相关的经络。疏通心经和心包经的易堵塞穴位，能够帮助心脏免除不必要的负担，使心脏的正常功用得到发挥。

1. 如何疏通心经的易堵塞穴位：少海穴、腕部四穴

▼ 快速取穴

（1）少海穴

屈肘 90 度，肘横纹内侧端凹陷处就是少海穴。将拇指指肚放在这里，以最小半径旋转打圈，逐渐加力点揉，多数人会痛不可摸。

心经的易堵塞穴位：少海穴

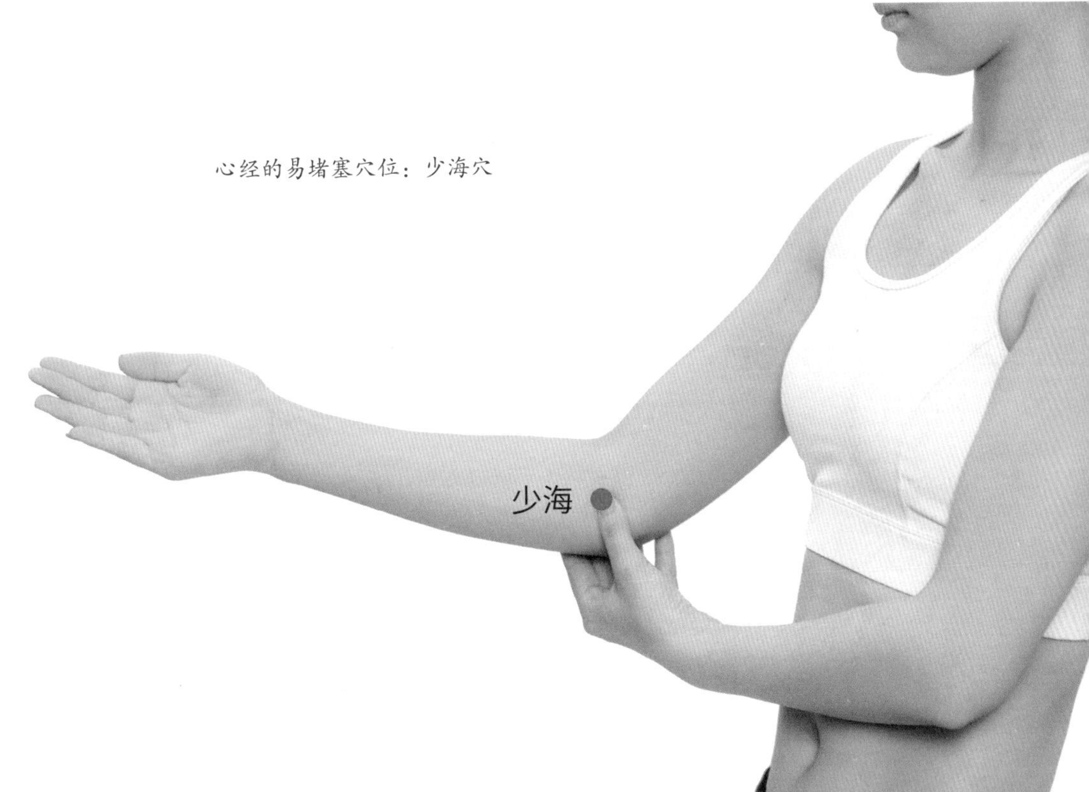

（2）腕部四穴

掌心向上，在腕部找到小指侧腕屈肌腱桡侧凹陷处，从远端至近端 1.5 寸的距离分别是神门、阴郄、通里、灵道四个穴位。心脏功能正常时，点按这四个穴位只有微酸的感觉；如果心脏有发病隐患，按揉此处会有酸痛的感觉。

▼ 操作方法

疏理心经时，点揉双侧少海穴、腕部四穴探查，在痛处按揉、疏理。每个位置 2 ~ 3 分钟，每天 2 ~ 3 次，3 ~ 5 天痛感可消失。

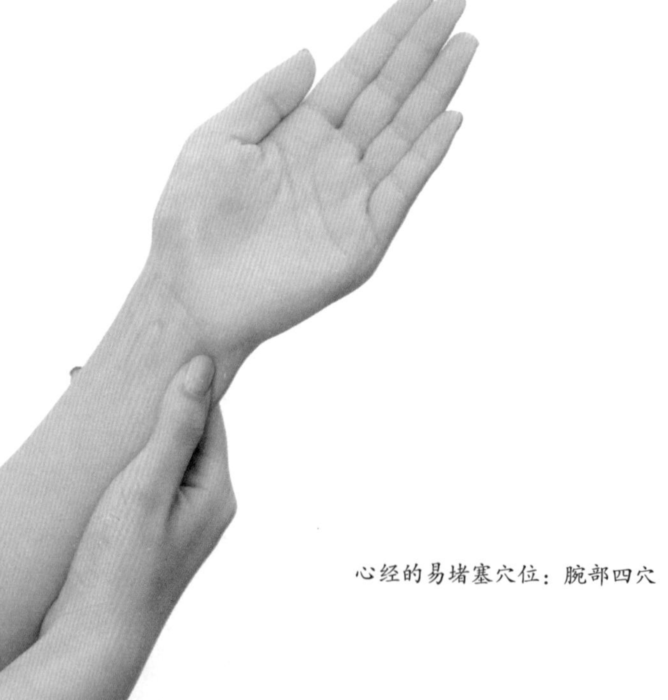

心经的易堵塞穴位：腕部四穴

2. 如何疏通心包经的易堵塞穴位：天泉穴、郄门穴、肘下2寸

▼ 快速取穴

（1）天泉穴

手掌放平，曲肘呈90度，用另一只手的大拇指指间关节沿肱二头肌中线由肩轻敲至肘关节，在肱二头肌起端处就是天泉穴。

心包经的易堵塞穴位：天泉穴

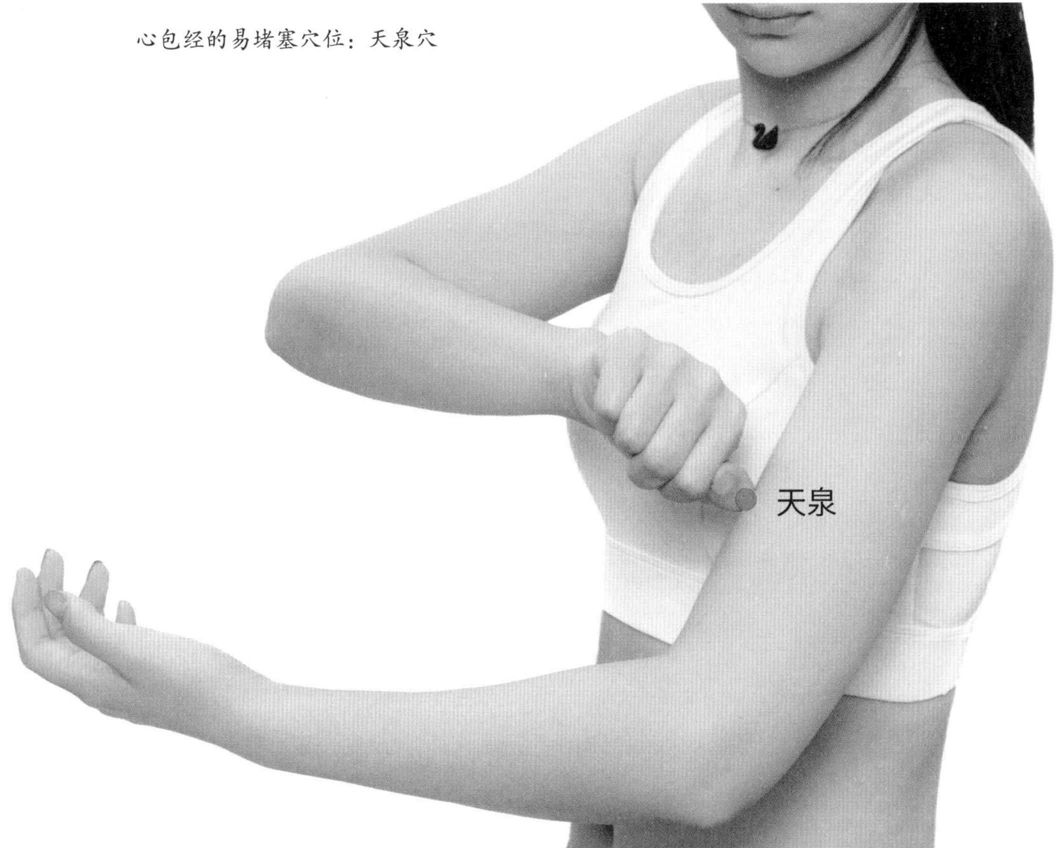

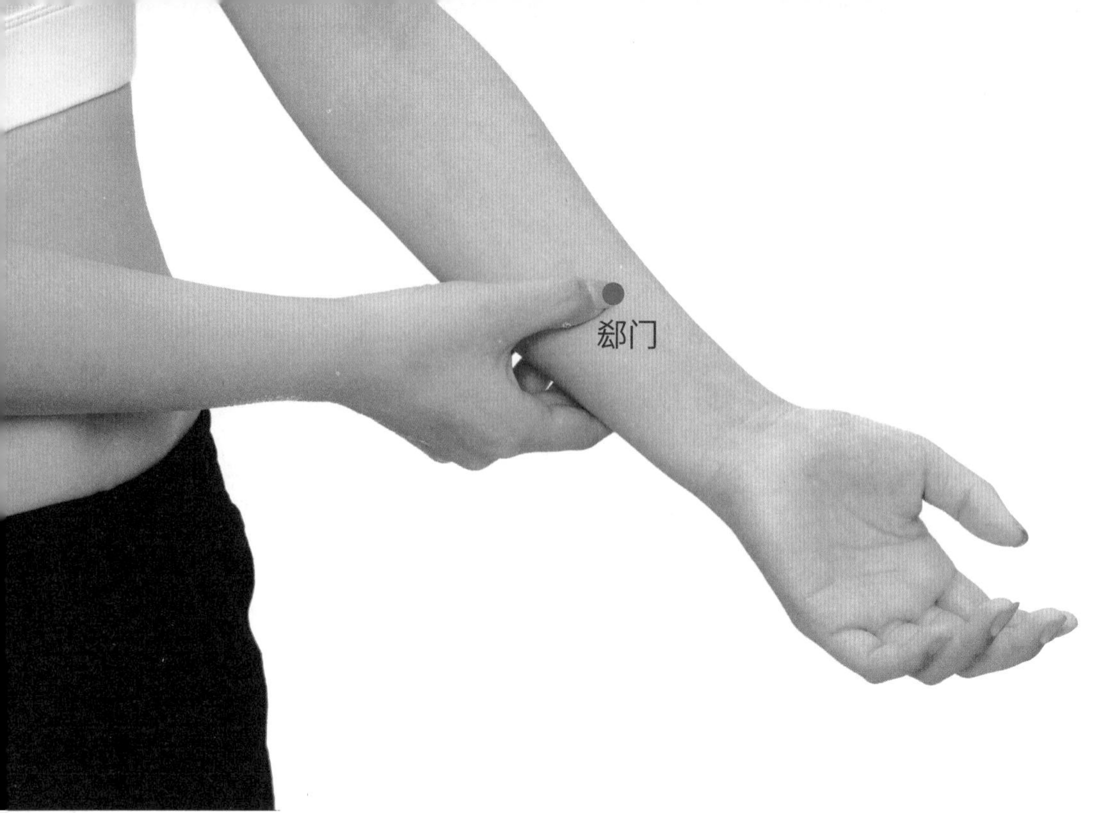

心包经的易堵塞穴位：郄门穴

（2）郄门穴

前臂腕横纹与肘关节横纹的距离是 12 寸，两者之间正中线中点向下一拇指宽处就是郄门穴，即腕横纹上 5 寸。

（3）肘下 2 寸

在敲揉、探查心包经前臂部分时，发现有些人肘下 2 寸的位置常会疼痛，遂将这个无名之处设为心包经的常见堵点。

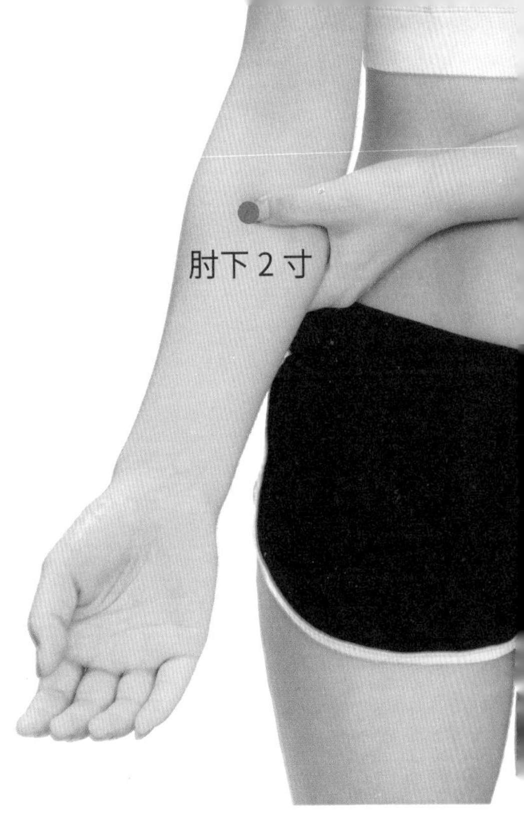

心包经的易堵塞穴位：肘下 2 寸

操作方法

疏理心包经时，敲揉、探查双侧的天泉穴、郄门穴、肘下 2 寸，在痛处按揉、疏理。每个位置按揉 2 ～ 3 分钟，每天 2 ～ 3 次，3 ～ 5 天痛感可消失。

另外，五脏中“肝属木，木曰曲直”。也就是说，人体中有关屈伸、节律的功能都是由肝主导的。而无论心律过快、过慢，或跳动异常，都是节律失常的表现。所以，可以通过疏通肝经来恢复肝脏的功能。

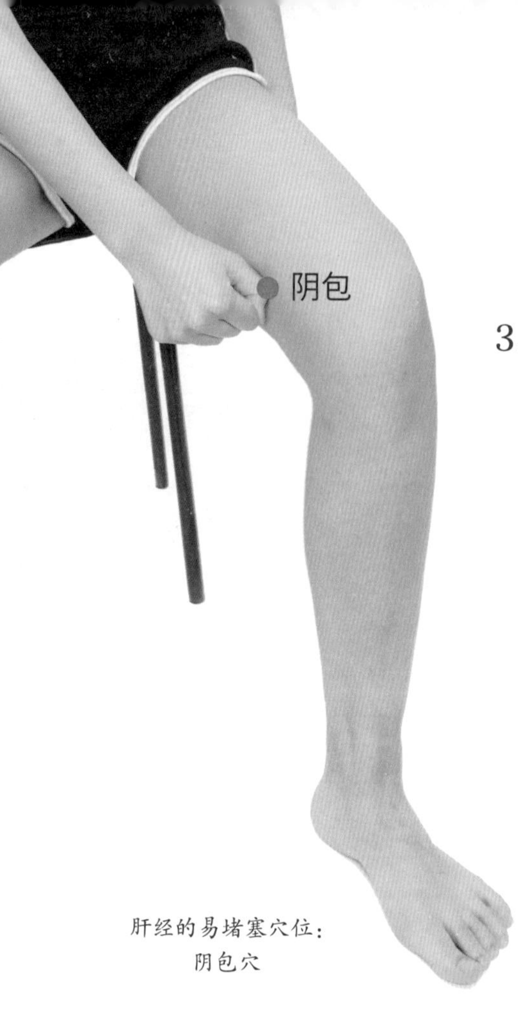

肝经的易堵塞穴位：
阴包穴

3. 如何疏通肝经的易堵塞穴位：阴包穴、太冲穴

▼ 快速取穴

（1）阴包穴

正坐后双脚着地，两腿微微分开，用对侧大拇指指间关节沿大腿内侧中线从腿根依次敲击到膝关节，多数人在膝盖上方五指宽处会有强烈痛感，这就是阴包穴。

（2）太冲穴

太冲穴在脚面最高点，大脚趾与二脚趾分叉处的凹陷中。有些朋友按揉时没有明显痛感，但身体却有肝火亢盛的反应，比如说烦躁、易怒等，这是因为阴包穴堵塞，使肝气不能流注到太冲穴。当按揉阴包穴使其痛感下降后，再点揉太冲穴才会有感觉。

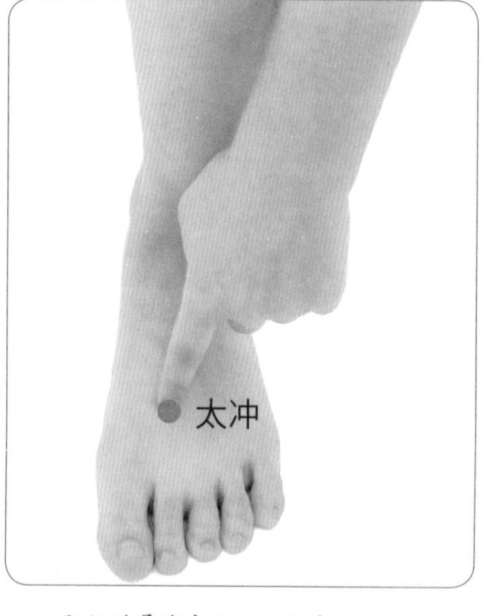

肝经的易堵塞穴位：太冲穴

▼ 操作方法

疏理肝经时，敲揉双侧的阴包穴，点揉太冲穴探查，在痛处按揉、疏理。每个位置 2 ~ 3 分钟，每天 2 ~ 3 次，3 ~ 5 天痛感可消失。

疏通心经、心包经、肝经之后，心律不齐的症状会得到缓解。但是，让生活和工作回到正常轨道，对恢复心率同等重要。

注意：作为非专业人士，如果出现心律失常的症状应马上就医，然后再自我疏通经络来辅助调理。

如何调理单侧耳鸣

你为什么每晚单侧耳鸣

耳鸣，就是耳朵里面嗡嗡作响，尤其是晚上躺在床上，叫得更厉害，不仅影响睡眠，心情也会更加烦躁。

有人以为耳鸣是肾虚的表现，尤其一些30多岁的女性出现耳鸣后，常常不好意思和别人讲。其实这需要辨证。不过，我可以负责任地告诉您，单侧耳鸣不是肾虚。

单侧耳鸣，说明病位在侧面。《黄帝内经》中讲："经脉所过，主治所及。"经过头部侧面的经络是三焦经和胆经。而单侧耳鸣常常在熬夜、焦虑、持续的劳累后出现，这是三焦经、胆经不通，郁而化火或少阳之气上冲所致。

按照子午流注的时间规律，晚上9点到11点是气血在三焦经最旺盛的时段；晚上11点到凌晨1点是气血在胆经最旺盛的时段。如果身体在这个时段有恙，则说明对应脏器的功能出现异常，所以我们通过疏通三焦经和胆经，帮助身体恢复三焦和胆的功能，一侧耳鸣就会缓解。

疏通三焦经、胆经、小肠经的易堵塞穴位，就能让你耳根清静

1. 如何疏通三焦经的易堵塞穴位：四渎穴、消泺穴、翳风穴

▼ 快速取穴

（1）四渎穴

手掌向下放平，前臂微屈 45 度，在肘部到腕部的正中线上画一条线，另一只手的食指、中指、无名指并拢，将食指放在肘横纹处，无名指的侧面和刚画的那条线有一个交点，这就是四渎穴。

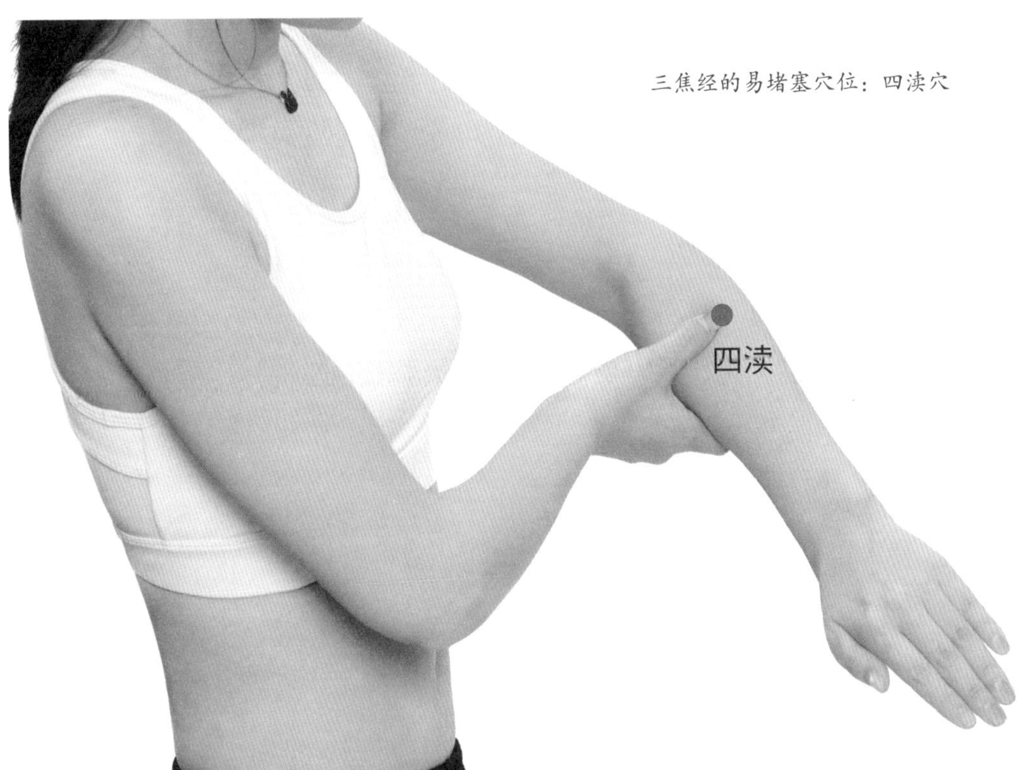

三焦经的易堵塞穴位：四渎穴

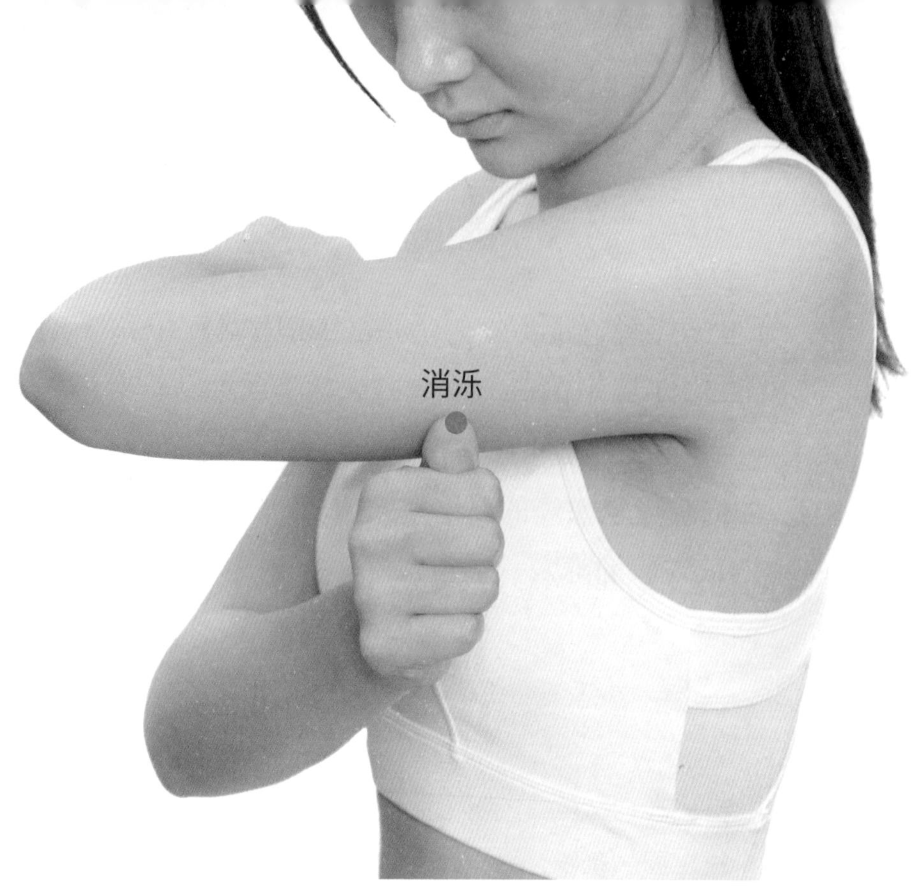

三焦经的易堵塞穴位：消泺穴

（2）消泺穴

手臂外侧紧贴肱骨中点下缘处，用大拇指的指间关节敲击时痛感强烈，这就是消泺穴。

（3）翳风穴

头偏向一侧，将耳垂下压，所覆盖范围中的凹陷处就是“翳风穴”。点揉时会非常痛，要忍住，持续按揉至不痛为止。

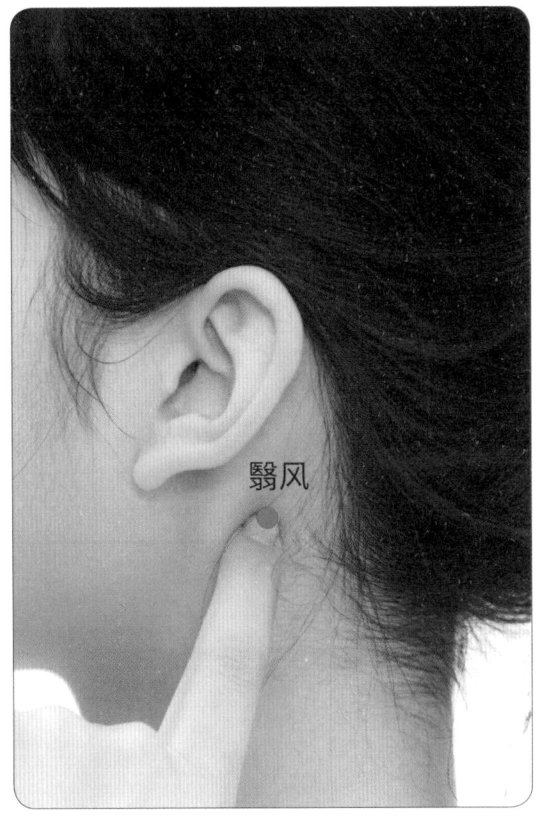

三焦经的易堵塞穴位：翳风穴

▼ 操作方法

疏理三焦经时，敲揉双侧四渎穴、消泺穴，点揉翳风穴探查，在痛处按揉、疏理。每个位置 2 ~ 3 分钟，每天 2 ~ 3 次，3 ~ 5 天痛感可消失。

2. 如何疏通胆经的易堵塞穴位：肩井穴、风市穴、足临泣穴

▼ 快速取穴

（1）肩井穴

肩井穴在大椎穴（低头，后颈部隆起最高点下缘凹陷处）与锁骨肩峰端连线中点处。用大拇指的指间关节轻轻敲击，垂直发力，力矩 2 ~ 3 厘米，敲击 3 ~ 5 遍以后，痛感就很明显了。

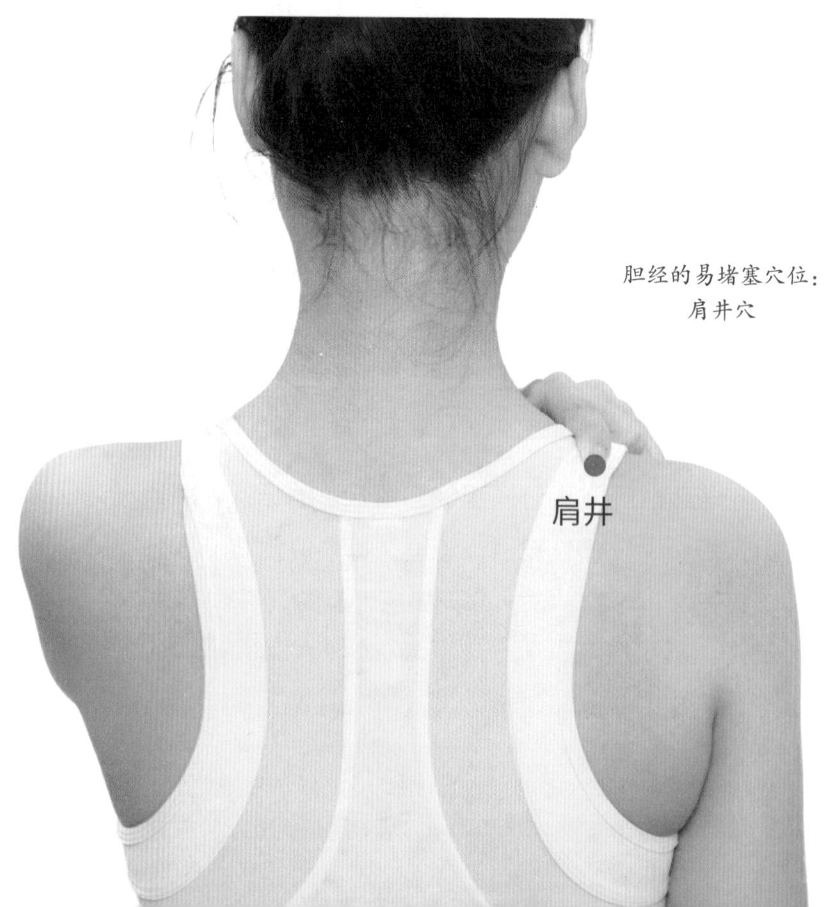

胆经的易堵塞穴位：肩井穴

（2）风市穴

保持立正姿势，双手并拢下垂于大腿外侧，中指指尖偏下方的位置就是风市穴。用大拇指的指间关节垂直发力敲击，有的朋友可能会出现打嗝的情况，这是人体排解瘀气的表现。

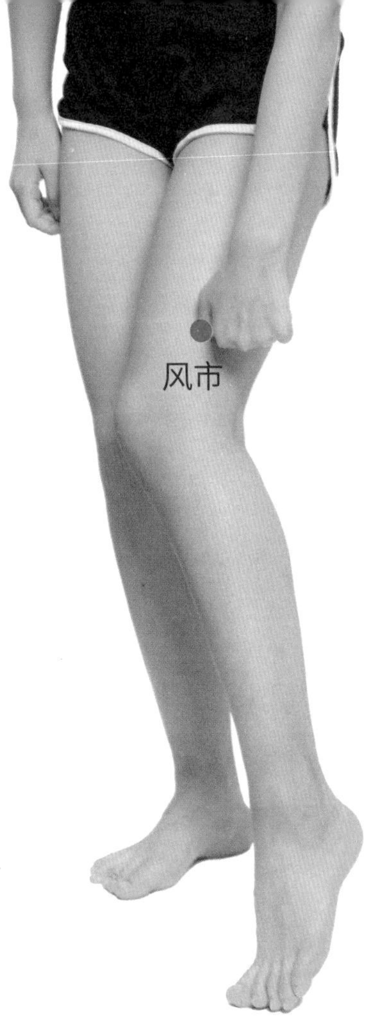

胆经的易堵塞穴位：风市穴

（3）足临泣穴

将食指放在第四脚趾和第五脚趾之间，然后直直向上画线，画到脚面中央区域时，会找到一个缝隙，这里就是足临泣穴。

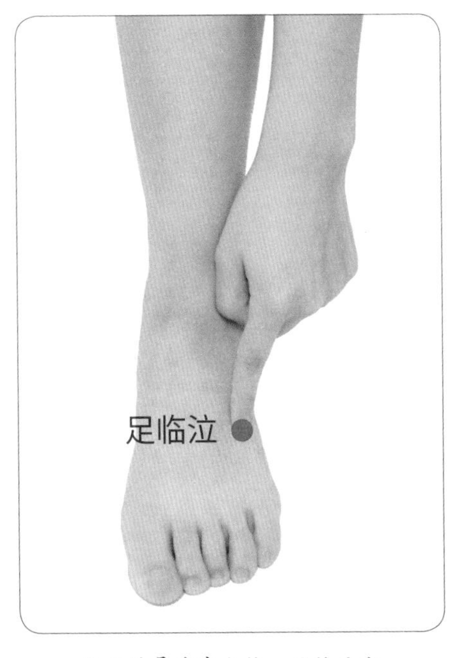

胆经的易堵塞穴位：足临泣穴

▼ 操作方法

疏理胆经时，先敲揉双侧肩井穴、风市穴，点揉足临泣穴探查，在痛处按揉、疏理。每个位置 2 ~ 3 分钟，每天 2 ~ 3 次，3 ~ 5 天痛感可消失。

按照“经脉所过，主治所及”的原则，小肠经循行路线的最后一段也进入耳朵。如果在疏通了三焦经和胆经之后，有的朋友还有些许症状，我们可以尝试去疏通小肠经的易堵塞穴位。

3. 如何疏通小肠经的易堵塞穴位：天宗穴、肩贞穴、后溪穴

▼ 快速取穴

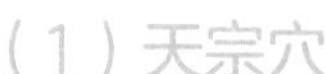

(1) 天宗穴

天宗穴位于肩胛骨的中心点处。用食指或中指点揉此穴时会有强烈痛感，并向四周发散。坚持几次后，痛感会减轻。

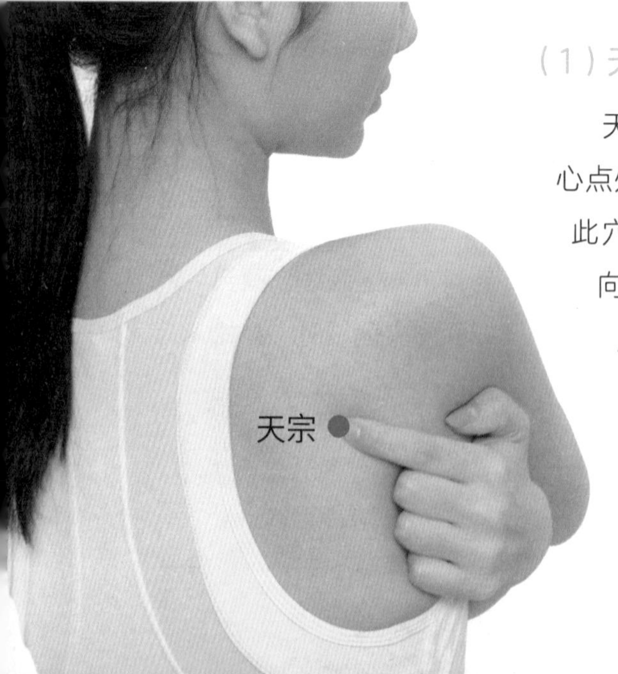

小肠经的易堵塞穴位：天宗穴

（2）肩贞穴

肩贞穴位于臂内收时的肩关节后方，腋后皱襞上一横指宽处。有的人在这里有结节，点揉时要忍住疼痛。如此处持续不通，将逐渐影响局部的气血布散，久而久之会引发颈肩痛，因此肩贞穴是治疗肩部疼痛的首选穴位。

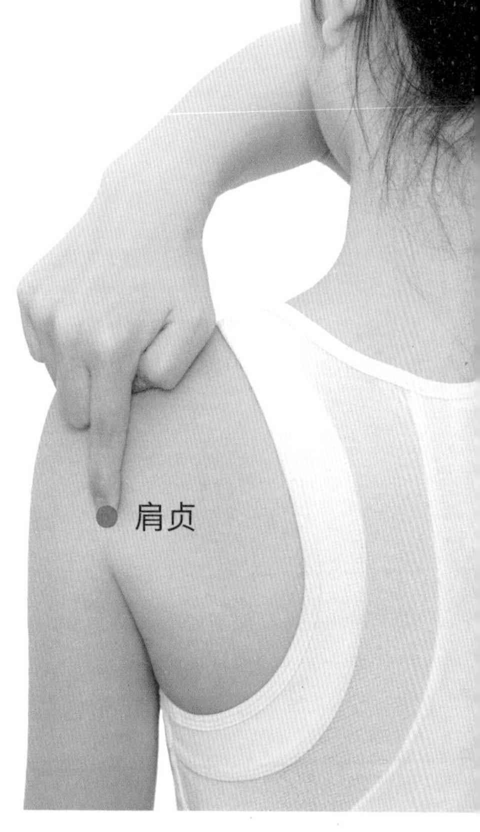

小肠经的易堵塞穴位：肩贞穴

（3）后溪穴

后溪穴位于小指掌指关节后，掌横纹头赤白肉际处。用另一手的食指进行点按，或用桌子角微微硌一硌，这个位置会特别疼。

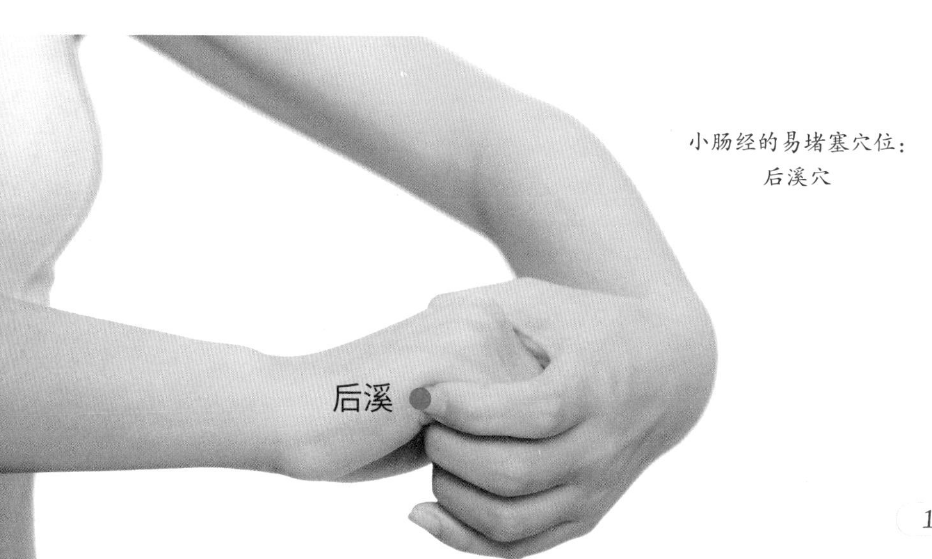

小肠经的易堵塞穴位：后溪穴

▼ **操作方法**

疏理小肠经时，点揉、探查双侧天宗穴、肩贞穴、后溪穴，在痛处按揉、疏理。每个位置 2 ~ 3 分钟，每天 2 ~ 3 次，3 ~ 5 天痛感可消失。

持续熬夜和焦虑烦躁是单侧耳鸣的主因，而情志异常也会伤害到三焦和胆。所以说，生活中不熬夜，少焦虑，快乐生活才最重要。

如何调理干眼症

你为什么会得干眼症

女性朋友用眼过度、持续熬夜容易引发干眼症。

在中医看来，干眼症属于气血不足，不能滋润眼部所导致，甚至有的朋友没有了眼泪——眼睛干涩，眼球活动受限，给生活带来很大烦恼。

一位中年干眼症女性患者描述：眼睛里好像有若干粒沙子一样，每一次转动眼球都极为痛苦……

疏通肝经、脾经、胃经的易堵塞穴位，能够轻松改善眼睛干涩问题

从中医角度来说，肝“开窍于目”，必然与眼睛有一个联系通道。如果肝血充盈，就可以通过肝经的管道上达于眼睛。所以，首先应该疏通肝经的易堵塞穴位，恢复肝的功能。

1. 如何疏通肝经的易堵塞穴位：阴包穴、太冲穴

▼ 快速取穴

（1）阴包穴

正坐后双脚着地，两腿微微分开，用对侧大拇指指间关节沿大腿内侧中线从腿根依次敲击到膝关节，多数人在膝盖上方五指宽处会有强烈痛感，这就是阴包穴。

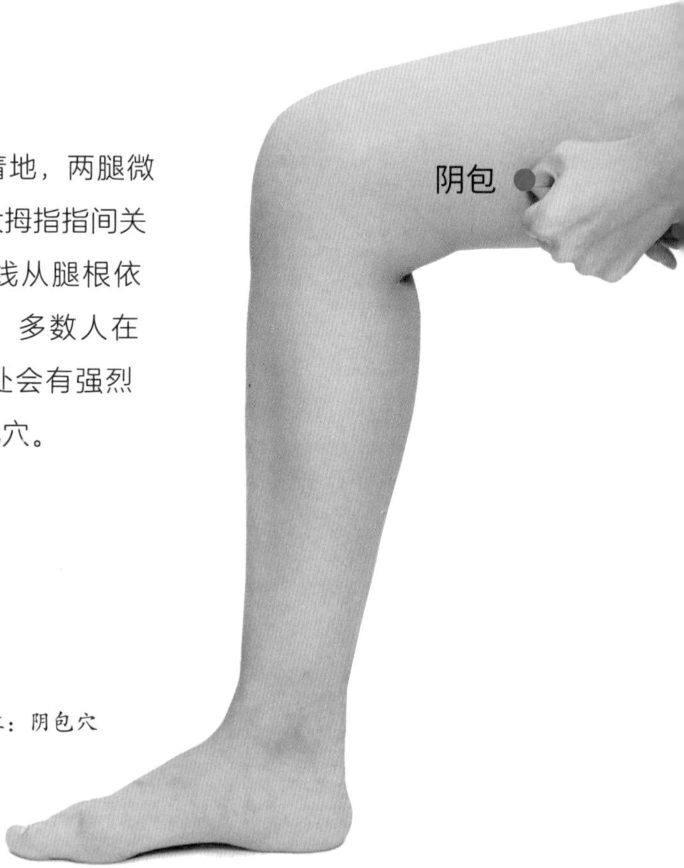

阴包

肝经的易堵塞穴位：阴包穴

（2）太冲穴

太冲穴在脚面最高点，大脚趾与二脚趾分叉处的凹陷中。用食指在此处进行点揉，以最小的半径旋转打圈，逐渐增加力度，会有明显痛感。

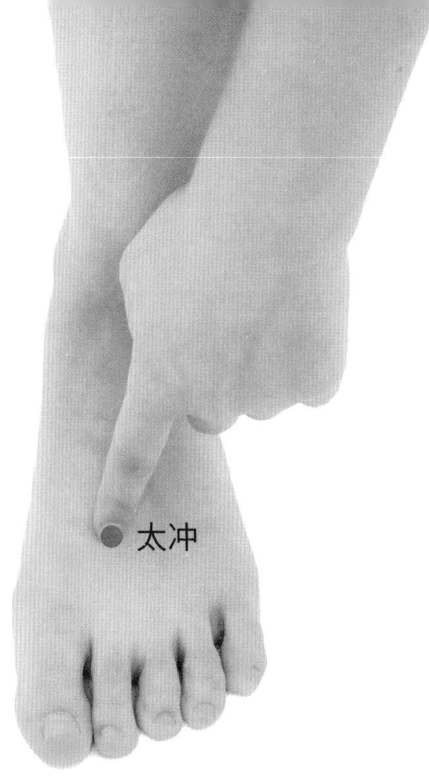

肝经的易堵塞穴位：太冲穴

▼ 操作方法

疏理肝经时，敲揉双侧的阴包穴，点揉太冲穴探查，在痛处按揉、疏理。每个位置 2 ～ 3 分钟，每天 2 ～ 3 次，3 ～ 5 天痛感可消失。

另外，脾是人体内化生气血的重要器官，吸收食物营养，转化为身体运行所需要的气血。而身体瘦弱、气血不足，干眼症会更加严重。所以，要疏通脾经的易堵塞穴位，恢复脾的功能。

2. 如何疏通脾经的易堵塞穴位：地机穴、三阴交穴

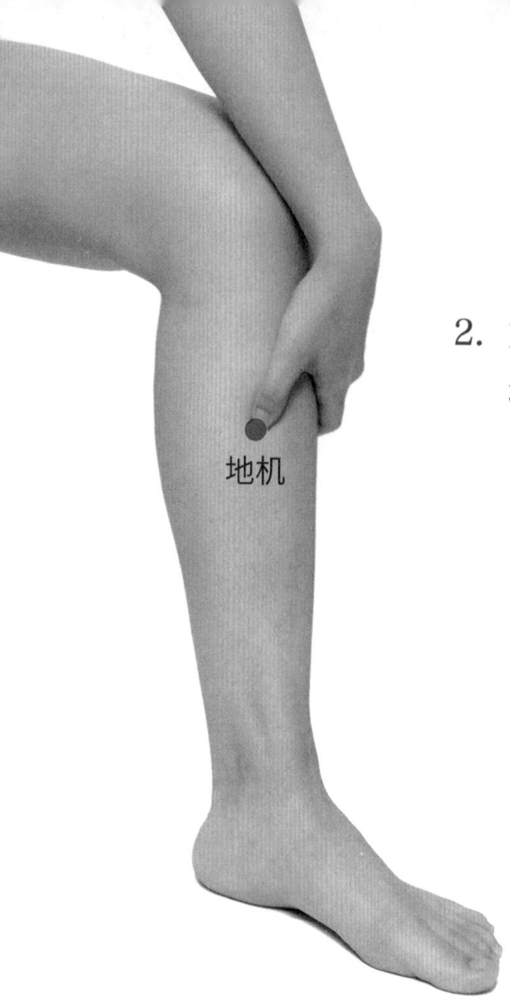

脾经的易堵塞穴位：地机穴

▼ 快速取穴

（1）地机穴

用同侧小指掌指关节从膝关节开始沿小腿内侧缘依次敲至内踝，在膝关节内侧下四指宽处会有痛感，这就是地机穴。

（2）三阴交穴

三阴交穴在内踝尖上四指宽处，胫骨内侧缘后际，敲击会有酸痛的感觉。

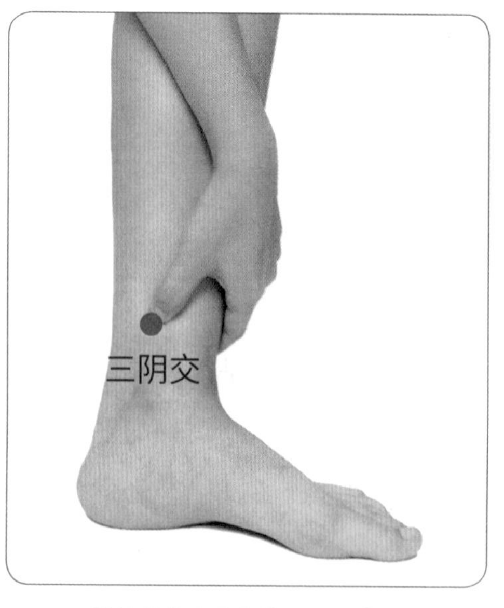

脾经的易堵塞穴位：三阴交穴

▼ 操作方法

疏理脾经时，敲揉双侧的地机穴、三阴交穴探查，在痛处按揉、疏理。每个位置 2 ~ 3 分钟，每天 2 ~ 3 次，3 ~ 5 天痛感可消失。

胃经经过眼部，与脾属表里关系；而脾是气血生化之源，胃经多气多血。对于眼症来说，也要疏通胃经的易堵塞穴位，来恢复胃的状态，让气血充盈起来。

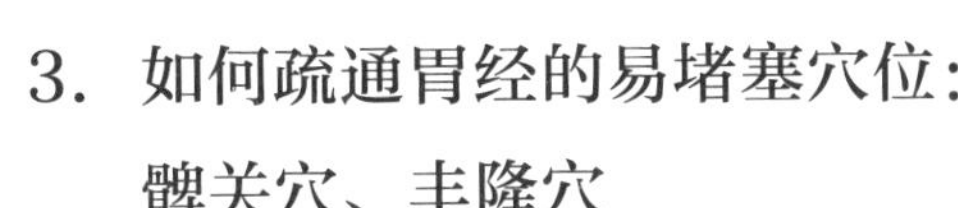

3. 如何疏通胃经的易堵塞穴位：髀关穴、丰隆穴

▼ 快速取穴

（1）髀关穴

保持正坐位，双手握拳，用小指的掌指关节沿大腿正面中线从腿根一直敲击到膝关节，3 ~ 5 遍以后，在腹股沟中点下方三指宽处会发现一个强烈的痛点，这就是胃经在大腿部的易堵点——髀关穴。

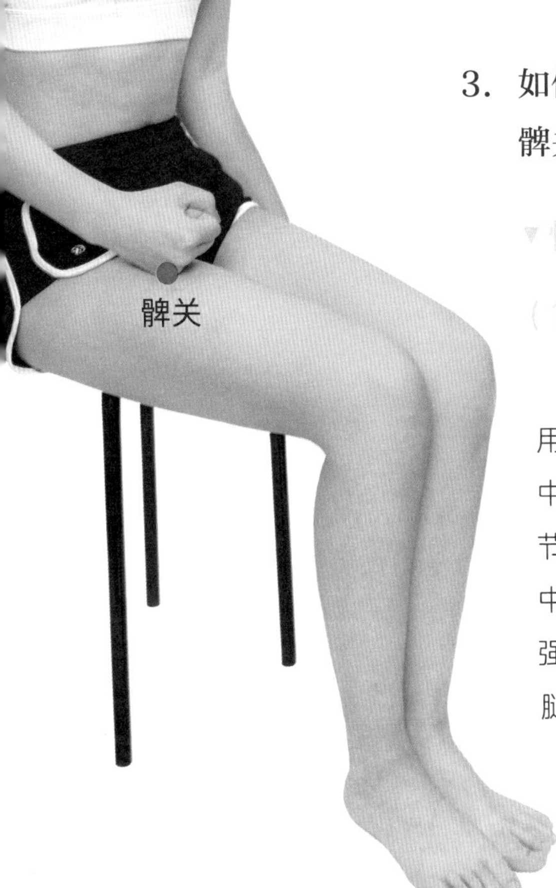

胃经的易堵塞穴位：髀关穴

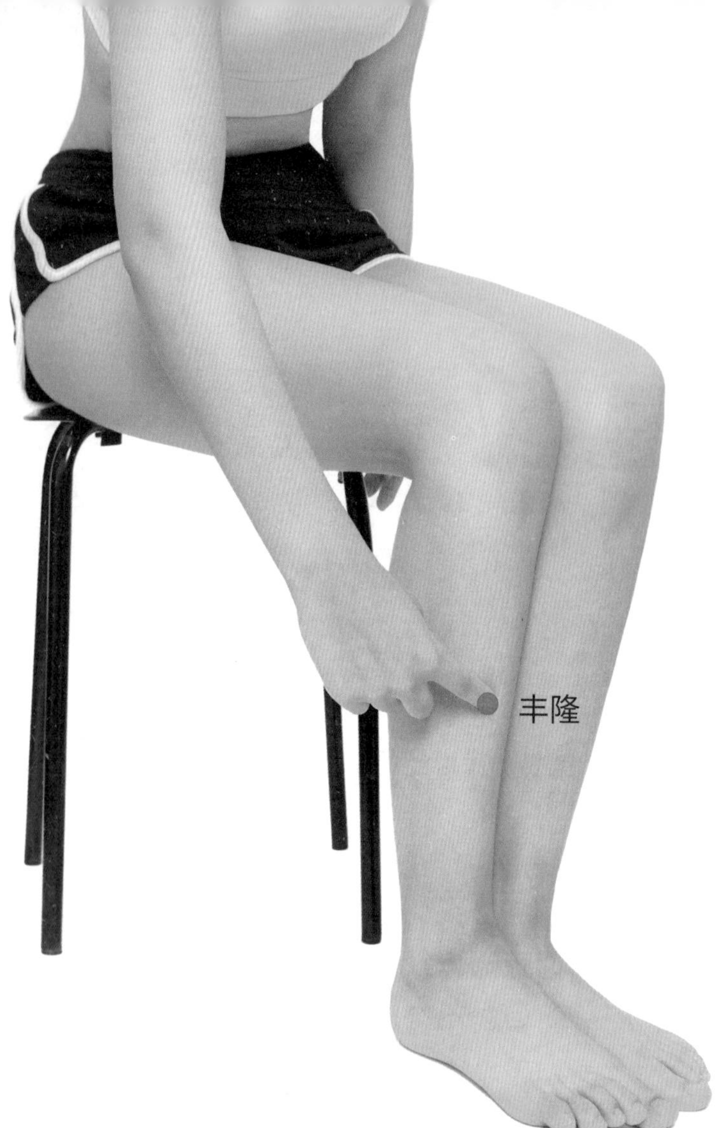

（2）丰隆穴

丰隆穴在小腿中点，胫骨外两横指宽处。用大拇指的指间关节进行敲揉，会有强烈痛感。

胃经的易堵塞穴位：丰隆穴

▼ 操作方法

疏理胃经时，敲揉双侧髀关穴、丰隆穴探查，在痛处按揉、疏理。每个位置 2 ~ 3 分钟，每天 2 ~ 3 次，3 ~ 5 天痛感可消失。

多年前我遇到一位干眼症患者，她从事彩票销售工作，每天需要长时间盯着电脑办公。久而久之，眼睛干涩越来越重，最后被某医院确诊为干眼症。

当时，我让她疏通肝经、脾经的易堵塞穴位，同时注意休息，保持愉快的情绪。一个多月后，有一天早晨她给我发来信息说："路老师，我今天早晨打哈欠的时候流了两滴眼泪。"我当时由衷为她高兴。后来，她继续坚持实践，最终干眼症痊愈了。

如何调理多梦

你为什么夜晚梦多

都市女性常有睡眠质量差的情况，白天做事，晚上做梦，整天疲惫。

睡觉本是身体调生养息的过程，但梦多却严重影响睡眠质量。《黄帝内经》中说："人卧则血归于肝。"肝血充盈与否与睡眠质量关系密切。

华佗在《中藏经》中描述肝的状态是大而软、嫩而宽，像海绵一样，越柔软越能更好地储存肝血。但当今都市女性容易肝火亢盛，时常处于紧绷的状态，入睡后肝血不足，所以导致夜梦频多。

另外，现代女性饮食不规律，喜食寒凉之物，穿着上也不注意，而且常处于空调环境中，容易受风寒侵袭，以致脾功能损伤，气血生成受到影响，也间接导致肝血不足。

所以，要缓解多梦问题，就要疏通肝经、脾经的易堵塞穴位，恢复肝和脾的功能。

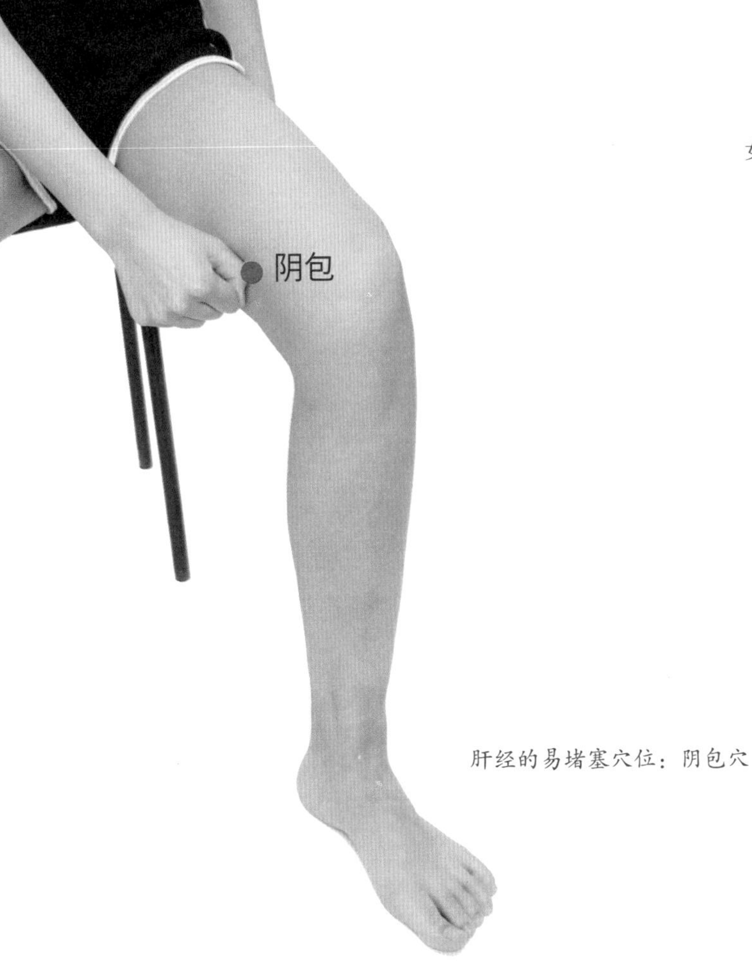

肝经的易堵塞穴位：阴包穴

疏通肝经、脾经的易堵塞穴位，能够让你一夜无梦到天明

1. 如何疏通肝经的易堵塞穴位：阴包穴、太冲穴

▼ 快速取穴

（1）阴包穴

正坐后双脚着地，两腿微微分开，用对侧大拇指指间关节沿大腿内侧中线从腿根依次敲击到膝关节，多数人在膝盖上方五指宽处会有强烈痛感，这就是阴包穴。

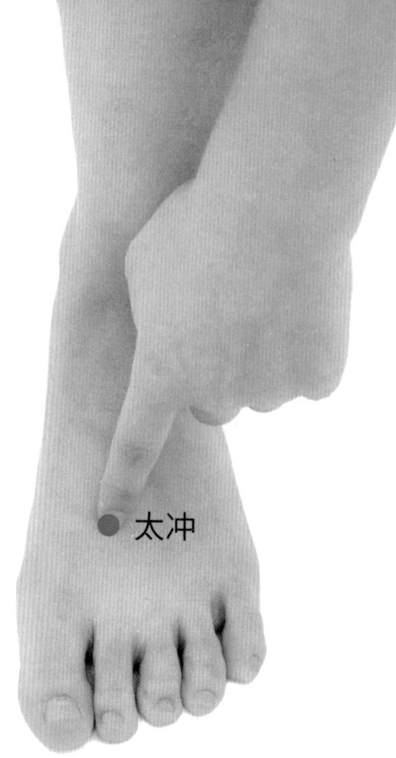

肝经的易堵塞穴位：太冲穴

（2）太冲穴

太冲穴在脚面最高点，大脚趾与二脚趾分叉处的凹陷中。用食指在此处进行点揉，以最小的半径旋转打圈，逐渐增加力度，会有明显痛感。

▼ 操作方法

疏理肝经时，敲揉双侧的阴包穴，点揉太冲穴探查，在痛处按揉、疏理。每个位置 2 ~ 3 分钟，每天 2 ~ 3 次，3 ~ 5 天痛感可消失。

2. 如何疏通脾经的易堵塞穴位：地机穴、三阴交穴

▼ 快速取穴

（1）地机穴

用同侧小指掌指关节从膝关节开始沿小腿内侧缘依次敲至内踝，在膝关节内侧下四指宽处会有痛感，这就是地机穴。

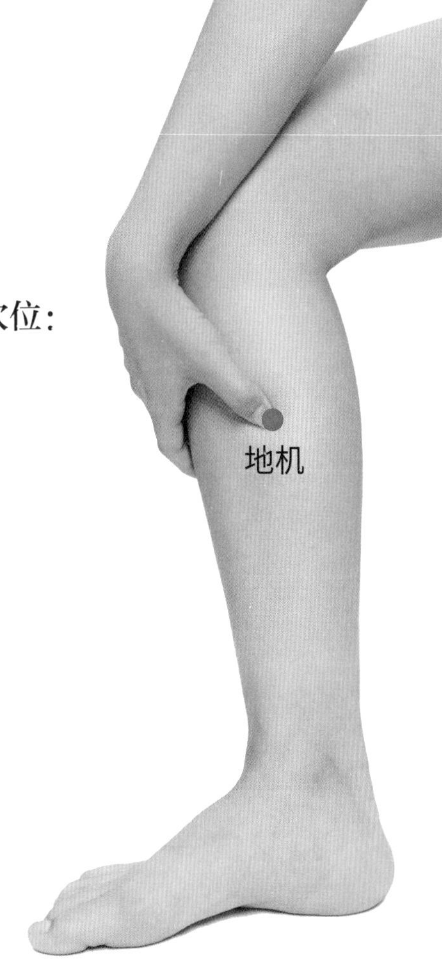

脾经的易堵塞穴位：地机穴

（2）三阴交穴

三阴交穴在内踝尖上四指宽处，胫骨内侧缘后际，敲击会有酸痛的感觉。

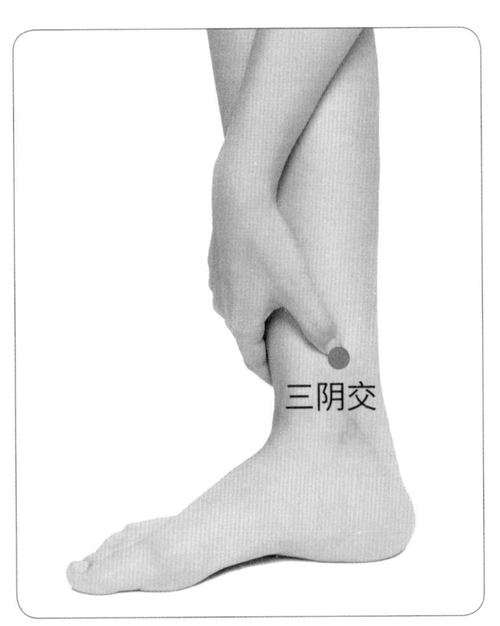

脾经的易堵塞穴位：三阴交穴

▼ 操作方法

疏理脾经时，敲揉双侧的地机穴、三阴交穴探查，在痛处按揉、疏理。每个位置 2 ~ 3 分钟，每天 2 ~ 3 次，3 ~ 5 天痛感可消失。

另外，如果上述方法试过之后效果不明显，可以尝试口服中药。在《伤寒杂病论》中有一剂处方——芍药甘草汤——生白芍 30 克，炙甘草 30 克，药味简单、安全，具有收敛气血的作用。熬制的时候熬一次即可，六碗水煮取三小碗，每天 2 ~ 3 次，空腹口服。当然，如果服三副无效，还是请当地中医当面诊治比较妥当。

如何调理胸闷

你为什么总是感觉胸闷

女性朋友常有胸闷问题，胸闷时伴有心慌和呼吸不畅，严重者有上不来气的感觉。这种情况不能轻视，应该去医院心内科检查一下。如果检查报告提示心脏功能正常，可以通过疏通经络易堵塞穴位的方法来自我调理。

中医认为，体内的心包居于上焦，心包的气血运行不畅，会出现胸闷、心慌的感觉。《黄帝内经·灵兰秘典论》中讲："膻中（心包）者，臣使之官，喜悦出焉。"生活中的不顺心、不如意也会持续让心包受损，所以首先要疏通心包经的易堵塞穴位，恢复心包的功能，排解郁气。

疏理心包经、肺经、脾经的易堵塞穴位，就能让你的心胸“豁然开朗”

1. 如何疏通心包经的易堵塞穴位：天泉穴、郄门穴、肘下 2 寸

▼ 快速取穴

（1）天泉穴

手掌放平，曲肘呈 90 度，用另一只手的大拇指指间关节沿肱二头肌中线由肩轻敲至肘关节，在肱二头肌起端处就是天泉穴（有一部分人的痛点在肱二头肌中段）。有的朋友在探查、疏通天泉穴的同时会打嗝、排气，这属于正常现象。

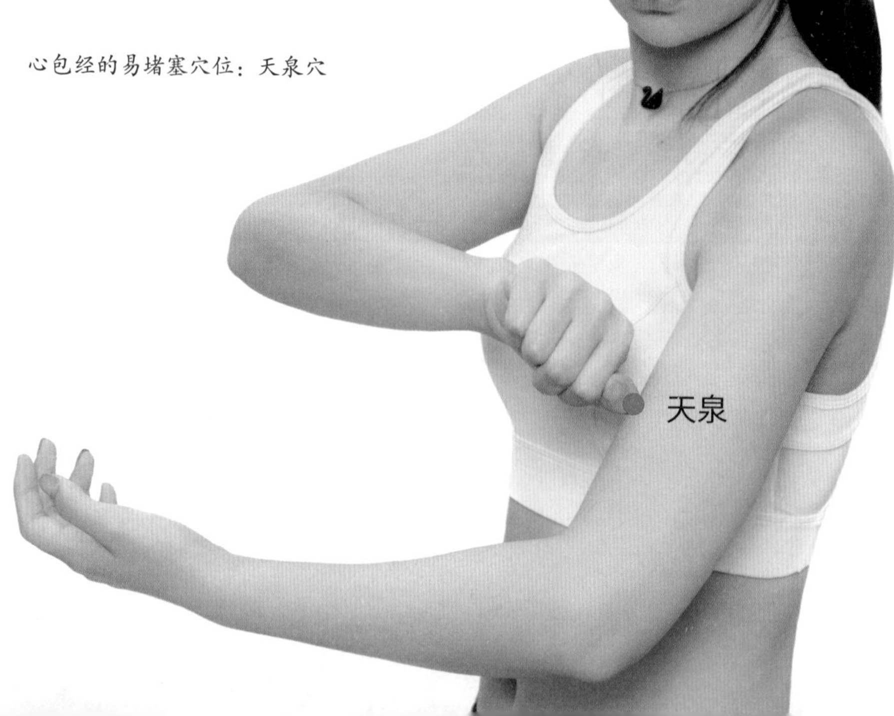

心包经的易堵塞穴位：天泉穴

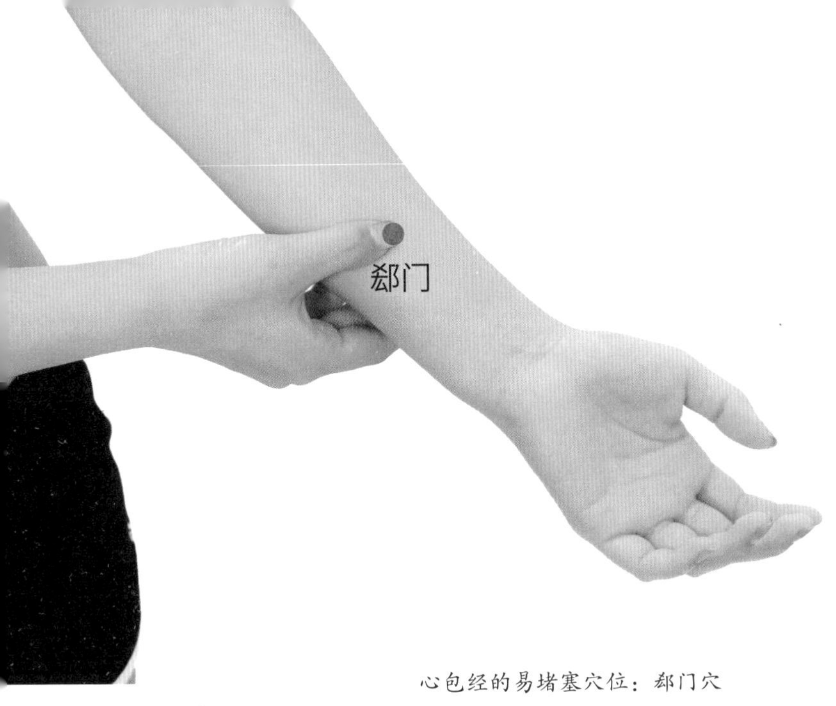

心包经的易堵塞穴位：郄门穴

（2）郄门穴

前臂腕横纹与肘关节横纹的距离是12寸，两者之间正中线中点向下一拇指宽处就是郄门穴，即腕横纹上5寸。

（3）肘下2寸

在敲揉、探查心包经前臂部分时，我发现有些人肘下2寸的位置常会疼痛，遂将这个无名之处，设为心包经的常见堵点。

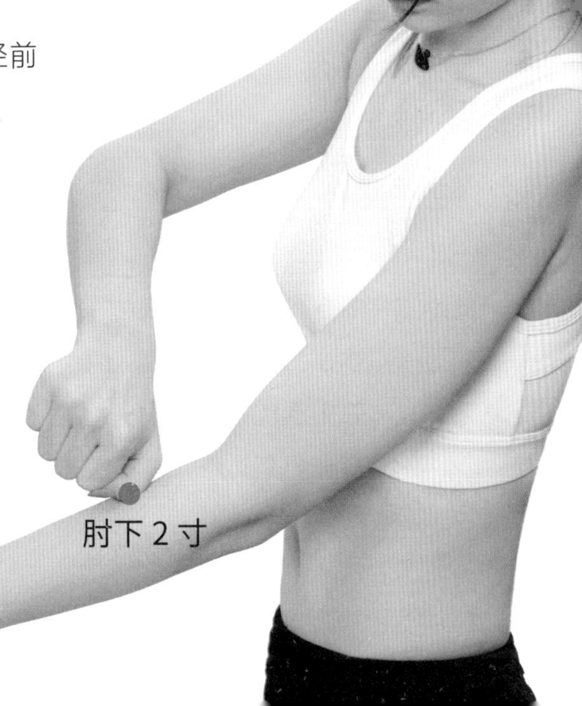

心包经的易堵塞穴位：肘下2寸

▼ 操作方法

疏理心包经时，敲揉、探查双侧的天泉穴、郄门穴、肘下 2 寸，在痛处按揉、疏理。每个位置按揉 2 ~ 3 分钟，每天 2 ~ 3 次，3 ~ 5 天痛感可消失。

身体的局部问题，常常牵扯多个脏器，胸闷、呼吸不畅，还与肺有关系。中医认为肺有“肃降”的作用。也就是说，人体内向下的力量由肺来主导，如果肺的功能有异常，也会出现胸闷的感觉。所以，我们可以探查肺经的易堵塞穴位，如果疼痛则按揉、疏通，以恢复肺的功能。

2. 如何疏通肺经的易堵塞穴位：孔最穴、鱼际穴

▼ 快速取穴

（1）孔最穴

仰掌向上，在大拇指一侧从腕关节到肘关节画一条线，另一只手食指、中指、无名指并拢，将食指放在肘关节的横纹处，无名指的侧面与刚画好的那条线会有一个交叉点，这就是孔最穴。

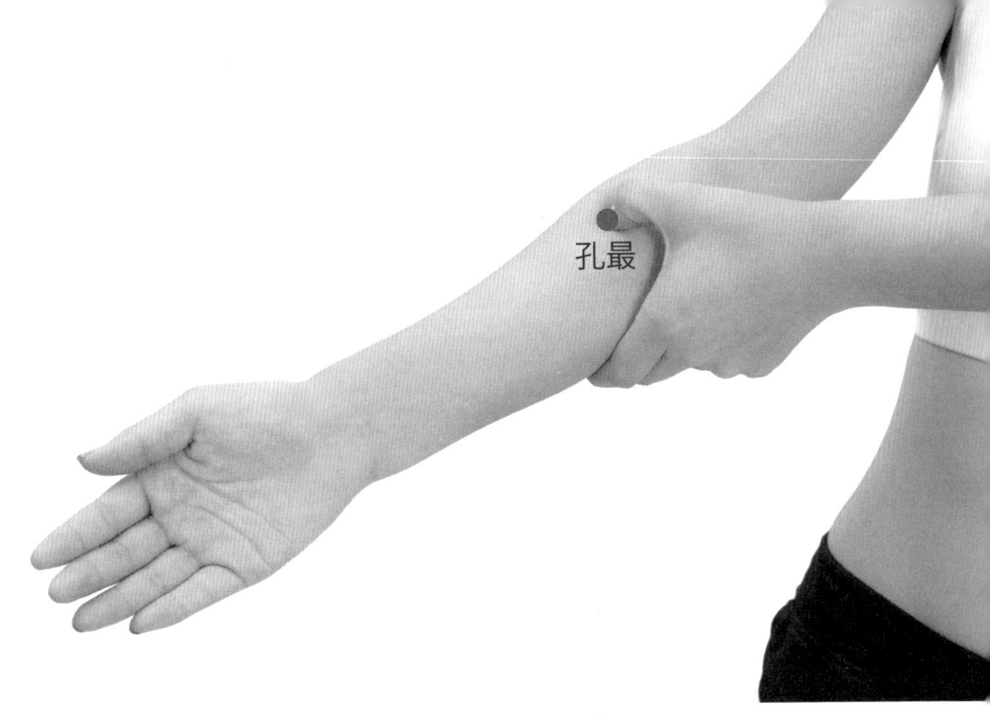

肺经的易堵塞穴位：孔最穴

（2）鱼际穴

在手外侧，第一掌骨中点赤白肉际处。用大拇指在这里进行点揉，以最小的半径旋转加力，会产生酸痛感。

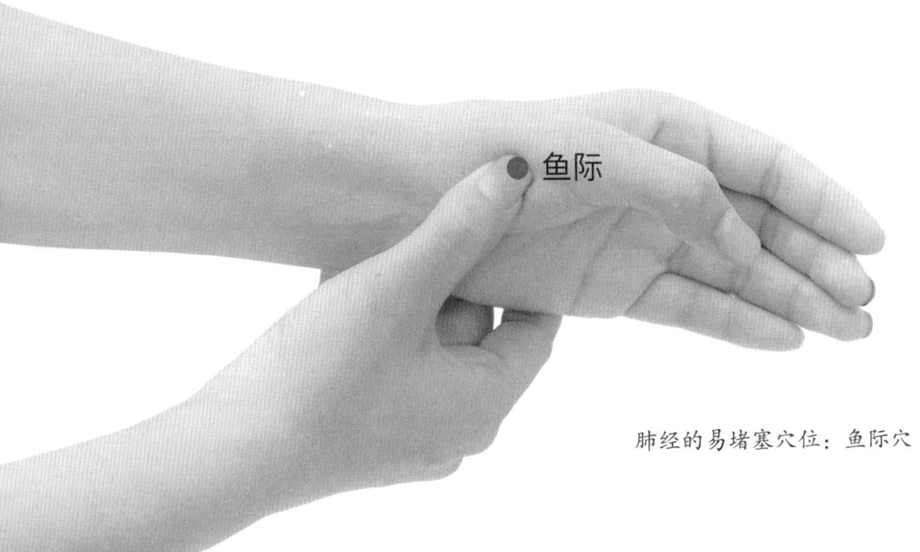

肺经的易堵塞穴位：鱼际穴

▼ 操作方法

疏理肺经时，敲揉双侧的孔最穴，点揉鱼际穴探查，在痛处按揉、疏理。每个位置 2 ~ 3 分钟，每天 2 ~ 3 次，3 ~ 5 天痛感可消失。

脾为气血生化之源，当体内气血不足的时候，也会出现胸闷症状。而在经络的循行路线上，脾经与肺、心都相通，当脾的功能异常时，气血便不能很好地濡养这两个脏器。综合考虑，还要疏通脾经的易堵塞穴位，以恢复脾的功能。

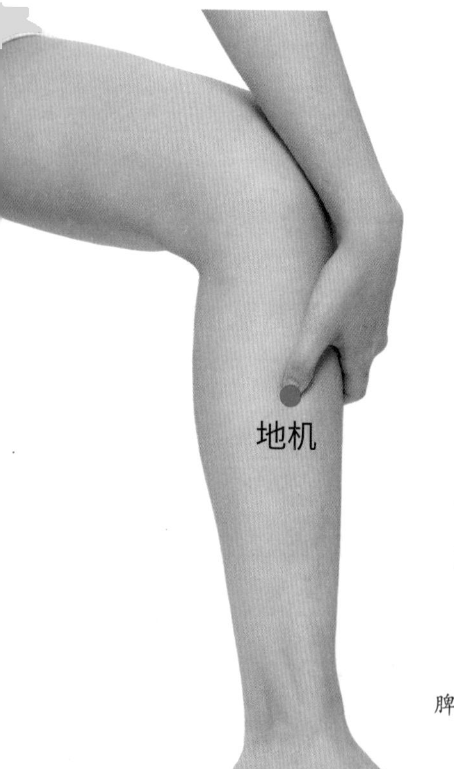

3. 如何疏通脾经的易堵塞穴位：地机穴、三阴交穴

▼ 快速取穴

（1）地机穴

用同侧小指掌指关节从膝关节开始沿小腿内侧缘依次敲至内踝，在膝关节内侧下四指宽处会有痛感，这就是地机穴。

脾经的易堵塞穴位：地机穴

（2）三阴交穴

三阴交穴在内踝尖上四指宽处，胫骨内侧缘后际，敲击会有酸痛的感觉。

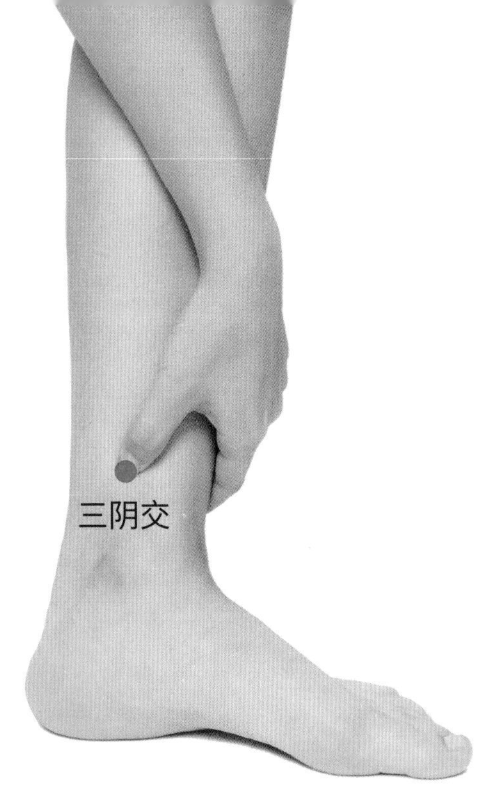

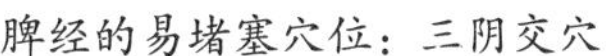
脾经的易堵塞穴位：三阴交穴

▼ 操作方法

疏理脾经时，敲揉双侧的地机穴、三阴交穴探查，在痛处按揉、疏理。每个位置 2 ~ 3 分钟，每天 2 ~ 3 次，3 ~ 5 天痛感可消失。

疏通心包经易堵塞穴位的时候，很多女性朋友会有打嗝、排气的情况，不要担心，这是心包功能正常后身体自动排解郁气的反应——体内日积月累的郁结，总要有一个出口。

根据子午流注的时间规律，晚上 7 ~ 9 点发作或者加重的心慌、胸闷，在疏通心包经易堵塞穴位之后，症状会立刻减轻或消失。因为这个时间段是心包经气血旺盛的时间，此时发生问题是身体在警告我们出现隐患了。

2017 年夏天，一位学员和我分享了这样一个案例。她的母亲，60 多岁，每晚都有散步的习惯。最近连续三天，老人回来时嘴里总有一股药味。询问得知，老人在散步时出现了心慌、胸闷的症状，于是含服了速效救心丸，药味是救心丸的味道。让她不解的是，老人白天时很正常，身体没有任何不适。她猛然想到老人散步的时间刚好是心包经活跃的时间，于是马上帮助母亲按揉了心包经的易堵塞穴位，结果每一处都疼痛难忍。第二天，老人自己继续按揉。意想不到，等晚上再散步的时候，就没有出现心慌、胸闷的感觉了。

如何调理月经量多

你为什么经期月经量多

月经过多，让人烦恼；如果身体长期失血，就有贫血的可能。有的女性朋友比较严重，月经量大，淋漓不尽，被称为崩漏。

中医认为，和女性生理期有关的脏器是肝、脾、肾。肝主疏泄，有舒展、升发的生理特性。当例假来时，肝主导经血流出；六七天以后，肝气收敛，经血停止。脾统血，统摄血液在经脉之中流行，所以例假量多量少、颜色深浅，与脾的关系非常密切。肾主导生殖系统，与人体生长发育及生殖能力关系密切。

按照“经络所过，主治所及”的原则，只要在远端疏通肝经、脾经、肾经的易堵塞穴位，修复肝、脾、肾三大脏器的本职功能，月经量多的问题就会有所改善。

疏通肝经、脾经、肾经的易堵塞穴位，能让月经不再“月惊”

1. 如何疏通肝经的易堵塞穴位：阴包穴、太冲穴

▼ 快速取穴

（1）阴包穴

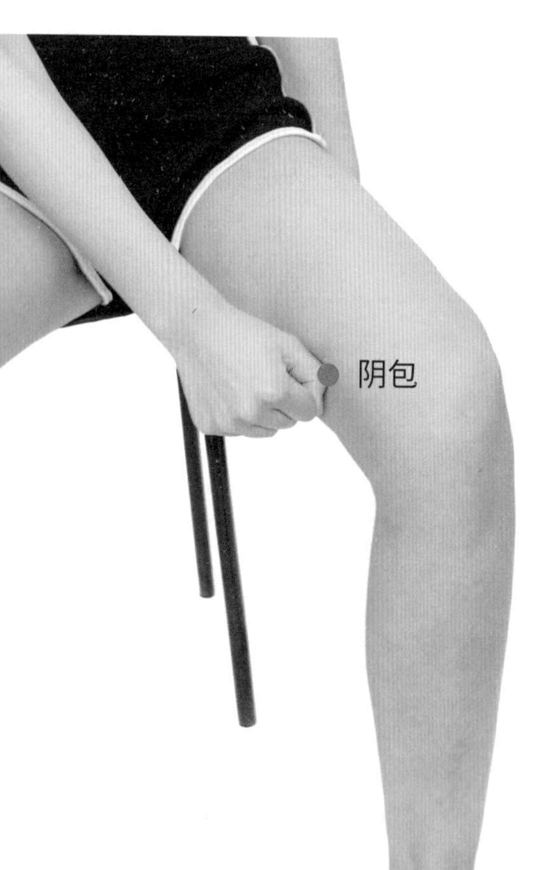

正坐后双脚着地，两腿微微分开，用对侧大拇指指间关节沿大腿内侧中线从腿根依次敲击到膝关节，多数人在膝盖上方五指宽处会有强烈痛感，这就是阴包穴。

肝经的易堵塞穴位：阴包穴

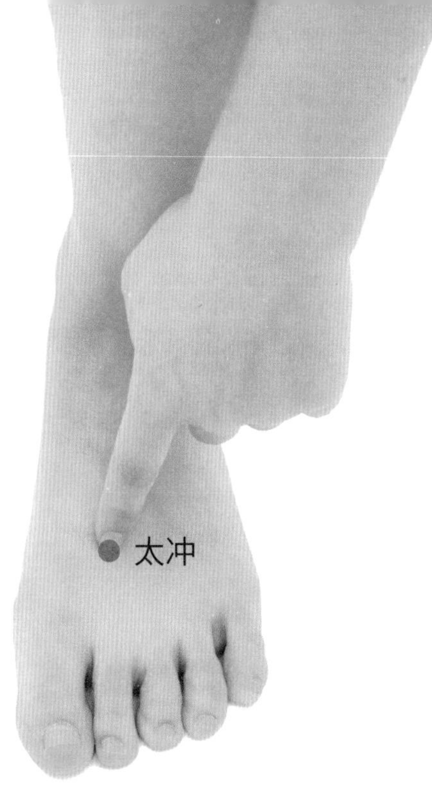

肝经的易堵塞穴位：太冲穴

（2）太冲穴

太冲穴在脚面最高点，大脚趾与二脚趾分叉处的凹陷中。用食指在此处进行点揉，以最小的半径旋转打圈，逐渐增加力度，会有明显痛感。

▼ 操作方法

疏理肝经时，敲揉双侧的阴包穴，点揉太冲穴探查，在痛处按揉、疏理。每个位置 2 ～ 3 分钟，每天 2 ～ 3 次，3 ～ 5 天痛感可消失。

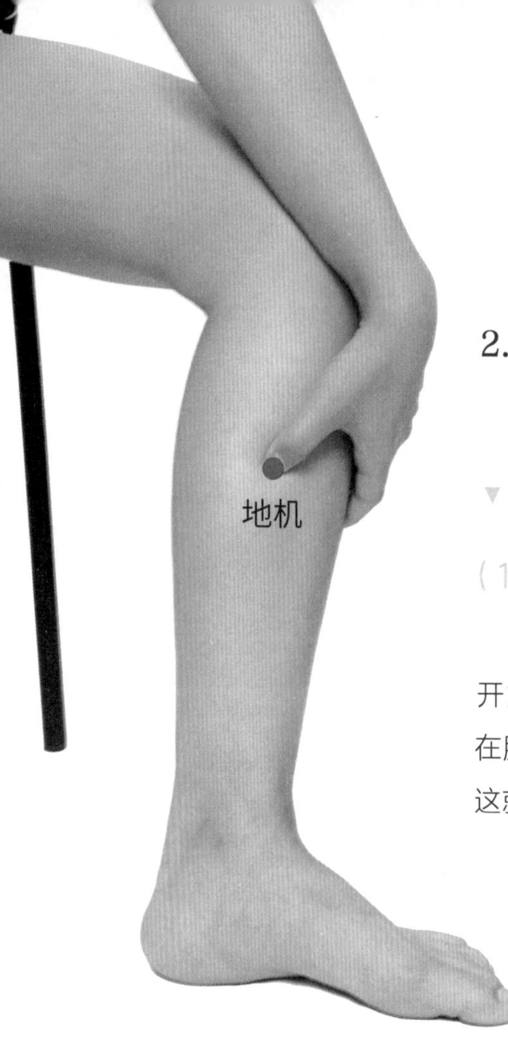

2. 如何疏通脾经的易堵塞穴位：地机穴、三阴交穴

▼ 快速取穴

（1）地机穴

用同侧小指掌指关节从膝关节开始沿小腿内侧缘依次敲至内踝，在膝关节内侧下四指宽处会有痛感，这就是地机穴。

脾经的易堵塞穴位：地机穴

（2）三阴交穴

三阴交穴在内踝尖上四指宽处，胫骨内侧缘后际，敲击会有酸痛的感觉。

▼ 操作方法

疏理脾经时，敲揉双侧的地机穴、三阴交穴探查，在痛处按揉、疏理。每个位置 2 ~ 3 分钟，每天 2 ~ 3 次，3 ~ 5 天痛感可消失。

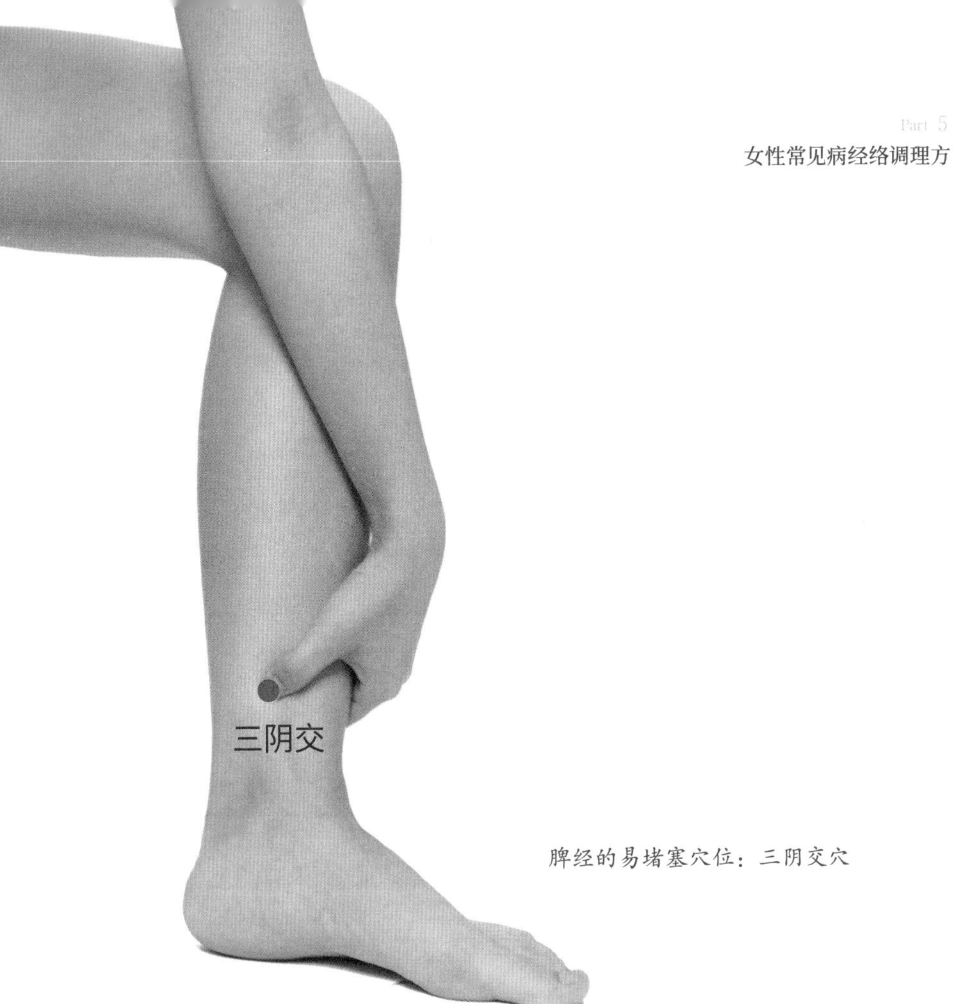

脾经的易堵塞穴位：三阴交穴

3. 如何疏通肾经的易堵塞穴位：水泉穴、照海穴、大钟穴

▼ 快速取穴

（1）水泉穴

水泉穴位于足内踝尖和足跟尖连线的中点处，用拇指或食指点揉此穴位，多数人刺痛难当。

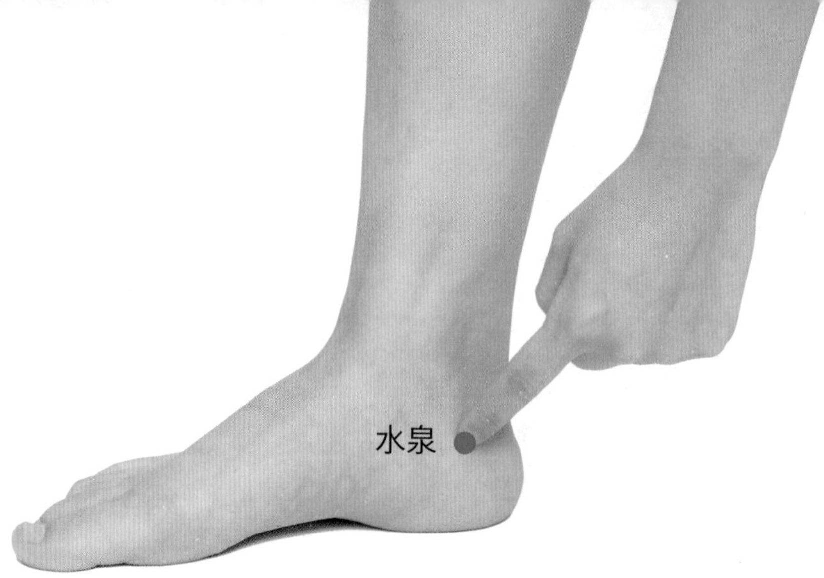

肾经的易堵塞穴位：水泉穴

（2）照海穴

足内踝尖、足跟尖、水泉穴三点一线。将拇指放在水泉穴上，沿着这条线向斜上方轻推至踝骨下端的骨缝处，会有刺痛或胀痛，这就是照海穴。

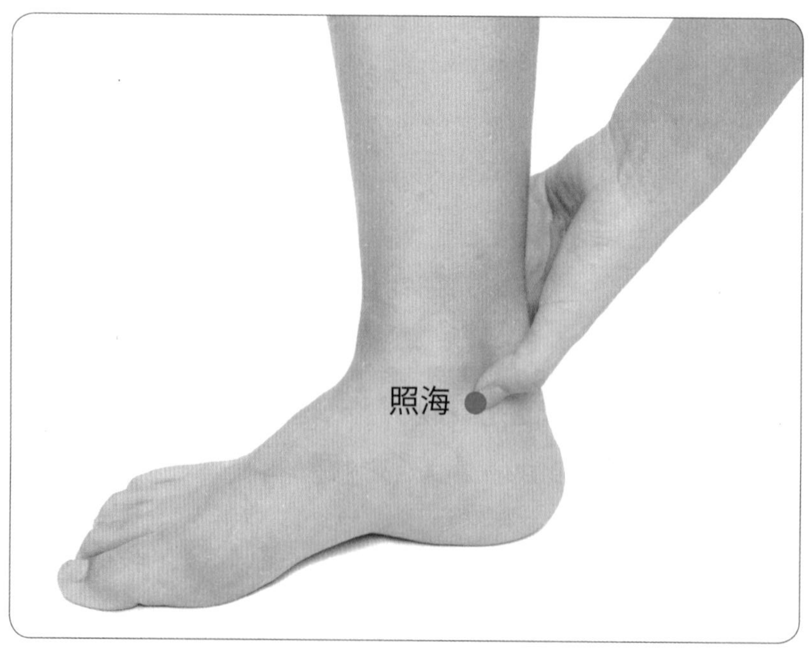

肾经的易堵塞穴位：照海穴

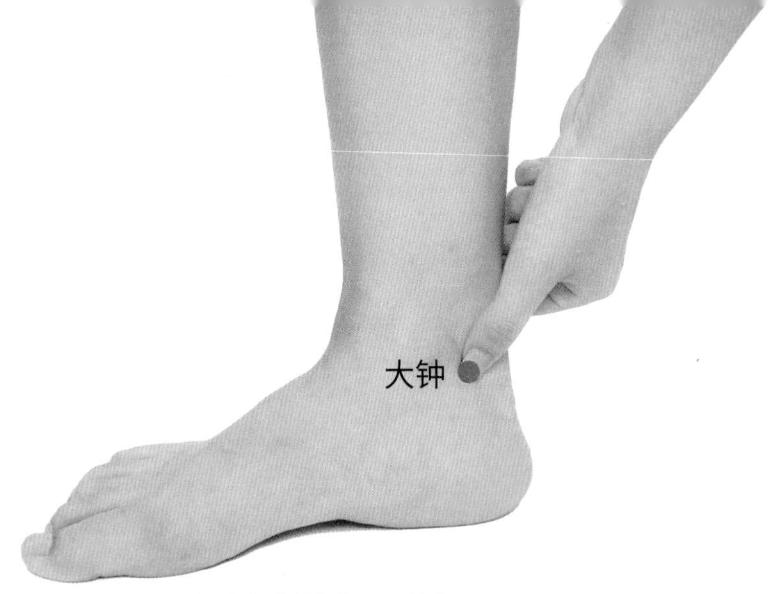

肾经的易堵塞穴位：大钟穴

（3）大钟穴

拇指或食指放在足内踝尖（最高点）与跟腱连线中点处，然后向下轻推 5 毫米至骨头上缘处，停住不动，这里就是大钟穴。向脚底板方向发力点按此穴，以最小半径旋转打圈，如有刺痛的感觉，说明肾经堵塞。

▼ 操作方法

疏理肾经时，点揉、探查双侧的水泉穴、照海穴、大钟穴，在痛处按揉、疏理。每个位置 2 ~ 3 分钟，每天 2 ~ 3 次，3 ~ 5 天痛感可消失。

疏通肝经、脾经、肾经的易堵塞穴位后，肝、脾、肾三大脏器的功能将得到恢复。另外，隐白穴是脾经第一个穴位，中医认为与肝、脾、肾有联系。对于崩漏，临床上可以采用艾灸隐白穴来配合。

4. 如何艾灸隐白穴

▼ 快速取穴

隐白穴在大脚趾内侧，趾甲角旁开 0.1 寸。

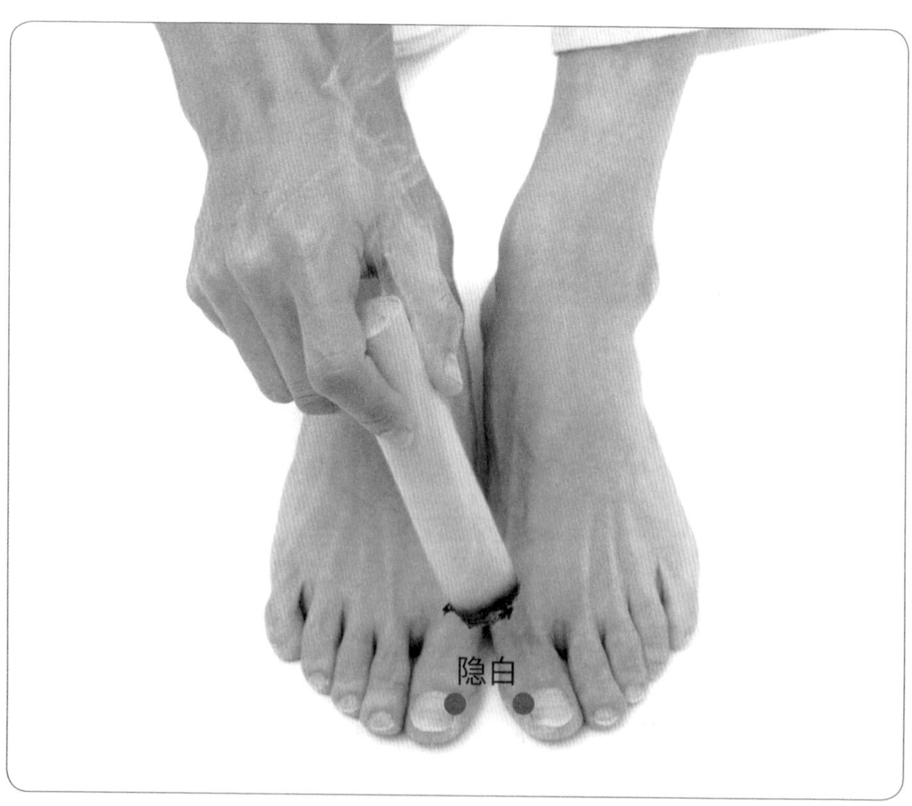

▼ 操作方法

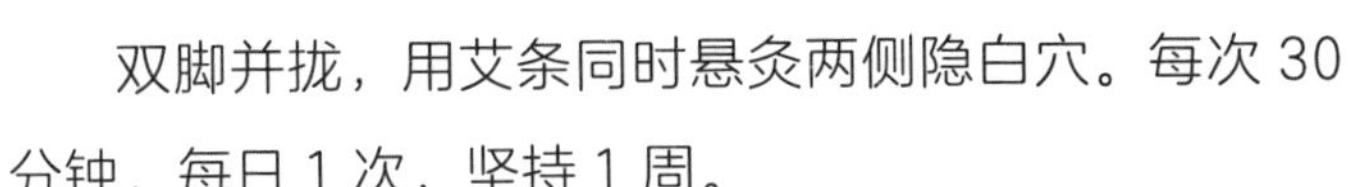

双脚并拢，用艾条同时悬灸两侧隐白穴。每次 30 分钟，每日 1 次，坚持 1 周。

一位亲友，40 多岁，年轻时月经量就大，每次例假时间长。随着年岁渐长，情况越来越严重。有一年暑期回老家探亲，我教她探查肝经、脾经、肾经的易堵塞穴位，每个穴位都很痛，让她坚持按揉，同时艾灸隐白穴。经过一个月的调理，她的月经正常了。现在，她已经养成习惯，每天都会疏通经络。

如何调理子宫肌瘤

你为什么会得子宫肌瘤

子宫肌瘤好像是现代女性的标配。它是女性生殖器官中最常见的一种良性肿瘤，又称为纤维肌瘤、子宫纤维瘤。遗憾的是，有关子宫肌瘤的病因现代医学目前仍不十分清楚。

中医认为，体内恶化的环境是肿物形成的重要因素，这好比夏季阴雨天后的树下会出现蘑菇，而晴朗干燥的天气则蘑菇难寻。中医界把肿瘤称为“症瘕积聚”。症瘕积聚就是不流动的、积聚在一起的非正常组织。自身体内环境恶化，使气血流动性变差，久而久之积聚就会形成。

中医“治病”，强调恢复自己体内环境的和谐。对于居于盆腔里的子宫肌瘤来说，寒湿、血瘀、血虚、气虚等情况都可能是它的成因。而疏通肝经、脾经、肾经的易堵塞穴位，恢复肝、脾、肾的功能，是自我辅助调理子宫肌瘤的主要思路。

疏通肝经、脾经、肾经的易堵塞穴位，能让你做“完整”女人

1. 如何疏通肝经的易堵塞穴位：阴包穴、太冲穴

▼ 快速取穴

（1）阴包穴

正坐后双脚着地，两腿微微分开，用对侧大拇指指间关节沿大腿内侧中线从腿根依次敲击到膝关节，多数人在膝盖上方五指宽处会有强烈痛感，这就是阴包穴。

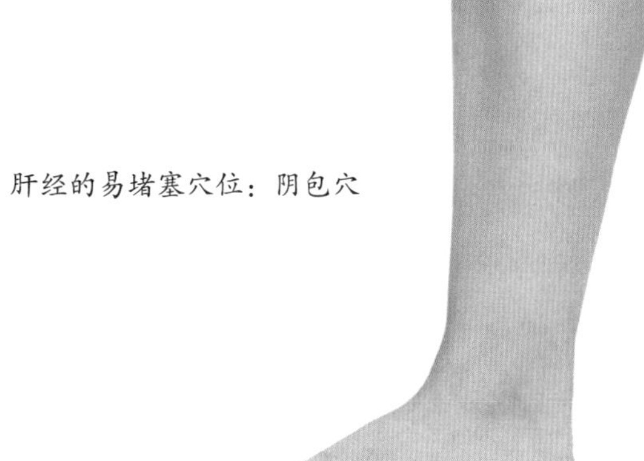

肝经的易堵塞穴位：阴包穴

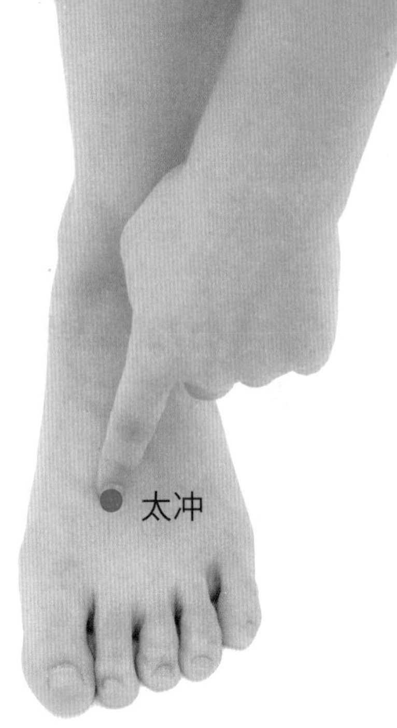

肝经的易堵塞穴位：太冲穴

（2）太冲穴

太冲穴在脚面最高点，大脚趾与二脚趾分叉处的凹陷中。用食指在此处进行点揉，以最小的半径旋转打圈，逐渐增加力度，会有明显痛感。

▼ 操作方法

疏理肝经时，敲揉双侧的阴包穴，点揉太冲穴探查，在痛处按揉、疏理。每个位置 2 ~ 3 分钟，每天 2 ~ 3 次，3 ~ 5 天痛感可消失。

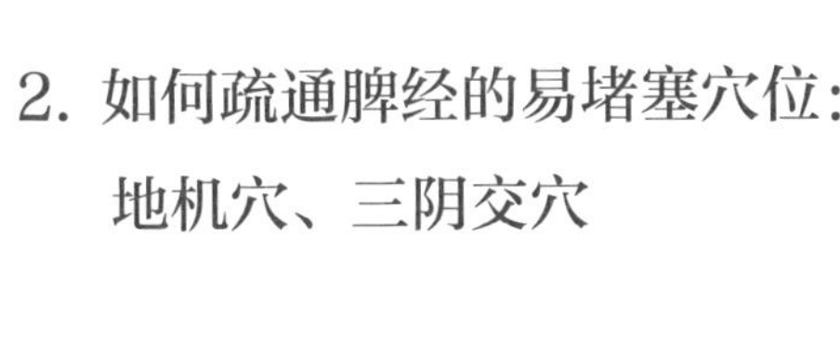

2. 如何疏通脾经的易堵塞穴位：地机穴、三阴交穴

▼ 快速取穴

（1）地机穴

用同侧小指掌指关节从膝关节开始沿小腿内侧缘依次敲至内踝，在膝关节内侧下四指宽处会有痛感，这就是地机穴。

地机

脾经的易堵塞穴位：地机穴

（2）三阴交穴

三阴交穴在内踝尖上四指宽处，胫骨内侧缘后际，敲击会有酸痛的感觉。

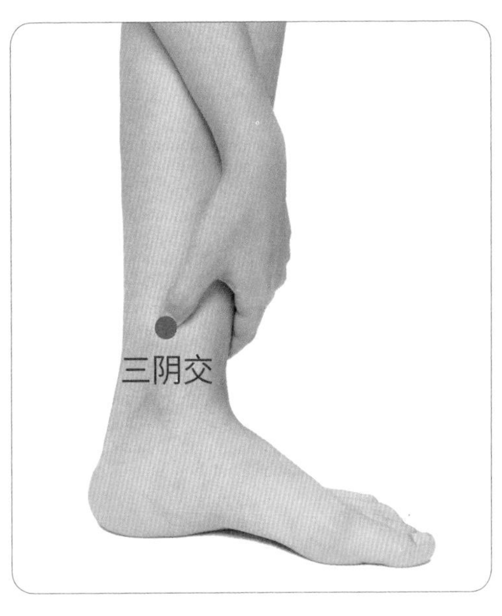

脾经的易堵塞穴位：三阴交穴

▼ 操作方法

疏理脾经时，敲揉双侧的地机穴、三阴交穴探查，在痛处按揉、疏理。每个位置 2 ~ 3 分钟，每天 2 ~ 3 次，3 ~ 5 天痛感可消失。

3. 如何疏通肾经的易堵塞穴位：水泉穴、照海穴、大钟穴

▼ 快速取穴

（1）水泉穴

水泉穴位于足内踝尖和足跟尖连线的中点处，用拇指或食指点揉此穴位，多数人刺痛难当。

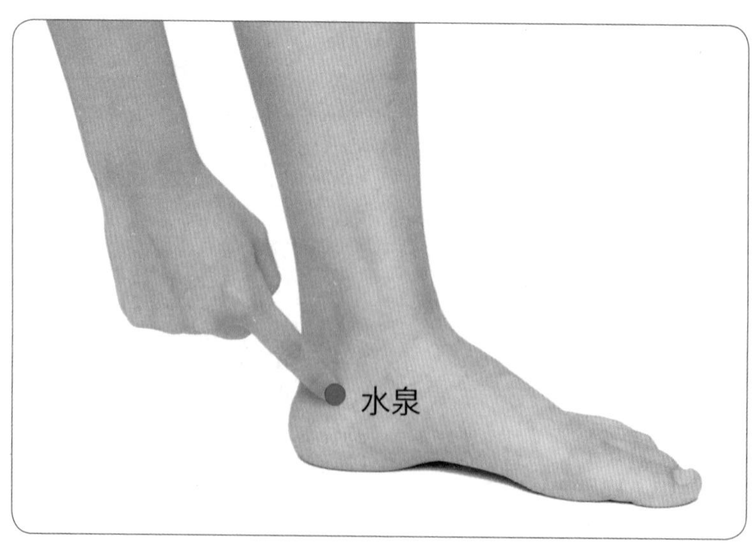

肾经的易堵塞穴位：水泉穴

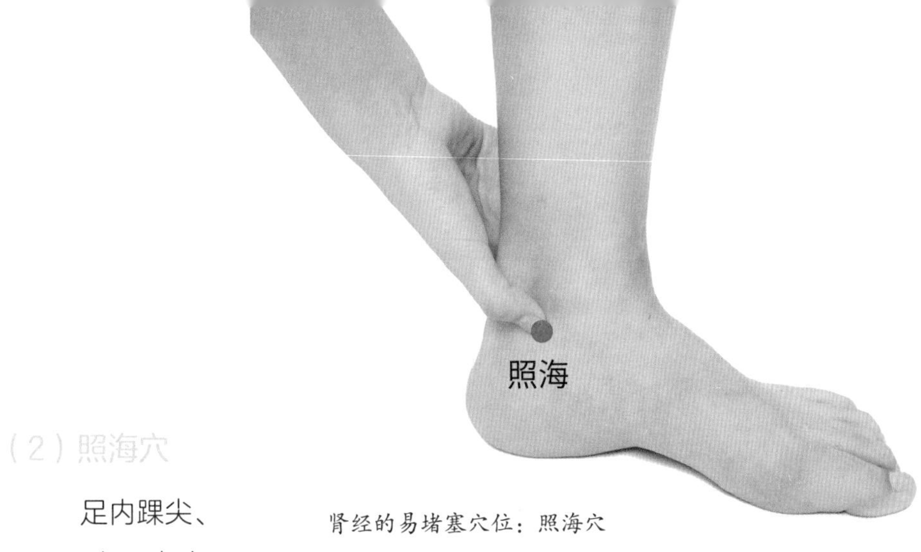

肾经的易堵塞穴位：照海穴

（2）照海穴

足内踝尖、足跟尖、水泉穴三点一线。将拇指放在水泉穴上，沿着这条线向斜上方轻推至踝骨下端的骨缝处，会有刺痛或胀痛，这就是照海穴。

（3）大钟穴

拇指或食指放在足内踝尖（最高点）与跟腱连线中点处，然后向下轻推 5 毫米至骨头上缘处，停住不动，这里就是大钟穴。向脚底板方向发力点按此穴，以最小半径旋转打圈；如有刺痛的感觉，说明肾经堵塞。

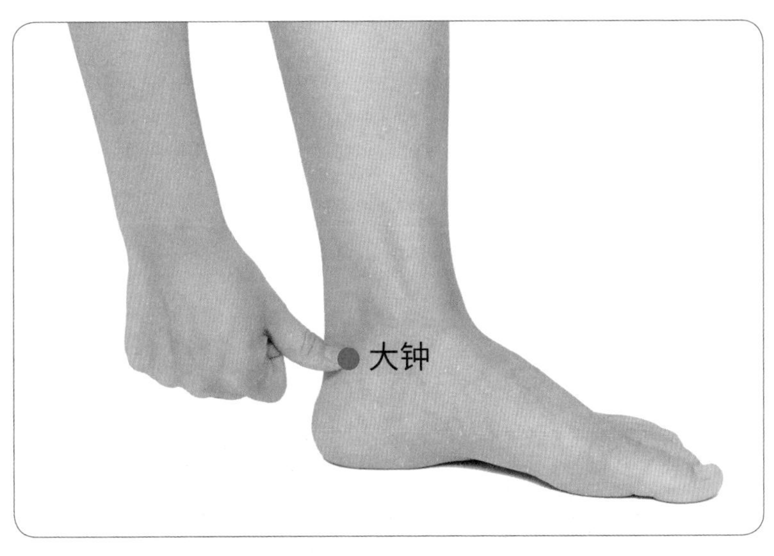

肾经的易堵塞穴位：大钟穴

▼ 操作方法

疏理肾经时，点揉、探查双侧的水泉穴、照海穴、大钟穴，在痛处按揉、疏理。每个位置 2 ~ 3 分钟，每天 2 ~ 3 次，3 ~ 5 天痛感可消失。

另外，子宫在盆腔内居中的位置，而盆腔在躯体的下部，气血循环本身就很差，我们可以通过艾灸关元穴来加强局部的气血运行，将体内垃圾加速代谢出去。

4. 如何艾灸关元穴

▼ 快速取穴

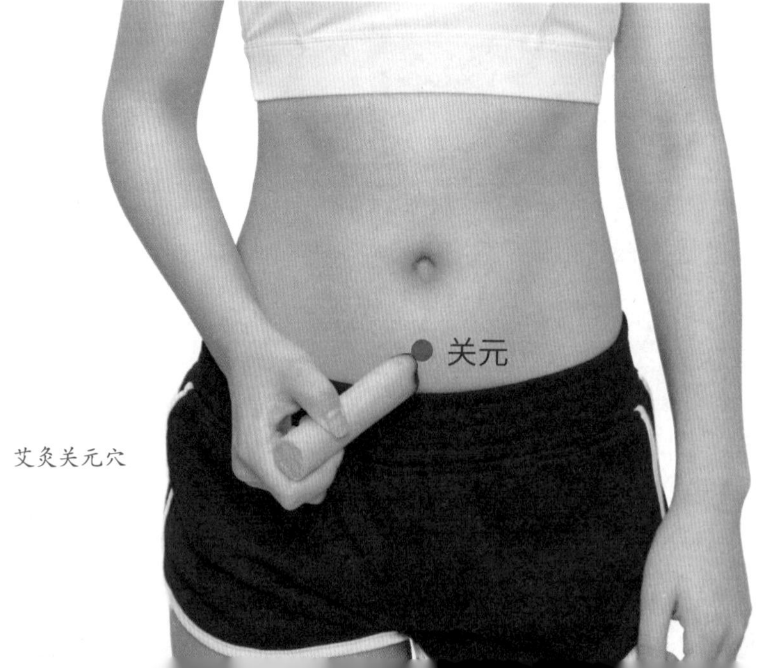

艾灸关元穴

关元穴在肚脐下 3 寸，准确定位是在肚脐与耻骨联合之间，上 3/5 和下 2/5 的交汇处。

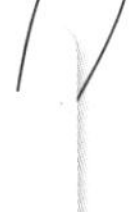

▼ 操作方法

艾灸时要注意两件事：

第一，要先看一下自己的舌象是否适合艾灸。

舌体非常瘦薄，舌苔薄黄或者是黄苔，这是阴虚火旺，体内津液不足，慎灸。如果舌体颜色淡，舌苔薄白或者是舌体水滑，有齿痕，则适合艾灸。

第二，艾灸的火候问题。

对于子宫肌瘤，盆腔阴寒、瘀血可能比较重，这时艾灸就不是灸几分钟的问题，而是要灸透。用艾条悬灸关元穴，火力持续渗透进肌体，直到热度深透至对面脊柱，腰部也产生了热感，这次可以停下来。第二天依旧这样操作，热度深透的时间会变短。坚持下去，直到某天艾灸 3 ～ 5 分钟后，热感充满小腹，快速抵达脊柱，说明盆腔内气血运行平衡顺畅了，此时可以停灸。

有一位经络课学员和我分享了她的经历。

这位朋友 45 岁，2017 年 7 月初去体检，发现 7.8 厘米的子宫肌瘤（说明平日里很多朋友不太关注自己的身体，7.8 厘米的肌瘤已经很大了）。医生建议马上手术。她问医生：“如果继续观察，暂时不手术，肌瘤还会再长大吗？”医生告诉她最大可达 8 厘米。

因为她知道自己以前寒湿重，另外确实没有明显症状，她想先自己调理一下。于是，每天坚持按揉肝经、脾经、肾经的易堵塞穴位，重灸关元穴。一个月后，她再去检查，彩超显示肌瘤为 1.7 厘米。

要知道，对女人来说，无论是切除乳房还是子宫，这种“不完整”所带给女人的伤害是无法估量的。不过这个案例告诉我们，在主流医学手术治疗手段之外，还有另外一种选择可以尝试。

当然，每个人的体质不同，如果上述操作后子宫肌瘤没有好转，建议请当地的中医当面辨证诊治。

如何调理湿疹

你为什么会长湿疹

湿疹是女性朋友常见的皮肤问题，以红斑、丘疹、丘疱疹为主，最大的痛苦是瘙痒剧烈，尤其在夏天高发，身体难受，还影响美观。

既然叫“湿疹”，说明体内湿气重，废水多。有湿疹的朋友，一定要遵循“不渴不饮”的原则，让体内摄入的水能够合理地吸收，避免超负荷加重身体脏器的负担，毕竟“物无美恶，过则为灾”。

疏通脾经、肺经、膀胱经的易堵塞穴位，就能让皮肤找回健康光泽

中医认为，人体内水谷的消化吸收由脾来主导，脾的功能异常，食物、水液的代谢就会受到影响。所谓“脾虚湿盛”，对待湿疹，可以采用自我疏通脾经易堵塞穴位的方法来实现健脾的日的。

1. 如何疏通脾经的易堵塞穴位：地机穴、三阴交穴、太白穴、公孙穴

▼ 快速取穴

（1）地机穴

地机穴在胫骨内侧缘，膝关节内侧下四指宽处。用同侧小指掌指关节敲击此穴，有的朋友痛感特别强烈。敲击时请注意，要敲到骨头与肉的接合部，不要敲到骨头上。

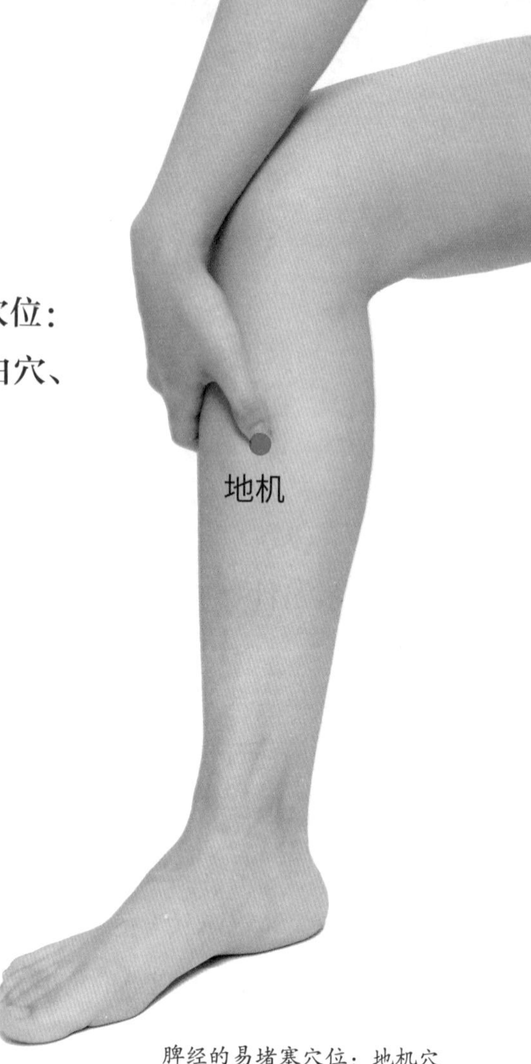

脾经的易堵塞穴位：地机穴

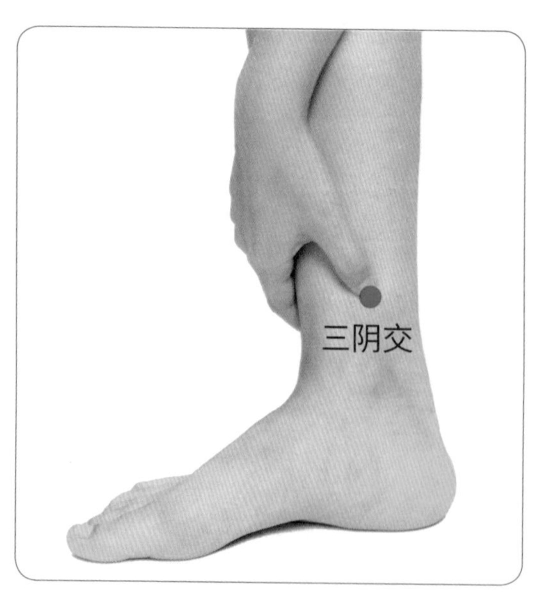

脾经的易堵塞穴位：三阴交穴

（2）三阴交穴

三阴交穴在内踝尖上四指宽处，胫骨内侧缘后际，敲击会有酸痛的感觉。

(3) 太白穴

大脚趾与脚掌相连的关节是一个凸起，古人称为“核骨”，核骨后凹陷处就是太白穴。

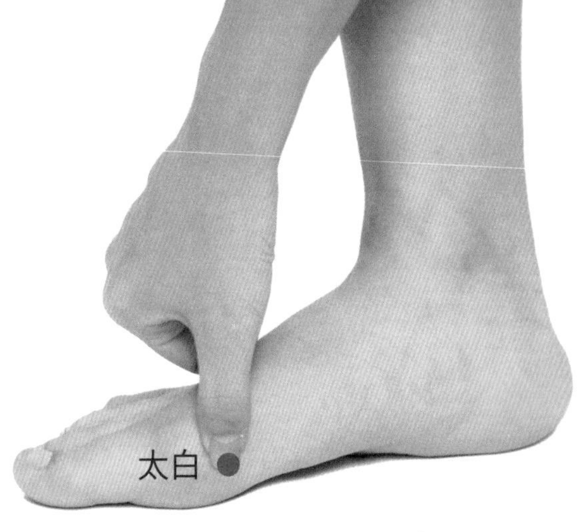

脾经的易堵塞穴位：太白穴

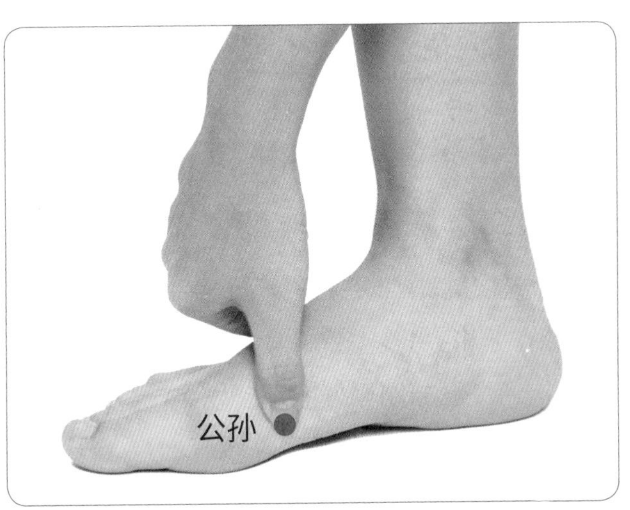

脾经的易堵塞穴位：公孙穴

(4) 公孙穴

公孙穴位于太白穴后 1 寸处。

▼ 操作方法

疏理脾经时，先敲揉双侧的地机穴、三阴交穴，再点揉太白穴、公孙穴，在痛处按揉、疏理。每个位置 2 ~ 3 分钟，每天 2 ~ 3 次，3 ~ 5 天痛感可消失。

中医讲肺主皮毛，凡是肌表的问题，一定要恢复肺的功能。而《医方集解》中说："肺为水之上源。"肺也与水的代谢关系密切。比如，有些女性朋友喝水后马上小便，尿量还挺大，其实这不是肾的问题，而与肺有关。

那么，我们可以通过疏通肺经的易堵塞穴位，来强化肺的功能。

2. 如何疏通肺经的易堵塞穴位：孔最穴、鱼际穴

▼ 快速取穴

（1）孔最穴

仰掌向上，在大拇指一侧从腕关节到肘关节画一条线，另一只手食指、中指、无名指并拢，将食指放在肘关节的横纹处，无名指的侧面与刚画好的那条线会有一个交叉点，这就是孔最穴。

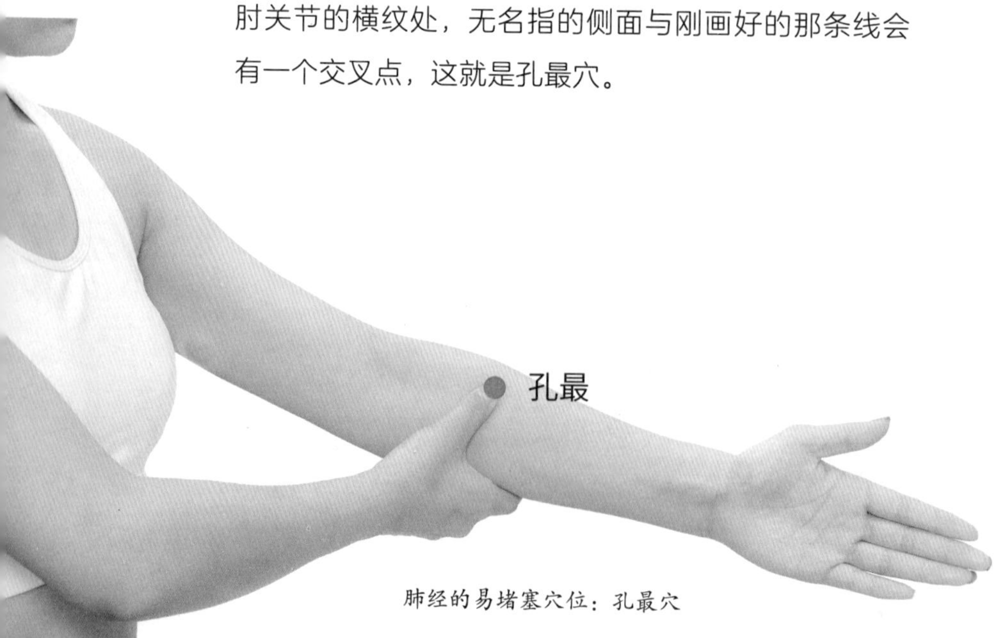

孔最

肺经的易堵塞穴位：孔最穴

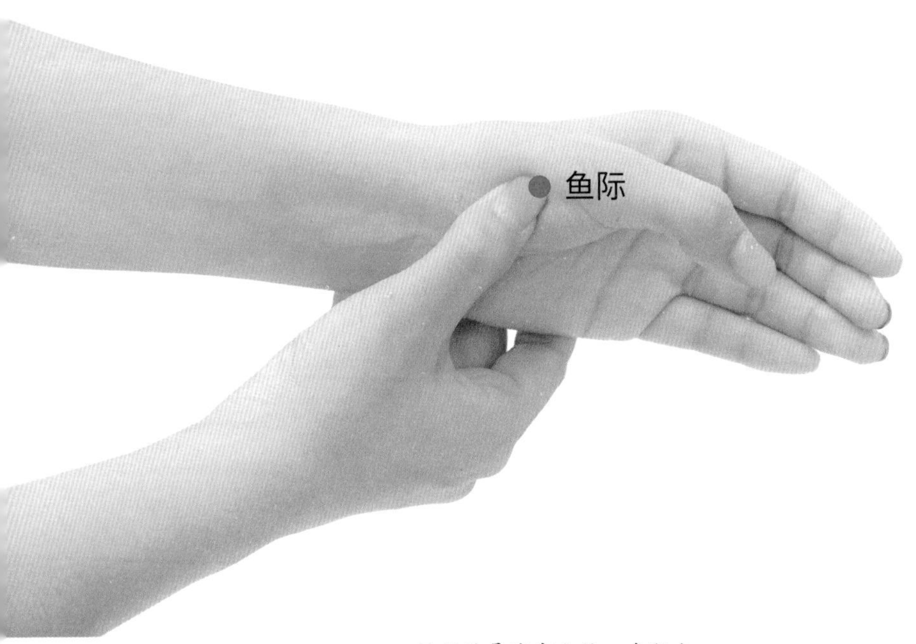

肺经的易堵塞穴位：鱼际穴

（2）鱼际穴

在手外侧，第一掌骨中点赤白肉际处。用大拇指在这里进行点揉，以最小的半径旋转加力，会产生酸痛感。

▼ 操作方法

疏理肺经时，敲揉双侧的孔最穴，点揉鱼际穴探查，在痛处按揉、疏理。每个位置 2 ～ 3 分钟，每天 2 ～ 3 次，3 ～ 5 天痛感可消失。

中医认为“膀胱主表”，在肌表发作的异常红色疹子就可能与膀胱有关。所以，我们还要疏通人体抵御寒邪的第一道屏障——膀胱经的易堵塞穴位。

3. 如何疏通膀胱经的易堵塞穴位：昆仑穴、承山穴、委中穴、合阳穴

▼ 快速取穴

（1）昆仑穴

将拇指或食指放在足外踝尖与跟腱连线的中点，向下轻推，遇骨头则停住不动，这就是昆仑穴。向脚底板方向发力点按此穴，用最小半径点揉 30 圈，如痛不可摸，说明膀胱经有寒。

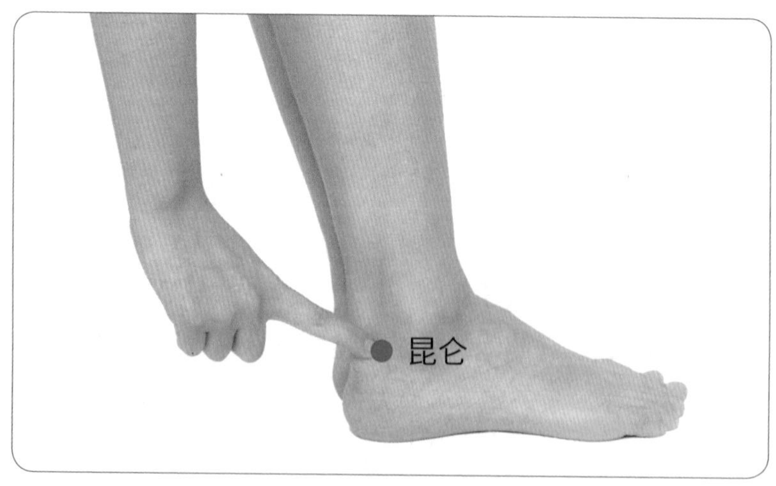

膀胱经的易堵塞穴位：昆仑穴

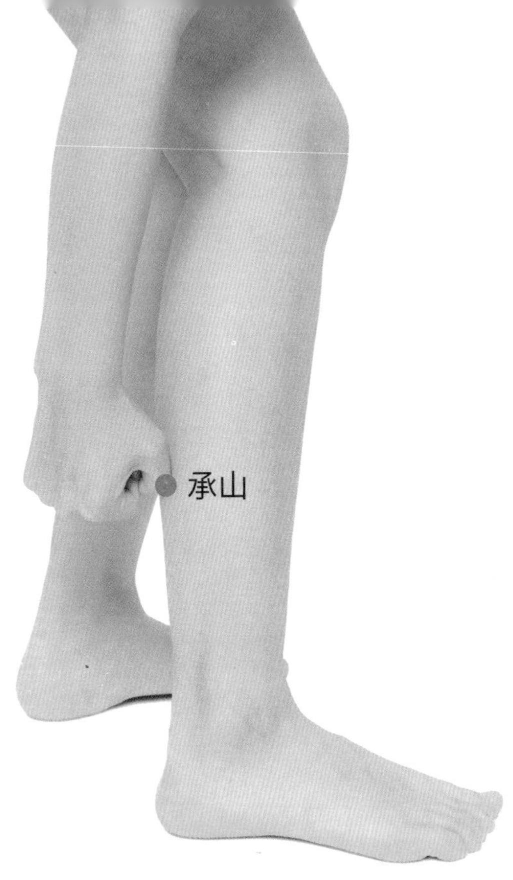

膀胱经的易堵塞穴位：承山穴

（2）承山穴

承山穴在跟腱最上端与小腿肌肉的接合部（腓肠肌两肌腹之间凹陷的顶端）。自我操作时，坐直，双腿自然下垂，用同侧大拇指的指间关节垂直发力，敲击10下，痛感会显现出来。

（3）委中穴

委中穴位于膝盖后方的腘窝中点处。探查此穴时需要身体坐直，手腕放松，轻轻按揉。一般情况下，按揉这个穴位是不疼的，但对于有腰部疾患、膝关节肿痛的朋友，此处不仅疼痛明显，还可能出现突出皮肤表面的结节或肿物。

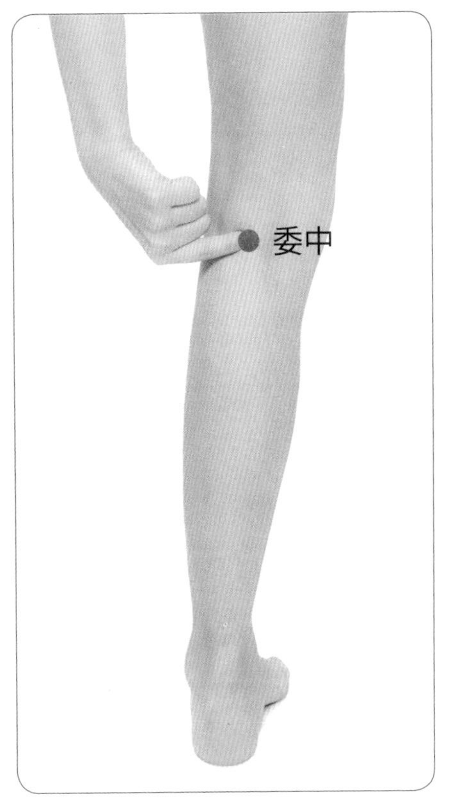

膀胱经的易堵塞穴位：委中穴

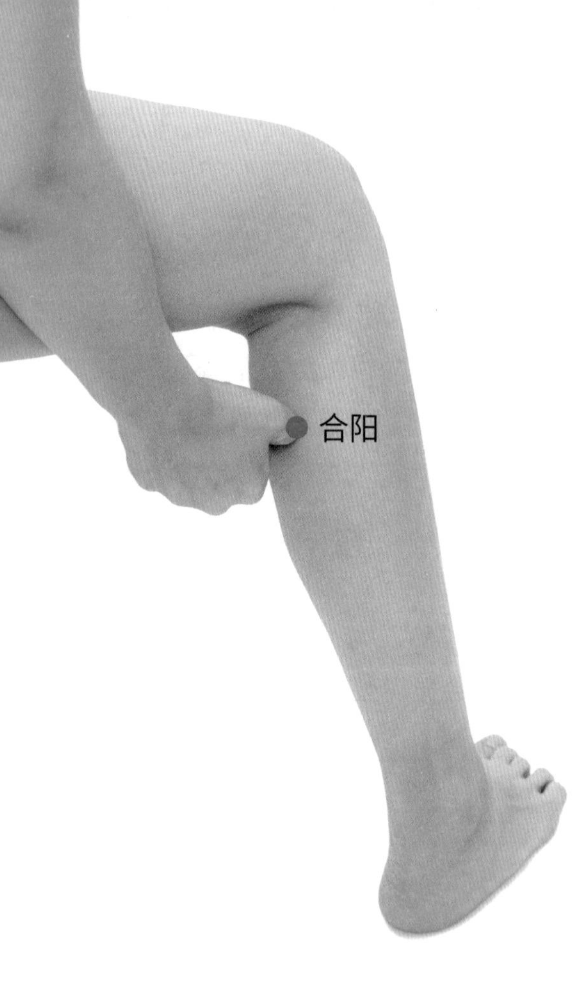

膀胱经的易堵塞穴位：合阳穴

（4）合阳穴

合阳穴在委中穴下 2 寸（三指宽）处，用同侧拇指的指间关节敲击，痛感会显现。对于经常走路、逛街过多的女性朋友，当小腿发紧时，敲揉此穴能够促进气血在小腿的布散。

▼ 操作方法

疏理膀胱经时，先点揉双侧昆仑穴，接着敲揉承山穴、委中穴、合阳穴探查，在痛处按揉、疏理。每个位置 2 ~ 3 分钟，每天 2 ~ 3 次，3 ~ 5 天痛感可消失。

有一位网络课学员，她的小腿内侧和大拇指患有湿疹，夏天尤为严重。为了利水化湿，她每天都要喝一瓶赤小豆薏苡仁水，可是病情依旧严重。

我让她把薏苡仁和赤小豆熬得浓浓的，每天喝几汤匙就好。另外，我教她疏通脾经、肺经、膀胱经的易堵塞穴位，而她也只是半信半疑地操作。令她没想到的是，半个月后，不仅困扰她多年的湿疹消失了，肌肤也日渐白嫩细滑。

如何调理慢性咽炎

你为什么会患慢性咽炎

很多女性朋友患有慢性咽炎。这个病好像特别怕上火，吃点羊肉、闻点油烟，嗓子就会肿痛、发痒、干咳。遇此症状，很多朋友会采用清热、解毒、泻火的方法，但症状却反复发作，而且越清火越大。

为什么容易上火呢？夏天吹空调、喝冷饮，冬天不注意保暖，使身体很容易接触寒凉，结果造成多数人体内寒气太重，阳气（热能）被赶到表层，从而引起上火的假象。

看一下自己的舌头，如果舌质是淡的，舌苔薄白、湿漉漉的，再加上经常手脚发凉、怕冷，这就是体内阳气不足、寒重的表现。如果此时接触一点热性的东西，热气与体内寒气就会在门户交争。

我们看盛夏的饭店，如果室内空调温度25℃，而室外的温度35℃，在饭店的门口就会有一团隐隐的雾气，这就是室外热气与室内冷气交争的结果。而人体的门户——口唇和咽喉一“上火”，要么是口舌生疮，要么是咽喉肿痛。

这种情况下，我们绝对不能盲目使用清热、解毒、泻火的药物。因为能量是守恒的，如果没有热，却用寒凉清解，是南辕北辙，无异于饮鸩止渴，大大损伤体内的阳气。

在经络上，肾经和脾经都经过咽喉部位，所以自我调理慢性咽炎，可以疏通肾经和脾经的易堵塞穴位，恢复肾和脾的功能，让气血能量能够上达咽部。

疏通肾经、脾经的易堵塞穴位，就能让嗓子不再“堵得慌”

1. 如何疏通肾经的易堵塞穴位：水泉穴、照海穴、大钟穴

▼快速取穴

（1）水泉穴

水泉穴位于足内踝尖和足跟尖连线的中点处，用拇指或食指点揉此穴位，多数人刺痛难当。

肾经的易堵塞穴位：水泉穴

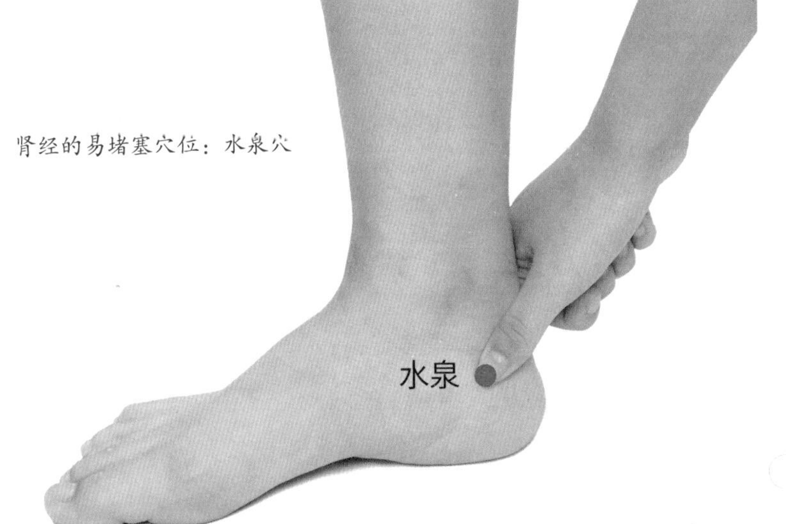

肾经的易堵塞穴位：照海穴

（2）照海穴

足内踝尖、足跟尖、水泉穴三点一线。将拇指放在水泉穴上，沿着这条线向斜上方轻推至踝骨下端的骨缝处，会有刺痛或胀痛，这就是照海穴。

（3）大钟穴

拇指或食指放在足内踝尖（最高点）与跟腱连线中点处，然后向下轻推 5 毫米至骨头上缘处，停住不动，这里就是大钟穴。向脚底板方向发力点按此穴，以最小半径旋转打圈；如有刺痛的感觉，说明肾经堵塞。

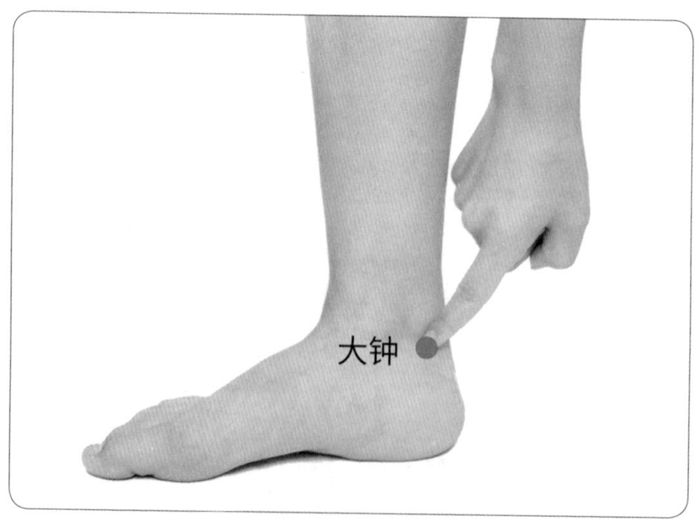

肾经的易堵塞穴位：大钟穴

▼ 操作方法

疏理肾经时，点揉、探查双侧的水泉穴、照海穴、大钟穴，在痛处按揉、疏理。每个位置 2 ～ 3 分钟，每天 2 ～ 3 次，3 ～ 5 天痛感可消失。

2. 如何疏通脾经的易堵塞穴位：地机穴、三阴交穴

▼ 快速取穴

（1）地机穴

用同侧小指掌指关节从膝关节开始沿小腿内侧缘依次敲至内踝，在膝关节内侧下四指宽处会有痛感，这就是地机穴。

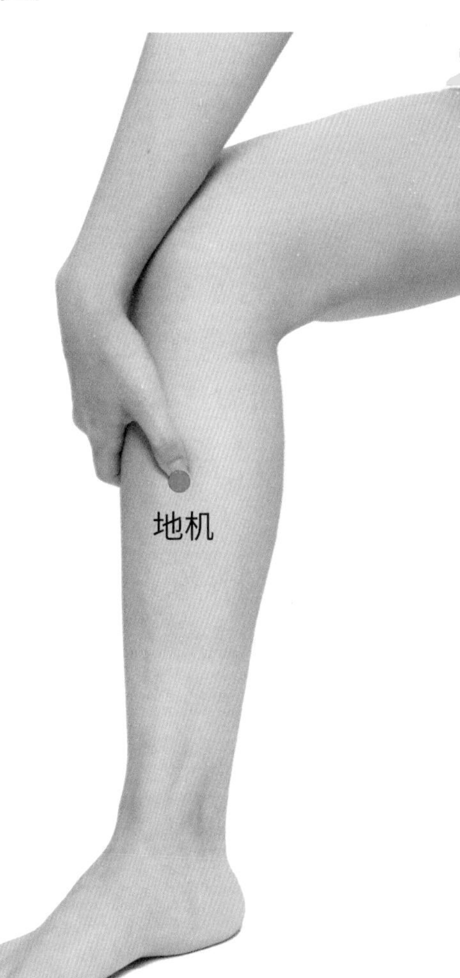

脾经的易堵塞穴位：地机穴

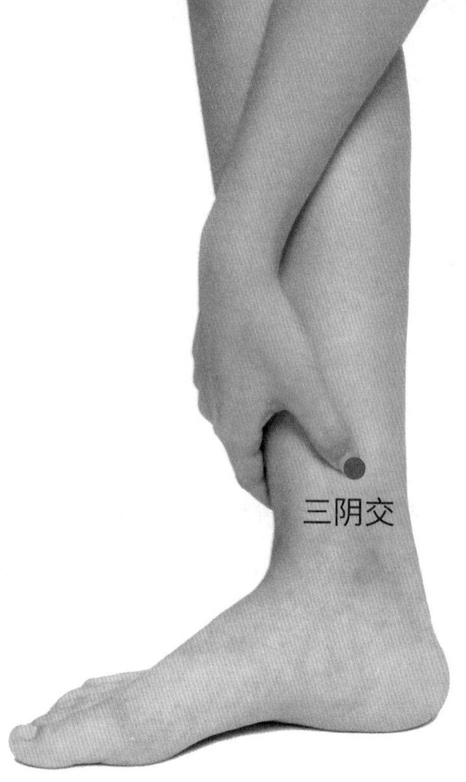

（2）三阴交穴

三阴交穴在内踝尖上四指宽处，胫骨内侧缘后际，敲击会有酸痛的感觉。

脾经的易堵塞穴位：三阴交穴

▼ 操作方法

疏理脾经时，敲揉双侧的地机穴、三阴交穴探查，在痛处按揉、疏理。每个位置 2 ~ 3 分钟，每天 2 ~ 3 次，3 ~ 5 天痛感可消失。

疏通肾经、脾经的易堵塞穴位后，会感觉到咽部清爽，痒、咳的感觉消失。

由于寒凉会伤到脾肾，平时对于咽部的保养要注意生活和饮食行为，远离寒凉是正道。同时，不要熬夜，避免“虚火”上炎。

如何调理尿路感染

为什么会尿路感染

尿路感染是女性的常见痛苦之一，现代医学认为是尿路细菌感染，产生炎症，其症状表现为尿频、尿急、量少、尿痛，且反复发作、迁延不愈。

因为有痛、急等表现，以往中医常认为本病是湿热引起，治疗以清湿热为主。但分析当下人们的生活行为可发现，常常在受寒之后尿路感染发作。因此，在治疗上我们可以换个思路。

疏通肾经、肝经的易堵塞穴位，就能让小便不再“憋屈”

泌尿系统的问题与肾有关，而寒伤肾，导致小便异常。所以，尿路感染发作时可以疏通肾经的易堵塞穴位来调理。如果按揉时刺痛难当，且有明显受寒的诱因，也可以艾灸脚踝内侧肾经的易堵塞区域。

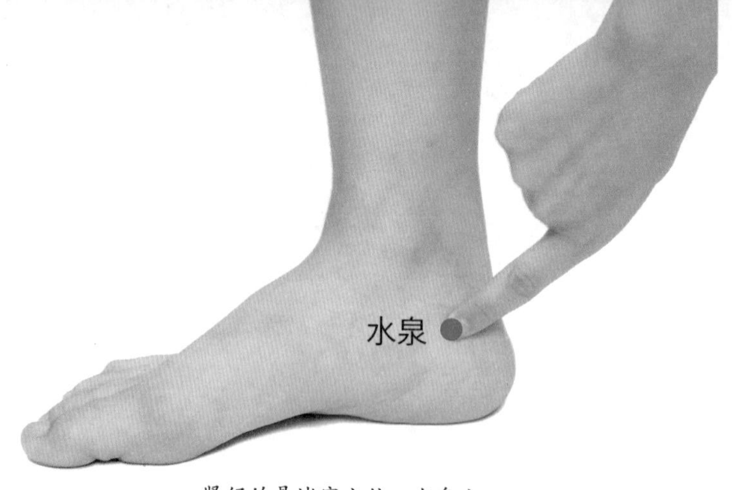

肾经的易堵塞穴位：水泉穴

1. 如何疏通肾经的易堵塞穴位：水泉穴、照海穴、大钟穴

▼ 快速取穴

（1）水泉穴

水泉穴位于足内踝尖和足跟尖连线的中点处，用拇指或食指点揉此穴位，多数人刺痛难当。

（2）照海穴

足内踝尖、足跟尖、水泉穴三点一线。将拇指放在水泉穴上，沿着这条线向斜上方轻推至踝骨下端的骨缝处，会有刺痛或胀痛，这就是照海穴。

肾经的易堵塞穴位：照海穴

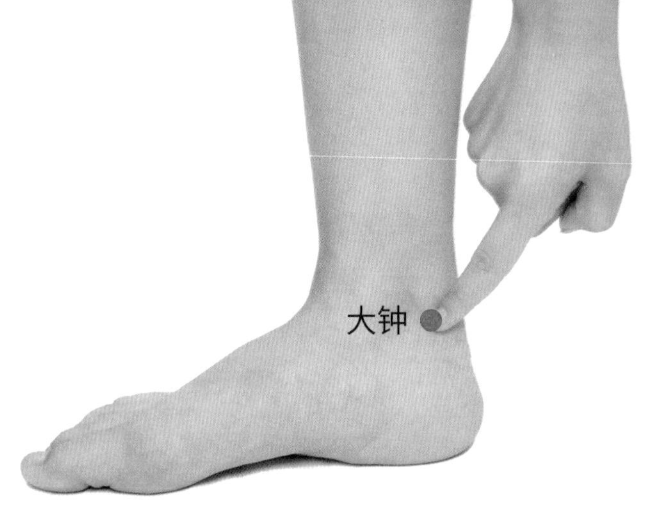

肾经的易堵塞穴位：大钟穴

（3）大钟穴

拇指或食指放在足内踝尖（最高点）与跟腱连线中点处，然后向下轻推 5 毫米至骨头上缘处，停住不动，这里就是大钟穴。向脚底板方向发力点按此穴，以最小半径旋转打圈；如有刺痛的感觉，说明肾经堵塞。

▼ 操作方法

疏理肾经时，点揉、探查双侧的水泉穴、照海穴、大钟穴，在痛处按揉、疏理。每个位置 2 ~ 3 分钟，每天 2 ~ 3 次，3 ~ 5 天痛感可消失。

一位网友的案例分享：

前天凌晨 1 点钟，尿道口有灼热感，然后小便带血。因为心急，想着这种状况下疏通经络可能也解决不了问题，决定先吃点消炎药控制一下。结果翻箱倒柜找不到任何药，没有办法，自己只好在迷茫中开始按摩肾经的水泉穴、照海穴和大钟穴，皆有痛感。继续按揉至痛感减轻后，小口慢饮了一点温水。第二天早上起来，血尿不见了，尿道口灼热感也减轻了，尿频、尿急症状也消失了。为了巩固效果，一直在坚持疏通经络。

《黄帝内经•经脉》中说肝经“入毛中，过阴器”，即肝经经过阴部。所以，调治小便疼痛还要疏通肝经的易堵塞穴位，鼓舞肝气，恢复局部的气血运行。

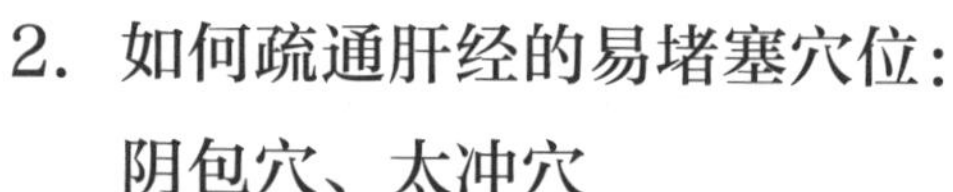

2. 如何疏通肝经的易堵塞穴位：阴包穴、太冲穴

▼ 快速取穴

（1）阴包穴

正坐后双脚着地，两腿微微分开，用对侧大拇指指间关节沿大腿内侧中线从腿根依次敲击到膝关节，多数人在膝盖上方五指宽处会有强烈痛感，这就是阴包穴。

阴包

肝经的易堵塞穴位：阴包穴

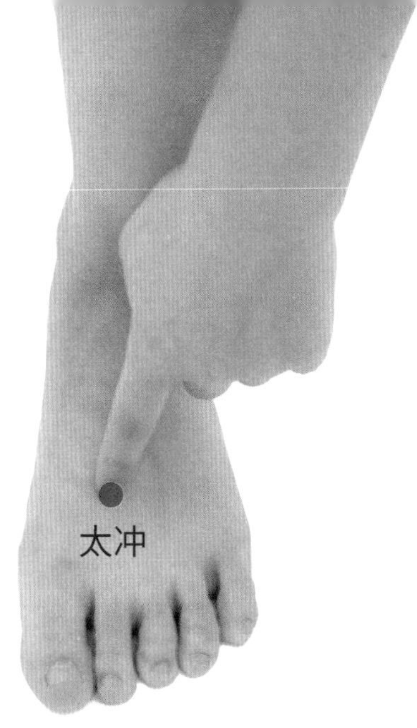

肝经的易堵塞穴位：太冲穴

（2）太冲穴

太冲穴在脚面最高点，大脚趾与二脚趾分叉处的凹陷中。用食指在此处进行点揉，以最小的半径旋转打圈，逐渐增加力度，会有明显痛感。

▼ 操作方法

疏理肝经时，敲揉双侧的阴包穴，点揉太冲穴探查，在痛处按揉、疏理。每个位置 2 ~ 3 分钟，每天 2 ~ 3 次，3 ~ 5 天痛感可消失。

如何调理阴道炎

你为什么会得阴道炎

阴道炎，就是阴道炎症，会出现瘙痒、灼痛和异常流液的病症。特殊的位置，特殊的生理结构，一旦患病，对于女性来说，痛苦难当，但又难以启齿。

正常健康的女性，阴道由于解剖组织的特点，对病菌的侵入有自然防御功能。比如，阴道口的闭合，阴道前后壁紧贴，阴道酸碱度保持平衡，会对病菌的繁殖进行抑制。所以，不洁的“夫妻生活”是产生阴道炎的主要原因。

另外，其他因素（寒湿、湿热）也能导致阴道内菌群失调，打破阴道与菌群之间的生态平衡，给细菌繁衍生息提供了条件。

疏通肝经、肾经、脾经的易堵塞穴位，就能保养好女人的“秘密花园”

《黄帝内经》中说：“经脉所过，主治所及。”而肝经的循行路线经过生殖系统——“入毛中，过阴器”，所以，疏通肝经的易堵塞穴位，能够促进阴道局部的气血正常运行，帮助局部环境恢复平衡。

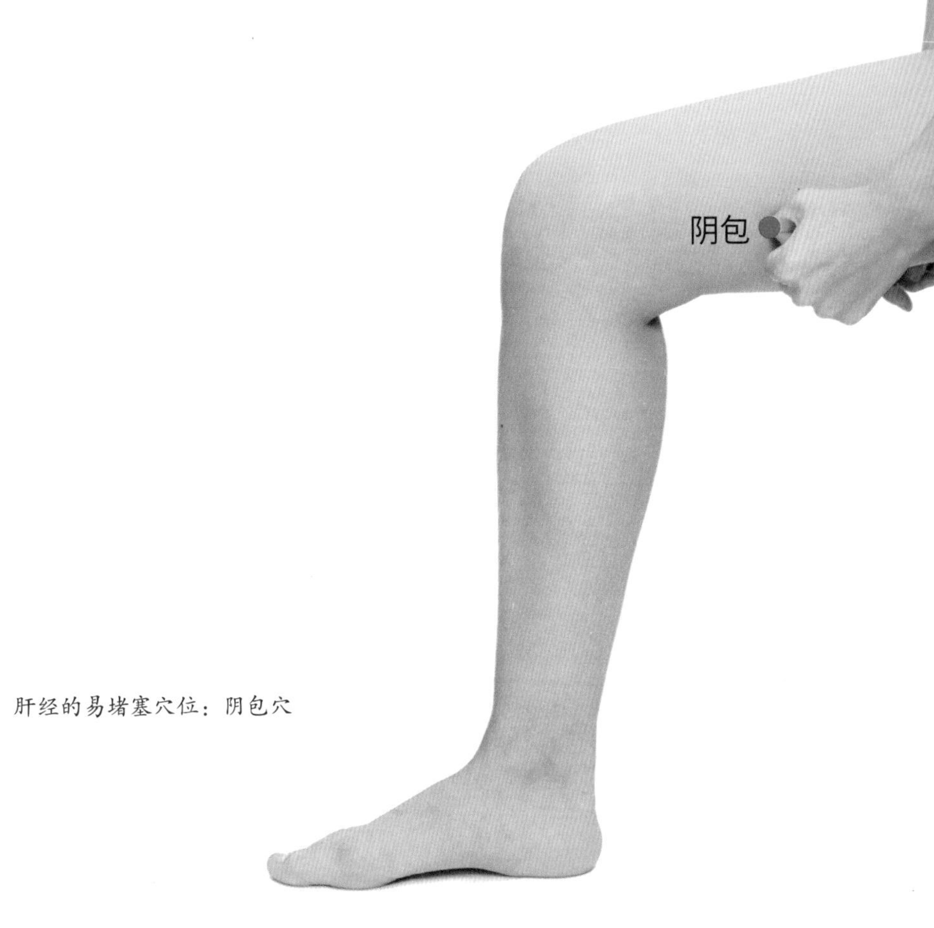

肝经的易堵塞穴位：阴包穴

1. 如何疏通肝经的易堵塞穴位：阴包穴、太冲穴

▼ 快速取穴

（1）阴包穴

正坐后双脚着地，两腿微微分开，用对侧大拇指指间关节沿大腿内侧中线从腿根依次敲击到膝关节，多数人在膝盖上方五指宽处会有强烈痛感，这就是阴包穴。

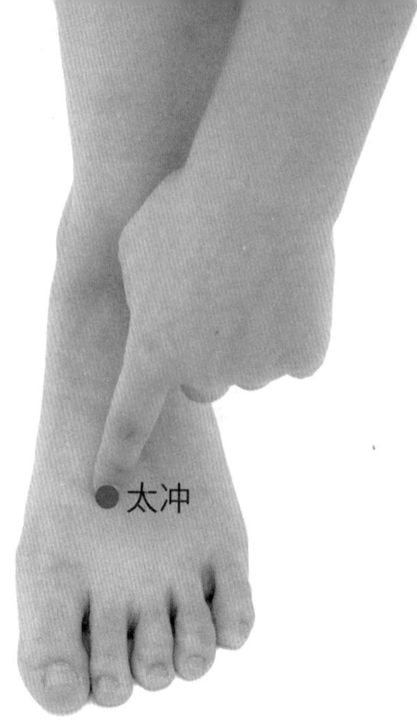

肝经的易堵塞穴位：太冲穴

（2）太冲穴

太冲穴在脚面最高点，大脚趾与二脚趾分叉处的凹陷中。用食指在此处进行点揉，以最小的半径旋转打圈，逐渐增加力度，会有明显痛感。

▼ 操作方法

疏理肝经时，敲揉双侧的阴包穴，点揉太冲穴探查，在痛处按揉、疏理。每个位置 2 ~ 3 分钟，每天 2 ~ 3 次，3 ~ 5 天痛感可消失。

中医讲肾主生殖，凡是和生殖系统有关的问题，都要恢复肾的功能。因此，我们还要疏通肾经的易堵塞穴位。

2. 如何疏通肾经的易堵塞穴位：水泉穴、照海穴、大钟穴

快速取穴

（1）水泉穴

水泉穴位于足内踝尖和足跟尖连线的中点处，用拇指或食指点揉此穴位，多数人刺痛难当。

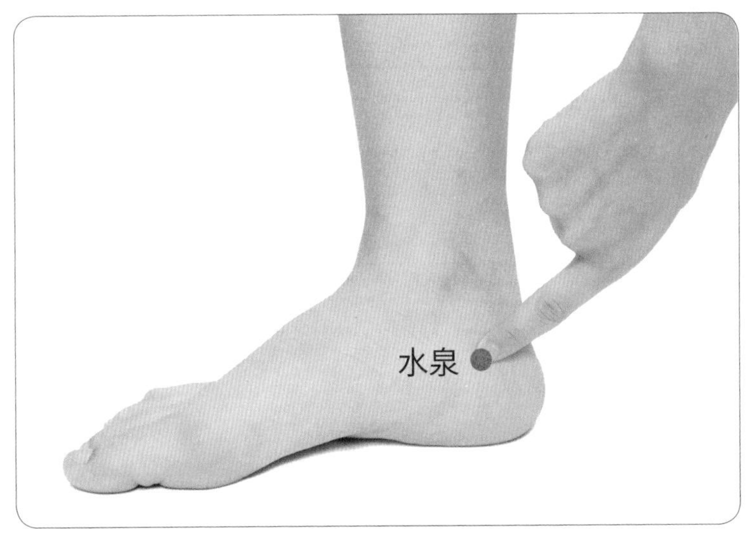

肾经的易堵塞穴位：水泉穴

（2）照海穴

足内踝尖、足跟尖、水泉穴三点一线。将拇指放在水泉穴上，沿着这条线向斜上方轻推至踝骨下端的骨缝处，会有刺痛或胀痛，这就是照海穴。

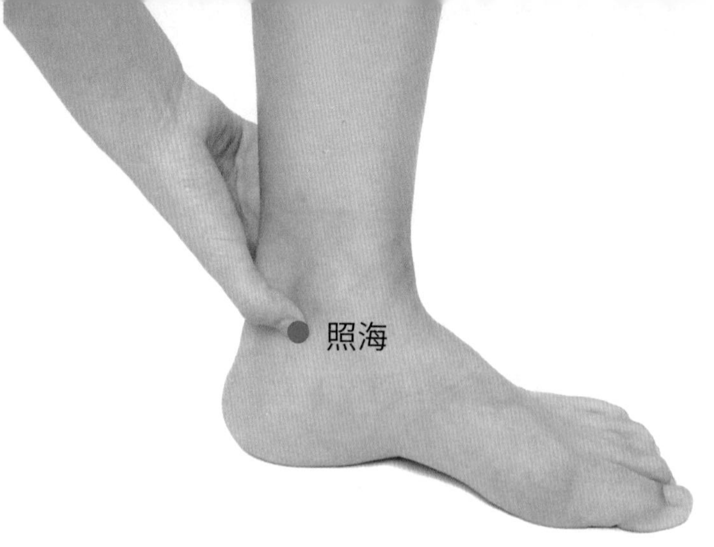

肾经的易堵塞穴位：照海穴

（3）大钟穴

拇指或食指放在足内踝尖（最高点）与跟腱连线中点处，然后向下轻推 5 毫米至骨头上缘处，停住不动，这里就是大钟穴。向脚底板方向发力点按此穴，以最小半径旋转打圈；如有刺痛的感觉，说明肾经堵塞。

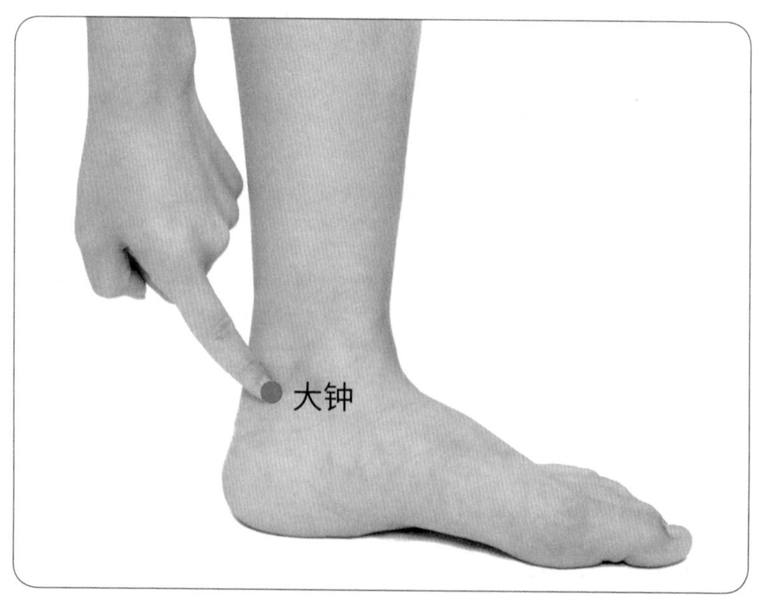

肾经的易堵塞穴位：大钟穴

操作方法

疏理肾经时，点揉、探查双侧的水泉穴、照海穴、大钟穴，在痛处按揉、疏理。每个位置 2 ～ 3 分钟，每天 2 ～ 3 次，3 ～ 5 天痛感可消失。

中医认为“脾虚湿盛”，不论是寒湿还是湿热，都需要健脾以化湿气，而动手疏通脾经的易堵塞穴位，有助于恢复脾的正常功能。

3. 如何疏通脾经的易堵塞穴位：地机穴、三阴交穴

快速取穴

（1）地机穴

用同侧小指掌指关节从膝关节开始沿小腿内侧缘依次敲至内踝，在膝关节内侧下四指宽处会有痛感，这就是地机穴。

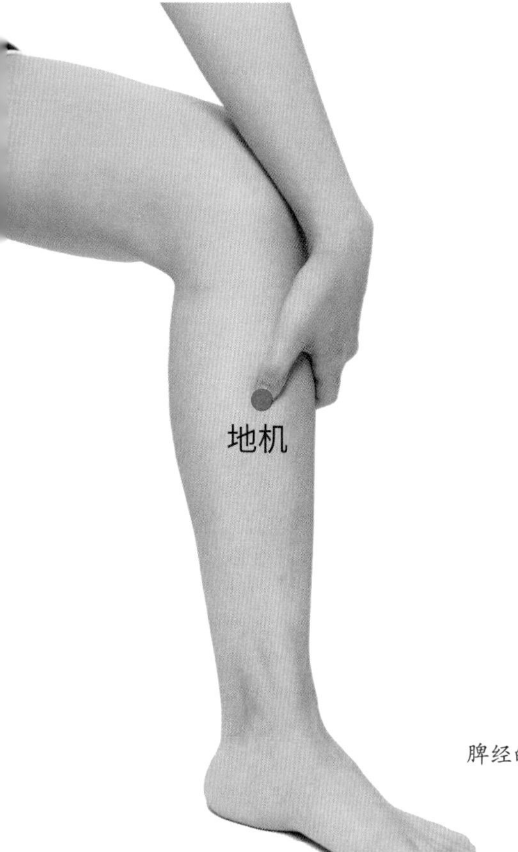

脾经的易堵塞穴位：地机穴

（2）三阴交穴

三阴交穴在内踝尖上四指宽处，胫骨内侧缘后际，敲击会有酸痛的感觉。

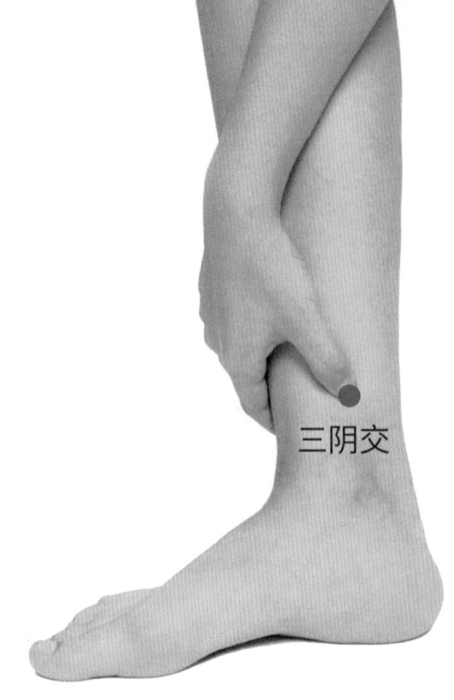

脾经的易堵塞穴位：三阴交穴

▼ 操作方法

疏理脾经时，敲揉双侧的地机穴、三阴交穴探查，在痛处按揉、疏理。每个位置 2 ~ 3 分钟，每天 2 ~ 3 次，3 ~ 5 天痛感可消失。

当肝经、肾经、脾经的易堵塞穴位疏通后，恢复肝、脾、肾的状态，瘙痒、灼痛、异常流液的症状会缓解或减轻。

对于阴道炎，预防大于治疗。在保持外阴清洁的前提下，避免受寒，还要注意局部透气、干燥。在病情消失后夫妻方可同房，同房的时候要注意清洁卫生，避免过度性生活。

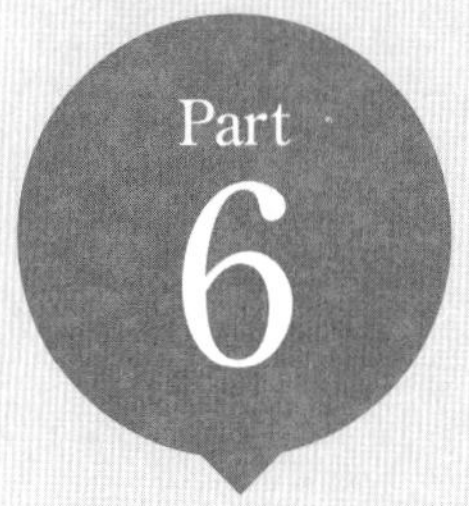

女性常见病经络调理问答

- ◎ 运动系统疾病经络调理问答
- ◎ 呼吸系统疾病经络调理问答
- ◎ 循环系统疾病经络调理问答
- ◎ 消化系统疾病经络调理问答

运动系统疾病经络调理问答

学　员：请问，每天睡觉很痛苦，脖子后侧、后背、腰部都酸痛，屁股酸麻，腹股沟处隐痛，有什么方法缓解吗？谢谢！

路老师：按揉胃经、胆经、膀胱经的易堵塞穴位来配合。

学　员：老师，您好！本人肩膀是筋膜炎，请问用哪几个穴位或经络调理？感谢！

路老师：按揉大肠经、小肠经和脾经的易堵塞穴位可以帮助缓解。

学　员：老师，颞颌关节炎，又酸又痛，怎么办？

路老师：按揉胃经、大肠经的易堵塞穴位，坚持 3 天试试。另外，可以点按颊车穴。

学　员：请教路老师，用真空拔罐器在大椎穴拔罐后，拔罐器里面一层水汽。这是不是说明体内湿气太重？

路老师：有可能，继续拔。

学　员：请问路老师，网球肘时不时疼，感觉跟肠经有关，因为肠道运化不好，怎么按摩呢？望指点具体做法。谢谢！

路老师：网球肘的问题看最痛点在哪条经络上，多数是三焦经、小肠经或大肠经线路，可以按揉相应经络易堵塞穴位。

学　员：老师好！我有肌肉蠕动的现象，主要是腹部、双腿肌肉蠕动，还有腹部和腹股沟蠕动，不知是什么原因。请问老师应怎样处理？恳请得到答复，谢谢！

路老师：可以按揉肝经、脾经、胃经的易堵塞穴位试试。

学　员：路老师好！双侧大脚趾最近时不时像针刺一样痛，请问应按摩哪些穴位？谢谢！

路老师：按照“经脉所过，主治所及”的原理，按揉肝经、脾经的易堵塞穴位，坚持1周试试。如果无效则就医。

学　员：路老师好！我左手中指指腹像针扎一样痛，用指甲按住痛的位置就不痛了。今天晚上6点钟开始不间断地疼痛，请问应该怎样调理？

路老师：按揉心包经的易堵塞穴位，坚持3天试试。

学　员：右胳膊反反复复受风，夜里疼得厉害。怎么调理？

路老师：按揉三焦经、大肠经、小肠经的易堵塞穴位试试。

学　员：路老师，孕妇可以练手指抓伸吗？谢谢！

路老师：可以，适度。

学　员：路老师，请问一侧髋关节和股骨在未受外伤的情况下受损致变形，走路多时会疼一段时间，天气变化时也会疼。

请问，自我按摩的话应从哪几条经络入手呢？

路老师：按揉膀胱经和胆经的易堵塞穴位试试。

学　员：上卫生间把左边腰扭了，扯得屁股疼。请问应该按哪里？

路老师：按揉膀胱经的易堵塞穴位昆仑穴、承山穴试试。

学　员：尾骨痛一段时间了，现在带得大腿后内侧也痛了，按着只有尾骨痛，腿内侧按压不痛。请教路老师，可疏通哪条经络？谢谢！

路老师：按揉膀胱经、胆经、肾经的易堵塞穴位试试。

学　员：不明原因双下肢水肿，怎么办？求教老师！

路老师：情况不明，请当地中医当面诊治为好。自我按揉脾经、膀胱经、肾经的易堵塞穴位来配合。

学　员：路老师，请问膝关节痛怎么办？

路老师：请当地中医当面诊治为好。自我按揉胆经、胃经、肝经的易堵塞穴位来配合。

学　员：头部总发汗，怕热，但小腿怕凉，左膝盖半月板有磨损。怎么办？

路老师：请当地中医当面诊治为好。自我按揉膀胱经、三焦经、胆经的易堵塞穴位。

学　员：老师您好！请问小腿外侧麻，如同裹了一层布，如何调理？

路老师：按揉脾经、胃经、胆经的易堵塞穴位，坚持3天试试，如果无效则就医。

学　员：老师，小腿抽筋，怎么办？

路老师：建议按揉肝经易堵塞穴位和膀胱经的承山穴。

学　员：老师，中风前兆是不是小腿痛、关节痛，该怎么疏通经络？

路老师：请当地中医当面诊治。自我按揉肝经、胆经、肾经的易堵塞穴位来配合。

学　员：看了老师的视频教学，受益匪浅。请教老师，小脚趾关节和脚底板前侧疼痛，走路时才会疼，不走路不会，到现在有几个星期了。查了血尿酸和风湿因子三项指标正常，不知道是什么原因引起的，可以怎么调理？

路老师：按揉膀胱经的易堵塞穴位试试。

学　员：路老师，为什么每次敲击身体的易堵塞穴位，敲过的地方凉飕飕的，特别是小腿？

路老师：排寒气。

学　员：请问，脚后跟痛，该怎么调理呢？

路老师：按揉肾经、膀胱经的易堵塞穴位。

呼吸系统疾病经络调理问答

学　员：患了鼻炎，一个鼻子通气，一个鼻子不通气。请问怎样调理？

路老师：按揉大肠经的易堵塞穴位。

学　员：我母亲59岁，喉咙长息肉，这种情况不做手术有没有可能让息肉消除？

路老师：请当地医生当面诊治。自我按揉胆经、三焦经的易堵塞穴位来配合。

学　员：老师，咳嗽，嗓子不舒服，可以疏通哪条经络？

路老师：按揉肺经、脾经、肾经的易堵塞穴位。

学　员：梅核气怎么调理？

路老师：请当地中医当面诊治为好。自我按揉肝经、脾经、肺经的易堵塞穴位来配合。

学　员：路老师好！前两天着风寒了，打喷嚏，流鼻涕，喝了紫苏红糖姜汤，按摩了肺经，没事了。今天发现左边风市穴剧痛、紫红。请问要怎么调理？

路老师：按揉胃经、胆经的易堵塞穴位试试。

学　员：请教路老师，感冒后咳嗽，痰不多，少量白色黏痰，白天轻，夜里咳起来几乎不停，已经连续3天了，应该疏通哪些穴位呢？

路老师：按揉肝经、三焦经、肾经的易堵塞穴位，坚持3天试试。

学　员：老师，您好！流感，周身酸痛，按哪些穴位可以缓解？

路老师：按揉膀胱经、胃经、胆经的易堵塞穴位试试。

学　员：路老师，您好！我姥姥80岁了，总感觉喉咙里有痰，眼睛也总是流泪。想请教一下，疏通哪几条经络能帮助缓解症状？谢谢！

路老师：请当地中医当面诊治为好。自我按揉肝经、脾经、肾经的易堵塞穴位来配合。

学　员：你好，请问花粉过敏，打喷嚏，流鼻涕，眼睛痒得厉害，怎么办？

路老师：按揉肺经、大肠经、膀胱经、胃经的易堵塞穴位，坚持3天。另外，可以参考《徒手祛百病》里面讲到的艾灸方法。

循环系统疾病经络调理问答

学　员：路老师好！请问心律不齐有办法调理吗？谢谢！

路老师：请当地中医当面诊治为好。自我按揉心经、心包经、肝经的易堵塞穴位来配合，坚持 1 周试试。

学　员：冠心病，做完支架半年了，应该怎么调理？

路老师：请当地中医当面诊治为好。自我按揉心经、心包经、肝经的易堵塞穴位来配合，按揉时力度轻一点。

学　员：请问路老师，55 周岁，每天睡醒后有点燥热出汗，有时有点心悸，怎么调理好？

路老师：请当地中医当面诊治为好。自我按揉肾经、三焦经、心经的易堵塞穴位来配合。

学　员：老人高血压，经常爱叹息，自汗。怎么调理？谢谢！

路老师：请当地中医当面诊治为好。自我按揉肝经、脾经、膀胱经的易堵塞穴位。

学　员：请问，血压低有办法吗？谢谢老师！

路老师：请当地中医当面诊治。自我按揉心经、肝经、脾经、肾经的易堵塞穴位来配合。

学　员：老师，您好！请问出汗多、盗汗怎么办？谢谢！

路老师：按揉心经、肾经、膀胱经、三焦经的易堵塞穴位。

学　员：请问，有没有治疗脸部皮肤过敏的方法呢？

路老师：请当地中医当面诊治为好。自我按揉胃经、肺经、小肠经的易堵塞穴位。

学　员：下巴承浆穴位置长了个痘痘，尖上有脓，反复发作。不知按揉哪条经络比较好？谢谢老师！

路老师："经脉所过，主治所及"。按揉胃经、大肠经的易堵塞穴位，坚持1周。另外，饮食远离寒凉，注意休息。

学　员：我女儿16岁，脸上脂溢性皮炎，眉毛处掉皮，三角区、后背青春痘也很多。请问，如何调理？

路老师：请当地中医当面诊治为好。自我按揉胃经、胆经、膀胱经的易堵塞穴位来配合。

学　员：请问，脸上神经性皮炎有办法调治吗？

路老师：请当地中医当面诊治为好。自我按揉胃经、大肠经、三焦经、胆经的易堵塞穴位来配合。

学　员：请问路老师，牛皮癣怎么调理？谢谢！

路老师：请当地中医当面诊治为好。自我按揉肺经、脾经、膀胱经的易堵塞穴位来配合。

学　员：老师，请问有没有带状疱疹的调理方法？谢谢！

路老师：请当地中医当面诊治为好。自我按揉肝经、胆经、脾经的易堵塞穴位来配合。

学　员：请问路老师，颈动脉斑块病怎么治疗呢？

路老师：请当地中医当面诊治为好。自我按揉肝经、小肠经、胆经的易堵塞穴位来配合，平时坚持把颈背部肌肉捏软。

学　员：请问老师，静脉曲张怎么调理？

路老师：请当地中医当面诊治为好。自我按揉脾经、胆经、胃经的易堵塞穴位来配合，平时把小腿捏软。

学　员：请问春夏季节，尤其是湿热天气，浑身痒（湿疹）有什么方法调理？

路老师：请当地中医当面诊治为好。自我按揉肺经、膀胱经、脾经的易堵塞穴位来配合。另外，注意饮水量，不渴不饮。

学　员：18 岁，背部长满了类似痤疮的疖子，反复发作，不知如何疏通经络，求教！

路老师：膀胱经线路，可以按揉疏通膀胱经、肾经的易堵塞穴位来配合。另外，远离寒凉。

学　员：我剖腹产后发现，左侧脚背的小指侧约 10 厘米长度、1.5 厘米宽度的皮肤感觉不灵敏，可能是麻醉时损伤马尾，可以按揉哪里吗？现在已经两年多了。谢谢！

路老师：按揉胆经、膀胱经的易堵塞穴位试试。

学　员：请教路老师，轻度脑动脉硬化引起的眩晕应该按摩哪些穴位？

路老师：情况不明，请当地中医当面诊治为好。平时保持颈背部肌肉的柔软。

学　员：容易长冻疮，是血液不循环导致的吗？怎么疏通经络呢？

路老师：持续练习十指抓伸试试。

学　员：气血不足，脚麻，怎么办？谢谢老师！

路老师：请当地中医当面诊治为好。自我按揉脾经、膀胱经、肾经的易堵塞穴位，坚持1周试试。

学　员：老师，我在给很多人按摩的时候发现他们颈部淋巴僵硬。请问，怎样疏通经络能让它软化，或者直接按摩淋巴僵硬的地方会有效吗？

路老师：捏拿颈部肩井穴，按揉、疏通胆经、三焦经、小肠经的易堵塞穴位。

学　员：请问老师，怎样淡化法令纹呢？

路老师：疏通胃经、小肠经、三焦经、胆经的易堵塞穴位。另外，饮食远离寒凉；早睡觉，养气血。

消化系统疾病经络调理问答

学　员：路老师，口腔溃疡频发怎么办？

路老师：按揉心经、脾经、胃经的易堵塞穴位。

学　员：老师好！口中发苦，怎么办？

路老师：按揉肺经和胆经的易堵塞穴位。

学　员：老师，您好！最近经常感觉口渴，但喝水只会增加上厕所的频率，对口渴并没有什么缓解作用，怎么办？

路老师：这个问题要重视，请当地中医当面诊治为好。自我按揉脾经、肾经、胃经、膀胱经的易堵塞穴位来配合。

学　员：我妈妈今年60岁，晚上睡觉爱呓语。我看了一下她的舌苔呈淡红色，上面有好多裂纹，已经持续很久了，别的没什么特别的症状。请路老师给点建议，要不要给我妈做一个全身的检查？

路老师：请当地中医当面诊治为好。自我按揉肝经、胃经、脾经的易堵塞穴位来配合。

学　员：老师好！请问，舌体胖、肚子大、晚上睡觉流口水，是脾经的问题吗？应该按揉哪些穴位？

路老师：按揉脾经、胃经、肾经的易堵塞穴位来配合。另外，饮食远离寒凉，注意饮水量，不渴不饮。

学　员：老师，您好！舌苔厚白，有齿痕，脾胃虚，怎样探查经络？谢谢！

路老师：按揉脾经、肾经、胃经、肝经的易堵塞穴位试试。

学　员：打嗝怎么办？谢谢老师！

路老师：肘窝刮痧。

学　员：食道反流，怎么调理？

路老师：食道反流，可以按揉肝经、肺经、脾经、胃经的易堵塞穴位试试。

学　员：路老师，您好！总是干呕，早晨居多，请问疏通哪个经络？谢谢！

路老师：请当地中医当面诊治为好。自我按揉肝经、肺经、胃经、肾经的易堵塞穴位来配合。

学　员：老师，您好！我母亲今年 72 岁，之前得过萎缩性胃炎，最近一直胃疼，但不是很厉害的那种。请问，按揉什么穴位能好一些？

路老师：按揉胃经、心包经、脾经、肝经的易堵塞穴位。

学　员：老师，胃疼，吐酸水，怎么调理？

路老师：请当地中医当面诊治为好。自我按揉胃经、肝经、心包经的易堵塞穴位来配合。

学　员：老师好！肝脏有囊肿，应该按哪个穴位或艾灸哪个穴位？

路老师：请当地中医当面诊治为好。自我按揉肝经、胆经、心包经、肺经的易堵塞穴位来配合。

学　员：请问，乙肝大三阳可以疏通经络调理吗？

路老师：十二经络畅通是健康的基础。至于肝病，请当地中医当面诊治为好。

学　员：老师，您好！请问胆结石怎么调理？

路老师：请当地中医当面诊治为好。自我按揉胆经、肝经、脾经、心经的易堵塞穴位。预防方面，平时保持心情舒畅，饮食合理，起居有常，经络畅通。

学　员：老师，您好！请问胆囊炎怎么调理？

路老师：请当地中医当面诊治为好。自我按揉肝经、胆经、肺经、胃经的易堵塞穴位来配合。

学　员：老师，脂肪瘤怎么办？

路老师：请当地中医当面诊治为好。自我按揉脾经、胃经、肝经、肾经的易堵塞穴位来配合。另外，脂肪瘤在哪个区域，对应经络的易堵塞穴位也要疏通。

学　员：老师好！我妈妈67岁，舌头上开了好多口子，吃刺激性的东西就疼。请问怎么调理？

路老师：请当地中医当面诊治为好。自我按揉脾经、胃经、心经的易堵塞穴位来配合。

学　员：患有湿寒性胃炎。请问，在艾灸的同时，经络上该如何一起调理？

路老师：按揉胃经、膀胱经、肾经的易堵塞穴位试试。

学　员：路医生，您好！奔豚气怎样调理？谢谢！

路老师：原因多样，请当地中医当面诊治为好。自我按揉肝经、脾经、肾经、心经的易堵塞穴位来配合。

学　员：有时候右腹部疼，但不是刺痛，每天几分钟；左腹部下方偶尔也疼。有多囊，比较胖，长胡须，毛发也长，感觉肚子里有很多疙瘩，小腹也有包块。之前锻炼身体，例假正常了几个月，现在每个月还是推后。请问老师，该怎么办？

路老师：请当地中医当面诊治为好。女性问题，按揉肝经、脾经和肾经的易堵塞穴位为主。

学　员：老师好！总是感觉小腹两侧胀胀的，有时候还有点疼。请问，是妇科问题还是肠道问题？

路老师：请当地中医当面诊治为好。自我按揉脾经、肝经、大肠经的易堵塞穴位来配合。

学　员：路老师，请问如何调理痰湿体质呢？

路老师：请当地中医当面诊治为好。自我按揉脾经、肾经、肝经的易堵塞穴位。另外，坚持捏揉身体松软的赘肉，同时注意饮水量，不渴不饮。

学　员：大便不成形，无力排下。脾胃虚弱，偶尔心慌。

路老师：请当地中医当面诊治为好。自我按揉脾经、心经、大肠经的易堵塞穴位来配合。

学　员：路老师好！请问，腹泻、肚子痛要怎么调理呢？

路老师：请当地中医当面诊治为好。自我按揉脾经、肝经、大肠经的易堵塞穴位来配合。

学　员：请问路老师，按了大肠经的易堵塞穴位后，一天拉了十一次，前面几次喷一样的。怎么办？

路老师：如果不痛苦，可以继续观察。注意补充水液。

学　员：请问，痔疮应该怎么调理？谢谢老师！

路老师：按揉肺经、大肠经的易堵塞穴位。另外，可以按揉承山穴。

生殖系统疾病经络调理问答

学　员：路老师，宫颈肌瘤该如何调理？

路老师：请当地中医当面诊治为好。自我按揉疏通肝经、脾经、肾经的易堵塞穴位来配合。

学　员：老师，患了卵巢囊肿，该如何调理？谢谢！

路老师：请当地中医当面诊治为好。自我按揉疏通肝经、脾经、肾经的易堵塞穴位来配合。另外，通过辨证，如果合适，可以在医生指导下艾灸。

学　员：老师，您好！盆腔积液，怎么调治？

路老师：女性问题，肝经、脾经、肾经的易堵塞穴位是重点。

学　员：为什么例假特别疼，但平时捏腿没感觉？

路老师：痛经问题，可以按揉肝经、脾经、肾经的易堵塞穴位，哪个位置疼按揉哪个。每天 2 ～ 3 次，每次按揉 2 ～ 3 分钟，坚持 3 ～ 5 天。痛感消失后，下次例假可能会有好转。正在痛经时也可以马上按揉。

学　员：我女儿痛经，帮她点揉地机穴、三阴交穴、阴包穴，痛感明显。晚上在肾俞穴拔罐，拔完罐睡得特别香甜，但是她噩梦增加了。怎么办？

路老师：按揉肝经、脾经、肾经的易堵塞穴位，坚持3天试试。

学　员：老师，您好！请问，排卵期出血怎么办？

路老师：可以提前按揉、疏通肝经、脾经、肾经的易堵塞穴位来配合。

学　员：路老师，你好！在月经期刺激了穴位，排出很多血块，高兴过后，现在5天了，还没停。请问怎么办？

路老师：建议按揉脾经和肝经的易堵塞穴位，坚持3天。

学　员：请问，月经周期短（21天），时间长（前后10天），第三天量多得像倒水。怎么办？

路老师：请当地中医当面诊治。自我按揉肝经、脾经、肾经的易堵塞穴位来配合。

学　员：老师，闭经怎么办？如何通过经络来调理？谢谢！

路老师：请当地中医当面诊治。自我按揉肝经、脾经、肾经的易堵塞穴位来配合。

学　员：请问，是不是月经开始的年龄越小，停经的时间越早？如果不是，45岁左右停经如何调理？

路老师：请当地中医当面诊治为好。自我按揉肝经、脾经、肾经的易堵塞穴位来配合。

学　员：路老师，请问月经量多怎么调理？感谢！

路老师：请当地中医当面诊治为好。自我按揉肝经、脾经、肾经的易堵塞穴。经期不要按。

神经系统疾病经络调理问答

学　员：路老师，您好！因为颈椎的问题，容易头晕，而且腿脚无力。在头晕的情况下走路，就像踩棉花；情况差的时候，会感觉自己几乎要跌倒。长期失眠，吃了安眠药的情况下到凌晨就醒了，胃口也不好，已经被西医诊断为抑郁症。请问，这些情况该揉哪些经络比较合适？

路老师：请当地中医当面诊治为好。自我按揉肝经、肺经、脾经、心包经的易堵塞穴位。当然，十二经络最终都应该畅通。

学　员：请问路老师，脑震荡恢复期，有时会头晕目眩，可以通过疏通经络来帮助调理吗？

路老师：请当地中医当面诊治为好。自我按揉肺经、脾经、肾经的易堵塞穴位来配合。

学　员：请问，中风怎么调理和预防？求教！

路老师：请当地中医当面诊治为好。自我按揉胃经、肝经、大肠经的易堵塞穴位来配合。预防方面，平时保持心情舒畅，饮食合理，起居有常，经络畅通。

学　员：老师，头顶右侧头皮痛，不能触碰，应该怎么调理呢？

路老师：按揉肝经、胆经、膀胱经的易堵塞穴位，坚持3天试试。

学　员：请问，后脑勺晕怎么调理？

路老师：按揉膀胱经、肾经的易堵塞穴位试试。

学　员：路老师好！冬天头部特别怕风吹，经常感觉头胀痛，有时还有针刺的感觉。请问，应该按揉哪几条经络缓解呢？谢谢！

路老师：按揉膀胱经、胆经、肾经的易堵塞穴位。

学　员：路老师，我耳鸣病快一年了。脾胃很差，舌苔厚、淡白，有裂纹、齿痕。这半年里没有吃过水果、鸡蛋、肉。每天凌晨两三点就醒了。请问怎么调理？

路老师：按揉肝经、肾经、胆经、三焦经的易堵塞穴位试试。

学　员：老师，您好！现在耳石症是太频繁发作的一个症状了，我这两天又复发了，眼震，头晕。而且我周边有好几个人多少都有一点这样的症状，严重时晕得爬不起来床。请教路老师，耳石症这种病症，该如何从经络上预防以及治疗呢？感恩！

路老师：请当地中医当面诊治为好。自我按揉肝经、脾经、肾经、三焦经的易堵塞穴位来配合。另外，颈背部肌肉捏软。

学　员：路老师，您好！最近左眼上眼睑处长了个小颗粒，去医院诊断为霰粒肿，让热敷，吃泻火药，点眼药水。可是两周过去了，没有好转，医生说要手术治疗。在网上查了一下，很多人有此烦恼，但没有好的治疗方法。请问，是否可以通过经络按揉消除？非常感谢！

路老师：情况不明说不好。可以按揉肝经、胃经、膀胱经的易堵塞穴位试试。

学　员：眼睛很痒，可能是过敏性结膜炎。请问老师，应该按哪几个穴位？

路老师：请当地中医当面诊治为好。自我按揉肝经、胃经、脾经的易堵塞穴位来配合。

学　员：路老师，您好！我得干眼症几个月了，情绪上也是容易生气，但是按揉期门穴、阴包穴、太冲穴，均无明显痛感。请问我该怎么做好呢？

路老师：按揉肝经、脾经、胃经、小肠经的易堵塞穴位，坚持 1 周试试。

学　员：路老师，您好！57 岁，晚上一直盗汗，双眼青光眼，该怎么调理？谢谢！

路老师：请当地中医当面诊治为好。自我按揉肝经、肾经、膀胱经、三焦经的易堵塞穴位来配合。

学　员：内眼角部位总是迎风流泪，请问怎样调理？谢谢！

路老师：按揉肝经、膀胱经、胃经的易堵塞穴位，坚持 3 天。

学　员：飞蚊症，视力模糊下降；手脚麻；脸手有斑；舌胖有齿痕。请问怎么调理？

路老师：请当地中医当面诊治为好。自我按揉胃经、肝经、脾经的易堵塞穴位来配合。

学　员：路老师，您好！我奶奶74岁了，右手食指、中指静止性震颤两年，最近加重到整个手，激动时也加重，而且眼睛视物模糊，有黑点飘动，夜里耳鸣较明显。请教您有什么好办法吗？给您添麻烦了，万分感谢！

路老师：请当地中医当面诊治为好。自我按揉肝经、心包经、心经、三焦经的易堵塞穴位来配合。

学　员：年近50岁，视力急剧下降，医院检查为白内障初期。请教路老师，如何防止视力下降太快？

路老师：可以按揉肝经、胃经、脾经的易堵塞穴位来自我调理。

学　员：按压眉头到眉梢都酸痛，尤其眉头痛得厉害，而且眼睛里也有痛感。之前眼压有点高。请问老师，应该怎么疏通经络？

路老师：按揉膀胱经、胃经的易堵塞穴位，坚持3天试试。

学　员：左眼下眼皮跳，请问怎么调理？

路老师：按揉肝经、胃经的易堵塞穴位。

学　员：老师，您好！请问，眼袋如何通过按摩的手法祛除呢？

路老师：按揉胃经、脾经的易堵塞穴位。另外，好好睡觉。

学　员：老师好！耳朵发炎，如何疏通经络？

路老师：按揉经过耳朵的三焦经、胆经、小肠经的易堵塞穴位。

学　员：老师，您好！右侧耳后根下B超检查有混合瘤，按压有痛感，请教如何按揉经络调理。感谢！

路老师：请当地医生当面诊治。自我按揉胆经、三焦经的易堵塞穴位来配合。

学　员：本人48岁，四年前患过失眠症，经过一年的调养好了。现在又开始睡不踏实，凌晨1点到3点特别容易醒过来，心情很焦虑，每天昏昏沉沉的。而且血压升高很快，有时候高压170～180，低压90～100；月经上个月也没有来。请问该怎么调理？

路老师：请当地中医当面诊治为好。自我按揉肝经、肺经、胆经的易堵塞穴位，坚持3天试试。另外，颈背部肌肉捏软。

学　员：路老师好！晚上睡觉背心冷，怎么调理呢？

路老师：请当地中医当面诊治为好。自我按揉膀胱经、肾经、心经的易堵塞穴位来配合。

学　员：老师，请问睡觉多梦怎么调理？

路老师：按揉肝经、胆经、肺经的易堵塞穴位。

学　员：老师，睡觉磨牙，怎么办？

路老师：按揉脾经、膀胱经的易堵塞穴位。

泌尿系统疾病经络调理问答

学　员：晚上外阴痒，有时 1 ~ 3 点钟时会痒醒，按了肝经易堵塞穴位没有什么效果。有什么办法吗？感谢！

路老师：加脾经、肾经的易堵塞穴位。

学　员：路老师，您好！我 58 岁，长期被膀胱炎困扰，去年查出腺性膀胱炎，做了电切，但半年多时间里，大概只有一个月没有症状。尿常规检查很多次，但只有一次显示潜血两个加号。不知可以通过疏通经络来调理吗？

路老师：按揉膀胱经、肾经、脾经的易堵塞穴位来配合。

学　员：路老师，请问多囊肾应该怎么治？应该按什么穴位？谢谢！

路老师：请当地中医当面诊治为好。自我按揉肾经、膀胱经、脾经的易堵塞穴位来配合。

学　员：路老师，尿血、尿蛋白应该怎么办？每天吃药都要吃吐了，好迷茫。求教！

路老师：请当地中医当面诊治为好。自我按揉肾经、膀胱经、脾经的易堵塞穴位来配合。

学 员：老师好！如果不渴不喝水，但是因水喝少了尿很黄怎么办？

路老师：小便微黄属于正常现象。如果特别黄，需要请当地中医当面诊治。

学 员：老师好！我同事有尿道炎，说是需要大量喝水，是这个道理吗？

路老师：不渴不饮。按揉肾经、脾经、肝经的易堵塞穴位，坚持3天试试。

内分泌系统疾病经络调理问答

学　员：老师，甲亢有什么好的疏通方法吗？求教！

路老师：请当地中医当面诊治为好。自我按揉大肠经、胃经、三焦经、肝经的易堵塞穴位来配合。

学　员：路老师，请问内分泌严重失调怎么疏通经络？

路老师：请当地中医当面诊治。自我按揉三焦经、肾经、心包经、肝经的易堵塞穴位来配合。

学　员：老师，请问扁桃体肥大，晚上打呼噜，该怎么调理？谢谢！

路老师：请当地中医当面诊治为好。自我按揉肾经、膀胱经、肺经的易堵塞穴位来配合。

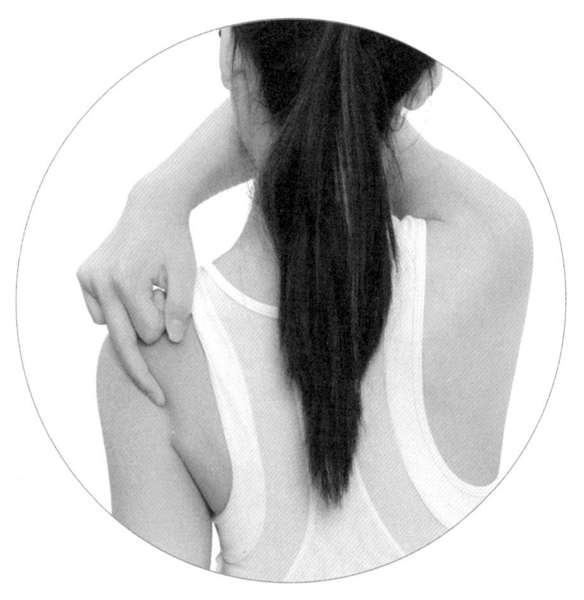

女人衰老从经络不通开始
经络通则百病消